# La Souffrance de l'homme

22, rue Huyghens, 75 014 Paris
ISBN 978-2-226-39508-5

Pr Michel Reynaud
Dr Jacques-Antoine Malarewicz

# La Souffrance de l'homme

## Une approche globale du fonctionnement psychique

Albin Michel

La souffrance occasionnée par une dépression grave est tout à fait inconcevable pour qui ne l'a jamais endurée, et si dans de nombreux cas elle tue, c'est parce que l'angoisse qui l'accompagne est devenue intolérable. Tant que la nature de cette souffrance n'aura pas fait l'objet d'une prise de conscience généralisée, la prévention du suicide demeurera souvent entravée.

L'intense esprit de secte, parfois d'une virulence comique, qui caractérise la psychiatrie de notre époque — le schisme entre les adeptes de la psychothérapie et les tenants de la pharmacologie — évoque les querelles médicales du XVIIIe siècle (saigner ou ne pas saigner)...

William STYRON
*Face aux ténèbres*

TABLE DES MATIÈRES

# INTRODUCTION

Il est maintenant possible de se faire une représentation globale et cohérente du fonctionnement psychique. Cette représentation du fonctionnement psychique permet de mieux comprendre aussi bien notre fonctionnement affectif et sentimental que notre fonctionnement intellectuel et logique. Il en est donc de même pour la compréhension des différents troubles psychiques. Ce sera là tout le propos de cet ouvrage.

Nous en sommes arrivés à un niveau de connaissance où il devient possible d'intégrer, dans un modèle explicatif plus globalisant, des données provenant de champs qui étaient à l'origine aussi bien distincts que concurrentiels. La preuve en est que J.-P. Changeux, l'auteur de *L'Homme neuronal*, considère désormais également que le système nerveux central, support des états mentaux, est bien le lieu de convergence où se rencontrent trois types d'évolutions, qui sont l'évolution biologique, celle de l'individu et l'évolution culturelle.

La cohérence scientifique de ce nouveau modèle tient à deux ordres de faits. D'abord, les données sont validées dans chacun des champs de recherche. Ensuite, l'origine multifactorielle des troubles psychiques étant reconnue, elle permet de mieux expliquer des faits qui restaient incompréhensibles dans une grille de lecture unique. Il en est ainsi, par exemple, dans l'impossibilité de proposer un modèle génétique suffisamment clair de certaines pathologies psychiatriques manifestement familiales, ou dans la variabilité des données neurobiologiques de la dépression, ou encore dans les raisons de l'inefficacité de telle ou telle chimiothérapie pourtant proposée dans de bonnes indications, ou enfin dans la variabilité des effets des psychothérapies.

Il devient ainsi possible de relativiser certaines affirmations triomphales concernant, par exemple, l'efficacité « ultime » de telle ou telle chimiothérapie ou de tel ou tel type de psychothérapie. De même, à l'autre extrême du champ de la psychiatrie, les explications exclusivement génétiques du fonctionnement psychique perdent de leur superbe ; nous pensons, par exemple, aux débats actuels sur l'origine génétique de l'homosexualité, de l'alcoolisme ou de l'intelligence.

## QUERELLES DE CHAPELLES ET GUERRES DE RELIGION

Trois grands systèmes de pensée, générant eux-mêmes trois axes de recherches, ont tenté d'élucider le fait psychique et, ainsi, de mieux comprendre les pathologies psychiatriques. Jusqu'à une période relativement récente, ces trois courants se sont développés d'une manière parallèle, sans liens apparents. Chaque scientifique creuse son propre sillon dans son champ parfaitement clos afin de mieux cultiver l'ignorance de l'autre. Ceci paraissait naturel, tant les données dont chacun disposait semblaient fragmentaires, trop éloignées les unes des autres.

Parfois, l'indifférence cédait la place au mépris ou à l'agressivité. Certains étaient persuadés qu'en développant à l'extrême leurs investigations, ils pourraient enfin parvenir à clarifier ce fonctionnement psychique. Pour eux, les « autres » étaient, au mieux des rêveurs ou des charlatans et au pire, de dangereux personnages, empêchant les progrès de la « vraie » science et l'émergence de soins efficaces.

Chacun de ces courants a développé sa propre théorisation du fonctionnement psychique et des applications thérapeutiques apparemment spécifiques.

### *La psychiatrie biologique*

Le premier de ces courants explicatifs se rattache à ce qu'il est convenu d'appeler le **mode de pensée médical classique.** Il s'agit ici de décrire des maladies et de tenter d'en comprendre la physiopathologie. Ce mode de pensée est totalement lié au progrès de la recherche biologique. Ainsi ont pu se développer à la fois des travaux de recherche fondamentale sur le système nerveux central, et toute la clinique psychiatrique traditionnelle, qui décrit et classe donc les maladies. De là est née ce que l'on appelle la **« psychiatrie biologique »** qui tente, souvent avec succès, d'établir des liens entre des perturbations biologiques et des désordres mentaux. Ce champ est également à l'origine de toute la recherche neuro-psychopharmacologique et donc de la découverte des nombreux **médicaments psychotropes** dont la spécificité s'affine régulièrement, en même temps que la compréhension de leur mode d'action progresse sans arrêt.

## *Le modèle psychologique*

Le deuxième courant d'explication du fonctionnement psychique repose sur la psychologie et la psychopathologie. Il s'agit ici de décrire les mouvements affectifs et intellectuels de l'individu afin de mieux en comprendre les différents modes d'organisation et, dans la mesure du possible, leur signification.

La psychanalyse a longtemps dominé ce champ, constituant à la fois une théorie explicative et une pratique de soins. Elle a su décrire les grands mouvements psychiques, mais aussi et peut-être surtout, elle a su mettre en valeur trois points fondamentaux :

– le poids des événements de l'enfance dans la structuration de la personnalité,
– le sens du symptôme,
– l'importance de la relation entre le patient et le thérapeute comme moteur de la relation thérapeutique.

Après une période d'hégémonie qui a duré quelques dizaines d'années, la psychanalyse a dû céder la place à d'autres méthodes et approches. Il faut d'abord citer le comportementalisme qui s'attache, par définition, au comportement de l'individu en réponse aux divers stimuli auxquels il doit, ou il peut se confronter. Cette première approche s'est enrichie au contact du cognitivisme qui cherche à mieux décrire notre fonctionnement intellectuel ainsi que nos grands schémas de compréhension de diverses situations.

On a pu dire ainsi que, si la psychanalyse cherche à décoder le « pourquoi » du fonctionnement d'un individu, le cognitivo-comportementalisme se donne pour tâche, de son côté, d'élucider le « comment » de ce même comportement.

Parallèlement à cela, la théorie systémique se développe depuis environ vingt ans. L'objet de son étude porte sur les interactions que tout individu ne peut éviter d'avoir avec son environnement immédiat, et notamment sa famille. Là également, on a pu dire que si la psychanalyse cherche à comprendre, dans une logique linéaire, le fonctionnement de l'individu en plongeant dans son passé, l'approche systémique, quant à elle, se préoccupe de l'« ici et maintenant » de l'histoire du sujet.

La tendance naturelle a longtemps été que les théoriciens et les praticiens de ces diverses méthodes se montrent facilement hostiles à leurs confrères, la méconnaissance ou le rejet étant particulièrement actif entre ces diverses écoles de pensée. De plus, à l'intérieur d'une même école de pensée, et notamment la psychanalyse, divers courants théoriques se sont affrontés avec parfois beaucoup de vigueur et peu de rigueur.

## *L'homme et son environnement*

Le troisième courant ne s'est pas structuré autour d'un grand modèle théorique. Plusieurs approches ont en effet été proposées afin de tenter d'analyser les interactions entre l'homme et son environnement. Il n'échappe à personne que l'homme est en permanence façonné par son environnement immédiat, familial et social (et, lorsqu'il y a lieu, thérapeutique), mais également plus large comme, par exemple, sa culture. Nous avons vu que certaines méthodes de compréhension psychologique prenaient en compte ce fait. Il en est ainsi, dans la psychanalyse, avec l'importance donnée à la relation transférentielle. C'est également le cas, nous l'avons déjà mentionné, dans le développement actuel des thérapies systémiques et familiales.

Ce courant de pensée a également donné naissance à ce que l'on a appelé la **psychothérapie institutionnelle**, qui s'appuie sur l'hypothèse que le fonctionnement de l'institution soignante retentit sur l'état psychique de la personne soignée. Il en est de même en ce qui concerne la psychiatrie sociale où l'on considère que l'organisation et le mode de distribution des soins psychiatriques rendent ces mêmes soins plus ou moins efficaces et pertinents. D'autres voies d'abord sont également possibles comme la psychologie sociale, la sociologie, l'éthologie, etc.

Alors que chacun de ces grands courants de pensée, et les méthodes qui en dérivent, se focalisent sur l'une des trois dimensions fondamentales de l'être humain, l'individu reste cependant un être à la fois biologique, psychologique et social. Ainsi la compréhension du fonctionnement psychique ne peut se faire que dans la mise en synergie de ces trois dimensions, vers une « voie finale commune ».

La multiplicité des approches du fait « psychopathologique » est évidemment due à la complexité de l'objet de connaissance ; il n'en reste pas moins que chacune de ces théories porte en elle-même sa légitimité et sa spécificité. Cependant, une bonne partie des problèmes actuels de la psychiatrie est liée au fait que ces différentes approches ont été présentées soit comme étant concurrentes, soit comme s'excluant mutuellement. Longtemps, les prêtres et les thuriféraires de ces diverses chapelles et religions ont cherché à augmenter le nombre de leurs fidèles, tout en éclaircissant les rangs de leurs adversaires, en enrôlant dans leur pratique et leur système explicatif les malades et leurs familles qui, souvent, ne savent plus « à quel saint se vouer ». Ce fonctionnement morcelé fait courir de multiples risques à la psychiatrie. Ainsi, par exemple, la psychiatrie médicalisante, sans référence psychopathologique explicite, risque d'oublier la signification individuelle des symptômes, ou la spécificité de chaque patient. À un autre extrême, les théories psychopathologiques, réductrices et concurrentes, dédaignent, au détriment des malades, les apports féconds de la biologie et de la chimiothérapie.

## L'ÉLABORATION DU MODÈLE BIO-PSYCHO-SOCIAL DU FONCTIONNEMENT PSYCHIQUE

L'attitude réductionniste qui consiste à ne tenir compte que de l'une ou l'autre des dimensions de l'individu pour tenter d'expliquer son fonctionnement, n'est désormais plus possible et a laissé la place à la prise en considération de la complexité, de la multiplicité des plans et de la pluralité des modèles de causalité. L'esprit humain ne peut plus seulement être considéré comme une machine, un ordinateur, un ensemble de fonctions qui découleraient simplement de son organisation neurobiologique. Il n'est plus possible d'ignorer les différents éléments qui permettent de répondre aux questions posées par la psychopathologie : celle du poids de l'histoire dans le devenir d'un individu, celle du désir, de la souffrance et de la jouissance. L'idée d'une causalité non linéaire, ou réciproque, s'est imposée peu à peu. Elle implique que la pensée et l'affect agissent sur le cerveau comme celui-ci agit, en retour, sur la pensée et l'affect.

Le fonctionnement psychique, dans lequel il s'avère difficile, voire souvent inutile, de démêler les facteurs génétiques, les éléments de la personnalité ainsi que les facteurs environnementaux, ne peut donc être représenté que par un modèle hyper complexe. Dans les systèmes complexes, les notions de « cause » et de « conséquence » sont indissociables, elles perdent même souvent tout sens. Ainsi un événement tel que, par exemple, la guérison d'un patient ou même seulement la modification de son comportement, est en général la résultante d'un grand nombre d'éléments. Ces éléments concernent aussi bien les effets de la chimiothérapie, ceux de la relation psychothérapique, de l'environnement institutionnel, ou encore les réactions des proches ou de la famille. Aucun de ces éléments, qui interagissent les uns avec les autres, n'est suffisant. Ainsi tout événement, tout résultat thérapeutique quel qu'il soit, est la « conséquence » d'un ensemble d'éléments, et non de tel ou tel facteur arbitrairement isolé.

Le fonctionnement psychique est donc en permanence l'expression des interactions entre le niveau biologique, c'est-à-dire moléculaire, le niveau psychologique et relationnel, et le niveau sociologique et culturel.

Chacun de ces niveaux subit la contrainte des autres, et exerce également sur les autres ses propres contraintes. Ainsi, par exemple, les conséquences des événements traumatisants sur le fonctionnement psychique d'un sujet dépendent des capacités de résistance de ses systèmes neurologiques.

Enfin, comme tout système complexe, l'appareil psychique est sensible aux conditions initiales de son fonctionnement et à leurs modifications. Par conséquent, pour expliquer son état à un moment donné, il faut être en mesure de retracer son histoire depuis son origine, c'est-à-dire essayer de reconstituer, dans la mesure du possible, ses caractéristiques initiales ainsi que les étapes de son développement et des événements qui ont orienté son évolution spécifique.

Toutes ces données, inhérentes à la complexité de l'appareil psychique, font que la maladie mentale ne peut être comprise que dans une perspective diachronique, l'histoire du sujet étant indissociable des troubles qu'il peut être amené à présenter, à un moment donné de cette trajectoire. Ce ne sont donc pas les investigations moléculaires effectuées lorsqu'un problème se manifeste qui suffisent à en rendre compte. L'explication sera, en quelque sorte, également historique et doit être fondée sur une théorie générale du développement et du fonctionnement de l'esprit/cerveau. La causalité réciproque entre le cerveau, l'esprit et l'environnement doit être comprise plutôt dans un mouvement de spirale interactive dans laquelle se conjuguent, se relaient et se renforcent les facteurs psychiques, les facteurs physiopathologiques et les interactions avec l'environnement.

## *Les composantes du modèle bio-psycho-social du fonctionnement psychique*

Si, au début des années quatre-vingt, la juxtaposition de diverses théories paraissait encore acceptable car, de manière empirique, chaque pratique apportait une certaine efficacité thérapeutique, il semble désormais que nous entrions dans la phase suivante. Cette phase nouvelle est celle de l'intégration de ces différents modèles et de leur enrichissement mutuel, tant sur le plan théorique que pratique. Il y a seulement une dizaine d'années, il ne paraissait pas y avoir de lien possible entre les concepts psychanalytiques, les résultats des recherches neurobiologiques et les données de la sociologie. À l'heure actuelle, il existe des recoupements, des zones de passage, des ponts, ou au moins des têtes de ponts, qui s'avancent les unes vers les autres. Il devient possible de comprendre comment le cerveau, qui constitue un système biologique, fonctionne en tant que support de mécanismes cognitifs, des émotions et du comportement de l'homme. De la même façon, le modelage qu'exerce sur ce fonctionnement l'environnement social, familial et institutionnel peut être maintenant mieux représenté. Il peut désormais y avoir un langage commun et une interpénétration des discours et des concepts entre ces différents systèmes théoriques. Ainsi s'établit un corpus de connaissances solides, bien que transdisciplinaires, sur lesquelles nous pouvons désormais nous appuyer.

Ce corpus intègre plusieurs ordres de données :

– d'abord, les dernières recherches génétiques et neurobiologiques ; c'est-à-dire la connaissance des systèmes dopaminergiques, sérotoninergiques, endorphiniques et de leurs récepteurs. Il s'agit également des techniques d'imagerie cérébrale, des données de la psycho-endocrinologie et de la psycho-immunologie. Ces données fondamentales ont des applications immédiates. Ainsi, les éléments neurobiologiques des maladies mentales sont de mieux en mieux connus et utilisables, qu'il s'agisse des dépressions, des troubles anxieux, de l'alcoolisme, des toxicomanies, des schizophrénies, ou des états démentiels. De même, la mise au point de médicaments se fait de plus en plus précise, donnant de moins en moins d'effets secondaires ;

– l'affinage des théories, des techniques et des indications des différentes psychothérapies, qu'il s'agisse de la psychanalyse, du cognitivisme ou du comportementalisme, des thérapies systémiques et familiales, de l'abord corporel, peut être utilisé également ;

– enfin, les données issues de la sociologie, de l'éthologie, de l'histoire, ainsi qu'une nécessaire prise en compte des effets de l'environnement familial, professionnel et social sur l'individu, s'y intègrent naturellement.

Nous allons tenter, dans cet ouvrage, de proposer un ensemble de données cohérent, bien que provenant de ces diverses disciplines, mais permettant de mieux déchiffrer la complexité du psychisme humain ainsi que les différents troubles dont il peut être atteint. Il s'agit de prendre en compte simultanément les contraintes biologiques et les éléments de la personnalité, l'histoire du sujet et les événements de sa vie, pour mieux saisir son état à un moment donné. Selon le type de trouble présenté — et l'état actuel des connaissances — l'accent peut être mis préférentiellement sur tel ou tel type de perturbation. Par exemple, il est certains troubles dépressifs — la maladie maniaco-dépressive — dans lesquels les facteurs génétiques et biologiques jouent un rôle important et bien connu. Il en est d'autres dans lesquels les traumatismes précoces semblent induire une vulnérabilité particulière et il en est d'autres enfin, qui sont réactionnels à des événements qui surviennent à l'âge adulte. Néanmoins, dans chacun de ces trois exemples, si la valence peut être portée préférentiellement sur telle ou telle modalité explicative, on ne peut oublier qu'elle s'imbrique avec les autres plans de compréhension.

Dans l'histoire de la médecine, il est fréquent de constater que la connaissance des mécanismes intimes de certaines pathologies a permis de mieux comprendre le fonctionnement du sujet normal. Il est donc vraisemblable que la connaissance de la biologie de la pathologie dépressive permettra d'élucider celle de l'affect dépressif banal ainsi que les mécanismes de son retour à la normale. En contrepoint, l'élucidation des mécanismes psychologiques, utilisés par les individus « normaux », pour gérer leurs stress dans leurs moments dépressifs, est d'une application quotidienne dans le traitement des sujets atteints de pathologie dépressive.

### *Une conception nouvelle du traitement des troubles psychiques*

Il découle tout naturellement de ce modèle d'analyse bio-psycho-sociale des troubles psychiques, une conception globale et intégrative du traitement de ces mêmes troubles. Il ne saurait cependant être question de traiter les troubles psychiques avec une seule méthode, qui prétendrait dès lors être une panacée. À l'inverse, en fonction d'une analyse des problèmes dans les trois dimensions décrites, il devient alors possible de construire un projet de soins global, cohérent et personnalisé, portant préférentiellement l'accent et l'action thérapeutique sur tel ou tel axe, selon l'histoire de la maladie, la demande du patient et sa situation environnementale. Alors que persistent encore des indications précises de la chimiothérapie ou de certaines psychothérapies, dans bien des cas la plus grande efficacité sera obtenue en jouant de façon complémentaire sur ces trois axes.

Une bonne pratique « généraliste » de la psychiatrie nécessite d'évaluer, de diagnostiquer, enfin de soigner en tenant compte des trois dimensions précédemment décrites. Il nous semble qu'il s'agit là de ce qui devrait être le socle de l'enseignement et de la pratique de la psychiatrie, ce qui n'empêche nullement chaque psychiatre de se spécialiser dans telle ou telle technique de soins. Il convient alors, bien évidemment, dans la mesure où la situation du patient nécessite une autre approche, de l'orienter vers un autre confrère.

Cette conception intégrative bio-psycho-sociale, découlant directement de l'état actuel des connaissances, redonnera à la pratique psychiatrique une cohérence et une crédibilité dont elle a souvent besoin. Ceci sera d'autant plus facile que cette pratique globale, intégrative et pragmatique correspond à la réalité de la pratique de l'immense majorité des psychiatres ; sauf, à l'évidence, pour ceux qui pratiquent une technique spécifique qui se justifie par des indications bien précises. Cependant, l'inféodation de beaucoup de praticiens à une chapelle théorique a souvent abouti à ce que les patients se sentent tiraillés entre des méthodes apparemment contradictoires et concurrentes. Cela n'a rien de bien rassurant et ne donne guère l'apparence du sérieux auquel la science peut prétendre. Pour la psychiatrie, l'enjeu est donc de taille. Que des professionnels se rassemblent derrière une doctrine cohérente est le gage de la crédibilité de leur discipline.

## QUANT AU LECTEUR NON MÉDECIN

La découverte de son fonctionnement psychique est sûrement l'une des préoccupations fondamentales de l'être humain. L'élucidation de ses modes relationnels, de son histoire, de ses faiblesses et de ses forces ne peut que l'enrichir profondément. Le fait que ces découvertes appartiennent d'ailleurs au domaine de la neurobiologie[1], de

1. Les progrès de la connaissance du fonctionnement psychique sont, pour une bonne part, liés aux progrès de la neurobiologie. L'exposé de ces progrès fait appel à des notions particulièrement « pointues » ; aussi avons-nous choisi de le faire avec une présentation différente afin de permettre aux lecteurs pressés ou insuffisamment informés de les différencier et, éventuellement, d'en économiser la lecture. Les nombres figurant entre parenthèses dans le texte renvoient à la bibliographie en fin d'ouvrage.

la psychologie pure ou de l'interaction psychosociale, représente sûrement une des aventures les plus fascinantes de notre fin de siècle. Et même s'il ne fait pas directement partie des « explorateurs », tout « honnête homme » ne peut qu'y porter toute son attention.

Enfin, de façon plus prosaïque et même économique, il ne faut pas oublier qu'à l'échelle de leur vie, 40 % des individus souffriront de troubles psychiques et 20 % d'entre eux dans l'année à venir. On comprend mieux ainsi qu'une meilleure connaissance des bases du fonctionnement psychique et, partant de là, une optimisation de l'activité des psychiatres, ne peut qu'être utile à une proportion non négligeable de la population.

Ces chiffres impressionnants sont tirés de la plus grande enquête épidémiologique effectuée aux États-Unis. Elle a porté sur 20 000 personnes et a mis en évidence la prévalence et l'incidence des troubles psychiques, correspondant à une pathologie repérée et donc à un niveau de souffrance important, la méthodologie rigoureuse de cette enquête n'incluant évidemment pas les mouvements psychologiques et affectifs divers auxquels est soumis tout individu.

Nous espérons aussi que le lecteur tirera de ce livre l'enseignement suivant : si la psychiatrie est une science complexe mais sérieuse, si les traitements sont en général multiples et complémentaires, la relation de confiance entre le thérapeute et le patient reste à la base de l'efficacité de ces traitements. C'est pour cette raison, plus encore peut-être que pour toute autre discipline médicale, que le choix d'un psychiatre ou d'un psychothérapeute ne peut se fonder que sur un mouvement d'empathie et d'intérêt mutuel.

Nous espérons enfin aider le lecteur à trouver, le cas échéant, dans l'apparent maquis des thérapeutiques psychiatriques, celles qui pourront lui paraître le mieux correspondre à ses besoins, afin qu'il puisse s'adresser au thérapeute le plus susceptible de lui apporter l'aide recherchée.

Première partie

# LE FONCTIONNEMENT PSYCHIQUE

# Chapitre 1

# Le déterminisme génétique

Imaginons un repas où quelques anciens amis se sont retrouvés, après une longue séparation. Ils ont ainsi eu l'occasion de déguster un coq au vin qui s'avère être particulièrement bon ce jour-là. Un observateur qui se voudrait objectif pourrait se demander, afin de comprendre l'excellence du mets, quelle est, dans le plaisir qu'ont pu prendre tous les convives à apprécier ce repas, la part de chacun des facteurs en jeu. Doit-on évoquer d'abord le coq, le vin ou le cuisinier ou, plus simplement, l'intérêt que chacun a pu éprouver à retrouver ses amis ?

Tous ces éléments interviennent en même temps, sans qu'il soit possible de les départager, même si l'éleveur va défendre son coq, le cuisinier son travail et chacun la spontanéité de son engagement dans ces retrouvailles.

Cette métaphore illustre le problème auquel se confrontent tous ceux qui s'interrogent sur le caractère multifactoriel des phénomènes qu'ils observent. En effet, pour que chaque partie d'un ensemble puisse être quantifié, il faut que deux conditions soient remplies. D'abord, le résultat de l'ensemble doit lui-même être quantifiable ; ensuite, tous ces éléments doivent appartenir à la même classe de phénomènes. Autrement dit, il faut que chaque phénomène puisse s'ajouter à un autre. Par exemple, la question « quelle est la part des dépenses de logement, de nourriture et de santé dans le budget moyen d'un ménage ? » a un sens. Mais tout ce qui constitue l'homme, et notamment son caractère, son intelligence, sa vie affective et ses troubles psychiques, dépend à la fois de ce qui est inné en lui, son potentiel génétique, et de ce qu'il a acquis. Genétique et environnement ne conjuguent pas leurs effets de manière parallèle, mais sont en interaction permanente.

Ainsi, l'affirmation du psychologue Jansen, qui chiffrait en 1969 à 80 % la part héréditaire de l'intelligence et à 20 % celle de l'environnement, a depuis été largement réfutée et considérée comme un non-sens scientifique. La difficulté des discussions concernant « l'inné et l'acquis » ne vient pas tant des termes que de la relation qui les unit. Le « et » évoque une addition ou une accumulation, alors qu'il s'agit d'une interaction. De même l'expression « transmission du patrimoine génétique » est trompeuse. Un patrimoine résulte d'« objets constitués » or, chez l'humain il n'y a que des « promesses » génétiques, celles-ci ne se réalisant que dans l'interaction, précisément, avec l'environnement. De la même façon qu'il est possible d'affirmer que nous sommes constitués d'un stock original de gènes issus de nos deux parents (notre génotype) et que ces gènes commandent notre développement général, il est également possible d'affirmer que ce développement est obligatoirement tributaire des échanges avec notre environnement. L'interaction de l'un et de l'autre, génotype et environnement, aboutit à un ensemble unique de caractéristiques qui constitue ce que l'on appelle le « phénotype ».

La tentation est grande de trouver une explication univoque à tout phénomène. Cette tentation est entretenue par des chercheurs qui tentent de promouvoir leurs résultats et par la soif du sensationnel et l'appétit réducteur de certains médias. C'est ainsi que l'on annonce régulièrement la découverte du gène de la schizophrénie, de celui de l'alcoolisme et, plus récemment, de l'origine biologique de l'homosexualité. Cette polémique est souvent aggravée par les croyances idéologiques des uns ou des autres ; certains souhaitant mettre en valeur le poids des différences héréditaires, d'autres celui des contraintes sociales dans chacun de nos comportements. Il est donc difficile de rester serein dans ces débats faussés par le rétrécissement du champ de vision de chacun. Cependant, le grand enjeu de l'analyse génétique, appliquée aux comportements, pourrait être de préciser l'influence d'éventuelles variations génétiques et environnementales sur des différences comportementales stables constatées dans des groupes homogènes d'individus. Cet enjeu nécessite la poursuite des recherches visant à affiner tant les outils cliniques, de façon à obtenir des groupes homogènes de pathologies, que les outils épidémiologiques et génétiques.

Comme les travaux que nous allons exposer ci-dessous vont le montrer, il y a toujours interaction entre la contrainte génétique et celle du milieu. Mais on ne peut percevoir un peu plus précisément ce qu'il en est de la contrainte génétique que pour des pathologies bien isolées et parfaitement définies. Plus on se rapproche de traits généraux de comportement et plus la séparation entre génétique et environnement est difficile à tracer.

## LES LIMITES DE LA GÉNÉTIQUE EN PSYCHIATRIE

Deux types de difficultés apparaissent lorsque l'on s'intéresse à la génétique des maladies mentales.

D'une part, apparaissent des problèmes de pure méthodologie liés à la génétique :

1. Certains gènes peuvent avoir une pénétrance complète ou incomplète. On appelle pénétrance la fréquence avec laquelle un gène manifeste ses effets. S'il y a pénétrance complète, tous les porteurs du gène manifesteront un caractère associé à ce gène ; s'il y a pénétrance incomplète, et c'est souvent le cas, une partie seulement des porteurs de ce gène manifesteront le caractère, parfois 10 %, quelquefois 20 %, d'autres fois 90 %.
2. Les gènes peuvent avoir une expressivité variable : le caractère associé au gène se manifestera avec plus ou moins d'intensité.
3. Les gènes peuvent manifester leur action avec retard.
4. Il peut exister une hétérogénéité de l'étiologie génétique. Cela signifie que ce ne sont pas nécessairement les mêmes gènes qui sont en cause selon les populations, pour la même maladie.
5. Il peut enfin également exister un polygénisme. Ici, plusieurs gènes ont une même cible biochimique, la réalisation d'un caractère demande l'action conjointe de plusieurs gènes.

D'autre part, à ces difficultés d'ordre méthodologique, s'ajoutent des difficultés intrinsèques à la pratique de la psychiatrie et à son contexte :

1. D'abord des problèmes liés à la validité et à la variabilité des catégorisations nosographiques. Les pathologies ne sont pas déterminées de façon parfaitement claire et leurs limites sont subjectives.
2. L'âge variable d'apparition des troubles intervient également.
3. Il en est de même pour l'hétérogénéité de la pathogénie des troubles.
4. Enfin et surtout, comme nous l'avons déjà souligné à plusieurs reprises, les facteurs familiaux et socioculturels sont ici aussi importants que les facteurs héréditaires.

Le déterminisme d'un trouble psychique et, plus encore, d'un trait de caractère, n'est ni direct ni absolu. Il n'est possible de conceptualiser en psychiatrie que de manière interactive et multifactorielle. Ces différents niveaux de complexité dans la méthodologie devaient être soulignés avant que l'exposé des différentes techniques de recherche génétique ne soit fait.

## LES ÉTUDES FAMILIALES

Ces études ont constitué la première étape des recherches permettant de suggérer l'existence de facteurs génétiques. Il s'agissait d'enquêtes épidémiologiques visant à comparer, au sein de groupes de sujets atteints et de témoins sains, la fréquence de la pathologie recherchée dans la parenté au premier degré, c'est-à-dire pour le père, la mère et la fratrie. L'existence, pour certaines maladies psychiatriques, d'une concentration familiale de certaines maladies psychiatriques est un des faits les mieux établis en psychiatrie et ce, depuis longtemps (6). En voici quelques exemples :

1. Le risque d'avoir un second enfant **autiste** dans une fratrie comprenant déjà un enfant atteint est cinquante fois plus élevé que dans la population générale.
2. De la même manière, le risque de développer une **schizophrénie** est de 1 % dans la population générale alors qu'il est en moyenne de 10 % chez les parents des sujets atteints. Le risque est de 60 % chez les jumeaux monozygotes et de 36 % chez les enfants de deux schizophrènes.
3. Le risque de développer **une maladie maniaco-dépressive** chez les enfants du premier degré du sujet atteint est en moyenne de 8 % alors qu'il n'est que de 1 % dans la population générale.
4. Enfin, si la fréquence de **l'alcoolisme** varie en fonction des populations, elle est généralement située entre 1 % et 5 %, alors qu'elle est de 10 % à 50 % dans la fratrie d'un patient alcoolique.

## LES ÉTUDES DE JUMEAUX

L'existence d'une concentration familiale suggère, mais ne démontre pas, le rôle de facteurs génétiques. Elle peut, en effet, être uniquement due à un environnement commun ou à une interaction entre les membres d'une même famille. D'autres approches sont donc nécessaires pour mettre en évidence la composante génétique. C'est le cas des études qui comparent l'incidence d'un même trouble chez des jumeaux monozygotes, issus du même œuf et ayant donc le même capital génétique, et chez des jumeaux hétérozygotes, issus de deux œufs différents et ayant donc 50 % de leurs gènes en commun. Un taux de concordance plus élevé chez les monozygotes que chez les dizygotes devient donc un argument favorable à l'importance du rôle d'un facteur génétique.

La concordance pour **la maladie maniaco-dépressive** est plus élevée chez les monozygotes (79 %) que chez les dizygotes (19 %). Il en est de même pour **la schizophrénie** (65 % *versus* 12 %), **l'alcoolisme** (53 % *versus* 21 %) et, de manière plus frappante encore, pour l'**autisme infantile** (90 % des jumeaux monozygotes concordants et pas de concordance chez les dizygotes). Cependant, dans toutes ces pathologies, la concordance reste inférieure à 100 % chez les vrais jumeaux, démontrant ainsi la double participation des facteurs environnementaux et génétiques à l'étiopathogénie de toute maladie.

Ces études de jumeaux sont souvent complétées par des études de familles adoptives afin que l'influence environnementale soit mieux circonscrite encore. Deux méthodes sont utilisées. La première vise à comparer la fréquence de la maladie chez les enfants adoptés dont les parents biologiques sont atteints, par rapport à la fréquence observée au sein d'un groupe témoin constitué de sujets adoptés dont les parents biologiques sont sains. La seconde méthode consiste à sélectionner des sujets adoptés atteints, d'évaluer la fréquence de la maladie chez les parents biologiques et adoptifs puis de comparer cette fréquence avec celle observée chez les parents de sujets adoptés « contrôle ».

Ce type de travaux a permis de diviser les troubles de l'humeur en deux grandes catégories vraisemblablement distinctes d'un point de vue génétique. On trouve d'un coté la maladie maniaco-dépressive (sous sa forme bipolaire) et, de l'autre, les dépressions unipolaires pour lesquelles les patients ne présentent pas d'épisodes d'excitation maniaque ou hypomaniaque spontanés ou provoqués.

# LES BASES BIOLOGIQUES : LA GÉNÉTIQUE MOLÉCULAIRE

Si la génétique humaine a connu un essor considérable ces dix dernières années, notamment grâce au développement des techniques de biologie moléculaire, il faut d'emblée préciser que ce sont les maladies héréditaires monogéniques qui ont surtout bénéficié de ces progrès. En ce qui concerne la psychiatrie, la méthodologie étant beaucoup plus complexe, les résultats sont beaucoup moins probants.

Classiquement, la démarche en biologie moléculaire s'articule en trois étapes principales (17) :

1. L'identification et l'analyse précise des familles dans lesquelles la maladie à étudier est présentée par plusieurs sujets.
2. La localisation du gène responsable de cette maladie par l'étude de la cotransmission de la maladie et d'un marqueur de l'ADN.
3. L'identification du gène puis de la mutation responsable de la maladie. Cette étape reste encore difficile à réaliser.

Ces techniques nouvelles, à défaut de trouver des réponses précises, ont donné l'occasion de mieux formuler les problèmes de la génétique des troubles psychiatriques.

## A — LA GÉNÉTIQUE MOLÉCULAIRE DES TROUBLES DÉPRESSIFS

L'analyse de ces nouveaux marqueurs de l'ADN a d'ores et déjà permis de mettre en évidence deux pistes dans la recherche des facteurs de susceptibilité génétique de la maladie maniaco-dépressive :

1. Celle d'une liaison à l'extrémité du bras long du chromosome X.
2. Celle d'une liaison sur le bras court du chromosome 11.

Historiquement, la liaison au chromosome X est la plus ancienne. Elle a été mise en évidence dès les années 1970, au cours d'études de liaisons génétiques utilisant des marqueurs génétiques « classiques», situés sur le bras droit du chromosome X (XQ28 comme le daltonisme ou le déficit en G6PD) (3). Cependant, l'existence de cette liaison n'a toujours pas été répliquée sur de nouveaux échantillons, suggérant donc l'existence d'une hétérogénéité génétique.

En 1987, une autre liaison génétique entre maladie maniaco-dépressive et bras court du chromosome 11 était mise en évidence dans une très grande famille identifiée au sein de la population Amish, isolat socio-démographique du nord des États-Unis (9). Ce résultat était d'autant plus intéressant que deux autres marqueurs de l'ADN (l'oncogène HRAS et le gène de l'insuline) du chromosome 11 ont révélé que la liaison génétique se situe à proximité du gène codant l'enzyme tyrosine-hydroxylase (TH). Or cette enzyme régule l'étape limitante de la synthèse des catécholamines qui interviennent, nous le reverrons, dans de nombreuses pathologies psychiatriques, et tout particulièrement dans les états dépressifs.

Cette seconde hypothèse est actuellement retenue dans de nombreux travaux génétiques mais elle n'a pas encore été confirmée. Il est toutefois vraisemblable, selon les chercheurs impliqués dans ces recherches, qu'il existe une hétérogénéité génétique des troubles de l'humeur. En effet, on ne retrouve que dans 20 % des familles étudiées ce lien avec le chromosome 11 (région 11 B 15.5), ce qui permet de penser qu'il existe d'autres gènes de susceptibilité ou de protection. Enfin, pour certains auteurs, un gène de susceptibilité pour la maladie maniaco-dépressive se situerait sur le chromosome 18.

Il est généralement admis, à ce jour, que les facteurs de susceptibilité génétique aux troubles dépressifs ne détermineraient pas directement la survenue des formes graves de ces affections mais plutôt des modes comportementaux, des tempéraments. La pathologie ne s'extérioriserait que secondairement, en fonction des facteurs environnementaux.

## LA NOTION DE TEMPÉRAMENT

En effet, à la jonction de la physiopathologie et de la psychopathologie, la psychiatrie moderne réactive actuellement la vieille **notion de tempérament**. Cette notion correspondrait à une des caractéristiques de l'individu, expression de ses possibilités génétiques, traduite par des particularités biologiques et rendant compte de la spécificité de ses capacités adaptatives, affectives et émotionnelles et en même temps de la limitation de ses capacités à un répertoire donné. Cette notion de tempérament constituerait également un lien entre le déterminisme génétique et le déterminisme épigénétique. Elle a été particulièrement étudiée chez les sujets déprimés.

H.S. Akiskal a ainsi précisé que les antécédents familiaux des sujets présentant un tempérament cyclothymique ou hyperthymique sont les mêmes que ceux des sujets souffrant d'une pathologie maniaco-dépressive, ayant donc présenté de véritables épisodes maniaques ou des épisodes dépressifs majeurs (1). De même, le temps de latence d'apparition de sommeil rapide, considéré comme un marqueur biologique de troubles affectifs primaires, est identique dans ces deux populations. Ainsi donc, ce ne serait pas la maladie maniaco-dépressive, c'est-à-dire la prédisposition à présenter des accès francs dépressifs ou maniaques, qui serait transmise héréditairement, mais plutôt le tempérament sous-jacent, présent à la fois chez ceux qui ont développé la maladie maniaco-dépressive et chez ceux qui ne présentent que des troubles de personnalité. La conjonction des autres facteurs liés au développement dans l'enfance, à l'existence d'événements vitaux précoces défavorables et aux caractéristiques socio-démographiques, corrélés à cette disposition héréditaire tempéramentale déclencherait l'épisode pathologique.

De la même manière, Akiskal a pu démontrer les liens existant entre le tempérament dysthymique, la maladie dysthymique et les épisodes dépressifs majeurs (1).

## B — LA GÉNÉTIQUE MOLÉCULAIRE DANS LA SCHIZOPHRÉNIE

Le rôle des allèles du système HLA dans les facteurs de risque de la schizophrénie a été étudié depuis de nombreuses années (5). Plus récemment, une étude conclut à la localisation de gène de susceptibilité à la schizophrénie sur le bras long du chromosome 5. Une autre étude met en cause un locus situé sur le chromosome 22 (7). Enfin, des données cliniques épidémiologiques et cytogénétiques ont conduit à émettre l'hypothèse d'une localisation d'un gène intervenant dans le processus schizophrénique au niveau de la région pseudo-autosomique des chromosomes sexuels (10).

## C — LA GÉNÉTIQUE MOLÉCULAIRE DANS L'AUTISME INFANTILE

L'anomalie chromosomique la plus souvent associée à l'autisme infantile est la présence d'un site X fragile. En moyenne, 8 % des garçons autistes ont un site X fragile avec des variations allant de 0 à 60 % (10, 15, 18). Très récemment, l'équipe du professeur Lelord a mis en évidence une association entre l'autisme et l'oncogène HRAS, situé à l'extrémité du bras court du chromosome 11, à proximité du gène codant pour la tyrosine hydroxylase (13).

## D — LA GÉNÉTIQUE MOLÉCULAIRE DANS L'ALCOOLISME (8)

Se basant sur le rôle de la dopamine dans le phénomène de récompense qui renforcerait la prise et la dépendance à l'alcool (4), divers auteurs ont mis en évidence une association entre gènes codant pour le deuxième récepteur dopaminergique DRD2 et le diagnostic d'alcoolo-dépendance. La méta-analyse des différentes études d'associations semble montrer que la présence de l'allèle A1 du DRD2 est un facteur de susceptibilité génétique pour l'alcoolo-dépendance. Mais, là encore, certains résultats sont contradictoires, les allèles en jeu sont discutés et les recherches doivent donc être poursuivies. De plus, certains continuent à penser que ce type de marqueur concernerait plutôt les complications médicales de l'alcoolisme que la conduite alcoolique elle-même. D'autres marqueurs ont été suspectés, notamment les marqueurs ADH et ALDH. Rappelons que les sujets porteurs du gène ALDH présentent des réactions aversives à la consommation d'alcool. Quant au marqueur ADH3, il n'apparaît significatif que pour des sujets alcooliques avec cirrhose, soit une minorité, indiquant probablement que ce serait plutôt un marqueur de vulnérabilité à cette complication médicale qu'un marqueur de l'alcoolo-dépendance.

## E — LA GÉNÉTIQUE DE L'HOMOSEXUALITÉ

Les travaux de Simon Levay, publiés en 1991 dans la revue *Science*, ont relancé la polémique sur l'origine génétique de l'homosexualité (16). Simon Levay a mis en évidence, pour la première fois, une particularité anatomique dans le cerveau des homosexuels. Il s'agit d'une des structures de l'hypothalamus qui serait en moyenne plus grande chez les hétérosexuels que chez les homosexuels. La polémique a rebondi avec une nouvelle publication dans la même revue datée du 16 juillet 1993. Cette fois-ci, l'équipe de Dean Hamer signait une étude tendant à prouver qu'il existe une probabilité de 99 % pour que l'homosexualité soit liée à un gène, au moins chez certains hommes (11). La présentation très médiatisée de ces résultats, leur manipulation idéologique et leurs conséquences sociologiques, ont en grande partie masqué les conclusions plus prudentes de ces chercheurs, selon lesquelles il existerait vraisemblablement une composante biologique de l'homosexualité, mais en précisant bien qu'il ne s'agirait que d'une composante.

Les travaux de Levay se sont centrés sur l'étude anatomopathologique de l'hypothalamus qui contrôle les hormones commandant la sexualité, les différentes étapes de la reproduction, le cycle menstruel tout comme l'érection. Il était donc logique d'aller chercher dans l'hypothalamus les marques de la différenciation sexuelle. Simon Levay a suivi une piste ouverte par deux chercheurs de l'université de Californie à Los Angeles, Roger Gorski et son élève Laura Allen (2). En 1978, Gorski avait mis en évidence dans l'hypothalamus des rats une structure qui était en moyenne cinq fois plus grosse chez les mâles que chez les femelles.

Cette structure, noyau de l'ère pré-optique médiane, joue un rôle essentiel dans le comportement sexuel mâle. Dans une étude ultérieure, Gorski et Laura Allen ont découvert qu'il existe également, chez l'être humain, un groupe de neurones différenciés selon le sexe : le NIHA3 (noyau interstitiel de l'hypothalamus antérieur n° 3) qui est l'un des quelque 21 noyaux que comporte notre hypothalamus. Il est en moyenne de 2 à 3 fois plus gros chez les hommes que chez les femmes et il semble, lui aussi, impliqué dans le comportement sexuel.

Simon Levay a examiné attentivement l'hypothalamus de 3 types d'individus. Il s'agissait d'abord de 19 homosexuels morts du SIDA, de 16 hétérosexuels (parmi lesquels 6 décès étaient également imputables au SIDA, les 10 autres relevant d'autres causes), et enfin de 6 femmes dont les préférences sexuelles étaient inconnues. Après avoir codé les échantillons pour ne pas introduire de subjectivité dans ses interprétations, Simon Levay a établi une étude statistique des hypothalamus examinés. Il a retrouvé, ce qui était prévisible, la différence entre les hommes et les femmes, mais il a surtout observé que le noyau NIHA3 des homosexuels était plus petit que celui des hommes hétérosexuels.

Les études génétiques de l'homosexualité ont débuté, de manière classique, par des recherches conduites sur des familles. En 1985, Richard Pillard et James Weinrich ont publié les résultats des premières études de la transmission de l'homosexualité dans une même famille. Depuis, 5 autres études de jumeaux et de frères et sœurs ont été publiées. Toutes ces données montrent que pour les hommes, 57 % des vrais jumeaux d'homosexuels, 24 % des faux jumeaux, 13 % des frères sont également homosexuels. Pour les femmes, 50 % des vrais jumelles d'homosexuelles, 16 % des fausses jumelles et 13 % des sœurs sont également lesbiennes. Lorsque l'on compare ces pourcentages à ceux de l'homosexualité dans la population générale, il est possible de constater que la probabilité d'observer un individu homosexuel dans une famille où se trouve déjà un autre homosexuel est bien supérieure à la probabilité d'observer un homosexuel dans une famille sans aucun homosexuel. De même, le fait qu'il y a en moyenne plus de parents homosexuels du côté maternel que du côté paternel a été mis en évidence.

## L'ÉTUDE EN BIOLOGIE MOLÉCULAIRE DU CHROMOSOME X

Dean Hamer a décidé de tester l'hypothèse génétique la plus simple : un gène transmis par la mère serait associé à l'homosexualité masculine. Ce gène serait porté par le chromosome sexuel X, celui dont les hommes ne possèdent que l'exemplaire maternel appareillé avec le Y paternel. Pour vérifier cette hypothèse, Dean Hamer et son équipe ont recruté un échantillon délibérément biaisé, c'est-à-dire constitué de telle sorte que si le gène existe, il sera plus fréquent dans l'échantillon que dans la population générale. Pour cela, ils ont recruté 40 paires de frères homosexuels et ont étudié l'ensemble du chromosome X de chaque sujet. Ils ont ainsi pu démontrer qu'à l'extrémité du bras long du chromosome X, dans la région XQ28, 33 des 40 paires de frères étudiés avaient un même marqueur. La probabilité qu'une telle proportion soit le fruit du hasard est inférieure à 1/200. Dans un groupe témoin de 314 paires de frères hétérosexuels, la répartition du marqueur XQ28 était aléatoire.

Les rapports entre le gène XQ28 et le noyau NIH3 sont encore hypothétiques. Peut-être le gène XQ28 produit-il une hormone qui influerait directement sur le développement de certaines régions cérébrales tel le NIH3, mais on peut aussi imaginer que le produit du gène augmente la sensibilité des circuits neuronaux de l'hypothalamus à des stimulations environnementales, peut-être au cours des premières années de la vie. Dans ce cas, les gènes prédisposeraient plutôt qu'ils ne prédétermineraient les individus à une orientation sexuelle particulière.

Il faut enfin bien insister sur le fait que même les travaux de Hamer imposent leurs propres limites à l'influence génétique : en effet, les 7 couples de frères homosexuels qui n'ont pas de marqueur concordant ne peuvent donc pas partager un même gène dans la région XQ28. Un autre argument encore plus convaincant est lié au fait que lorsque l'on compare les orientations sexuelles de deux vrais jumeaux, elles n'ont qu'une chance sur deux d'être similaires ; autrement dit, si l'un des deux jumeaux est homosexuel, l'autre, possédant exactement les mêmes gènes, a une probabilité de 50 % de ne pas l'être. Dean Hamer estime donc que « le gène XQ28 » pourrait intervenir chez 5 % à 30 % des homosexuels.

Il est possible de résumer l'ensemble des données précédentes en rappelant que la composante biologique de l'homosexualité n'est qu'une composante d'un système plurifactoriel dans lequel les facteurs psychologiques et environnementaux, à l'évidence, jouent un rôle important.

## F — GÉNÉTIQUE ET RÉACTIVITÉ AU STRESS

Un certain nombre de modèles animaux ont été développés pour tenter de mieux repérer les liens entre la biologie et le comportement lors de situations de stress. L'un d'entre eux permet de se représenter le rôle des facteurs génétiques dans la modulation des comportements lors de situations stressantes ultérieures. Suomi (12) a mis au point, par sélection génétique, des souches pures de souris « anxieuses » et des souches pures de souris « calmes ». Si ces deux lignées présentent des réactions d'alarme identiques lorsqu'elles sont privées de leur mère, seules les souris « anxieuses » développeront des séquelles comportementales durables. De plus, les effets de la séparation maternelle peuvent être enrayés par les antidépresseurs et la Clonidine.

Ce travail sur des souches pures animales nous semble mettre en évidence, dans une situation particulièrement traumatisante comme la séparation d'avec la mère, le poids des paramètres génétiques dans les modalités adaptatives. En effet, la réaction adaptative au stress se met en route dans les deux souches, mais alors que les souris « calmes » arrivent à s'adapter à cette situation traumatisante, les souris « anxieuses » seront plus sensibles à ces situations de stress et développeront des séquelles psycho-comportementales. En d'autres termes, à situation traumatisante égale, les sujets bénéficiant d'un psychisme plus solide, dans le cas présent grâce à une sélection génétique, s'adapteront beaucoup mieux que les sujets plus fragiles. Il est, de plus, intéressant de noter que ces réactions comportementales aux situations stressantes passent par le biais des neurorécepteurs puisqu'ils peuvent être bloqués par les antidépresseurs. Nous aurons l'occasion d'y revenir ultérieurement.

L'ensemble des travaux exposés ci-dessus, qu'il s'agisse de ceux concernant la génétique des maladies mentales, de ceux mettant en évidence les tempéraments dysthymiques, de ceux concernant la recherche d'une composante génétique dans certains comportements humains tels que l'alcoolisme et l'homosexualité, nous mènent à des conclusions assez semblables mais pour lesquels la prudence et la modestie s'imposent. Notre patrimoine génétique nous transmet essentiellement une prédisposition, c'est-à-dire des potentialités plus ou moins importantes. Ces prédispositions ouvrent la porte à ces pathologies ou à ces troubles de la personnalité, mais elles ne s'extériorisent qu'en présence d'autres facteurs psychologiques et environnementaux.

Les mêmes interactions sont vraisemblablement mises en jeu dans l'apparition des traits de personnalité ou des comportements non pathologiques. Ainsi, les promesses génétiques ne sont actualisées que sous l'effet d'un environnement favorable.

# Chapitre 2

# Le poids de notre environnement précoce

Le deuxième déterminisme, après le déterminisme génétique, est celui de notre environnement précoce. C'est celui qui est parfois appelé le déterminisme épigénétique. Sigmund Freud et Konrad Lorenz, puis leurs épigones, ont, chacun à leur manière, tenté de démontrer que notre environnement précoce façonnait de façon quasi définitive et immuable notre personnalité et notre fonctionnement affectif et relationnel.

En effet, la psychanalyse (21, 22, 23) a mis en évidence les liens existant entre d'une part, les relations de l'enfant avec ses parents, les interdits et les idéaux qu'ils transmettent, les modes de communication qu'ils imposent et, d'autre part, le fonctionnement de l'adulte, ses angoisses, ses névroses et sa culpabilité. Ses difficultés relationnelles sont donc étroitement liées à tout ce qu'il a pu vivre au cours de son enfance.

L'éthologie, animale (44) d'abord, puis humaine (15), est venue, avec des outils scientifiques différents, confirmer l'importance des relations précoces entre le petit d'animal, ou l'enfant, et tout ce qui l'environne.

Nous allons, dans ce chapitre, tenter de faire le point sur les données actuellement admises concernant ce déterminisme précoce, selon deux axes de recherches.

D'une part, l'éthologie a bien démontré que le petit d'animal comme l'enfant réalisent plus ou moins bien leurs promesses génétiques selon la structure écologique et sociale du monde qui les entoure. Il est ainsi possible de décrire une véritable ontogenèse de la personnalité en fonction de la qualité des échanges affectifs mais également des composantes apportées par l'imprégnation culturelle. Les modalités d'expression des émotions seront la résultante de ces échanges affectifs modulés par la culture. Tobie Nathan (47) l'exprime ainsi : « Tout enfant est fabriqué au confluent d'une union biologique et d'une alliance culturelle. » Quant à Boris Cyrulnik

(15), il dépeint l'affectivité « comme une force biologique, une communication matérielle, un lien sensoriel qui unit les êtres vivants et structure entre eux un véritable organe de la coexistence ».

D'autre part, les progrès de la neurobiologie permettent d'éclairer les rapports entre l'environnement précoce et la constitution de notre appareil psychique. Ils précisent le marquage biologique qu'impriment les expériences précoces à ce même appareil psychique.

## LE DÉVELOPPEMENT DU FŒTUS

Les interactions entre le génome et l'environnement sont extrêmement précoces. En effet, certains travaux ont pu montrer les conséquences de l'état émotionnel de la mère sur le fonctionnement du nourrisson pendant la grossesse.

Ainsi, par exemple, en modifiant l'état émotionnel d'une rate gestante, il est possible d'altérer la réactivité des petits à la naissance dans le sens d'une plus grande émotivité, qui se maintient, même s'ils sont nourris ultérieurement par une femelle témoin.

Dans le même ordre d'idées, il a été démontré que des chocs affectifs subis par la mère lors des trois derniers mois de la grossesse sont suivis d'une apparition plus fréquente d'une sténose du pylore chez le nouveau-né. Il est ainsi permis d'affirmer que la réactivité émotionnelle est en partie déterminée par les circonstances de la vie intra-utérine.

On sait mieux maintenant que le fœtus change de posture lorsque sa mère parle. Il sursaute et son rythme cardiaque s'accélère ou diminue lorsque sa mère souffre, lorsqu'elle a peur, ou lorsque l'environnement est trop stressant. Il est encore plus intéressant de noter que le fœtus ne se développe pas isolément. Bien au contraire, son développement neuropsychique dépend de l'alimentation sensorielle fournie par la mère, et notamment de la transmission de ses émotions (15).

## LES BASES BIOLOGIQUES

Elles ont pu être démontrées à partir d'enregistrements électro-encéphalographiques (58). La mise en place de l'architecture du sommeil se fait vers la 26e semaine et dépend de contraintes héréditaires. Ainsi, les modalités de l'alternance des phases lentes et rapides, leur ampleur, la forme des ondes, la cadence des mouvements oculaires et les sursauts d'endormissement sont rigoureusement programmés par le code génétique. Dès que le sommeil rapide se met en place, le fœtus devient capable d'intégrer et de mémoriser certaines informations sensorielles transmises par son environnement utérin. L'alimentation sensorielle du fœtus est fournie par les réactions de la mère. Cette sensorialité se construit à partir des sensations externes que transmet la mère, mais surtout en réaction à son affectivité et à ses manières de réagir émotivement. Pour Boris Cyrulnik, la mère crée ainsi une écologie affective très différente selon qu'elle est hyperactive ou alanguie, stressée ou sécurisée, selon que son milieu conjugal, familial et social la rend plus ou moins heureuse et sécurisée (15). Ainsi, les échographistes repèrent aisément le hoquet du fœtus quand la mère est émue et l'apaisement du spasme lorsque quelqu'un la rassure.

Il est aussi admis que les hormones passent très bien le filtre placentaire. Ainsi, par exemple, en cas de stress, l'hypercortisolémie maternelle se transmettra très rapidement à son fœtus.

Les études chez l'animal (28b) peuvent être encore plus précises : l'exposition de rates gestantes à des stress répétés en fin de grossesse entraîne des modifications comportementales et neurobiologiques du raton nouveau-né. Ces jeunes rats présentent une hyperactivité de l'axe hypothalamo-hypophyso-cortico-surréralien avec une baisse des récepteurs aux corticoïdes dans l'hippocampe. La même équipe a également montré que ces ratons s'autoadministraient beaucoup plus d'amphétamines que les rats témoins. Cette recherche de sensations, cette tendance à la dépendance sont vraisemblablement corrélées aux modifications qu'entraîne le stress prénatal dans les récepteurs à la Dopamine ($D_2$ et $D_3$) du *nucleus accumbens.*

## LE DÉVELOPPEMENT DU NOUVEAU-NÉ

Le phénomène de l'**empreinte** a été décrit par Lorenz (44) en 1935 : l'empreinte se traduit par un attachement durable au premier objet mobile rencontré après la venue au monde, et, plus tard, par une préférence sexuelle pour cet objet ou tout autre objet qui lui ressemble. Cette « empreinte » se fixe, chez l'oiseau, quelques heures après la naissance. Il nous faut ici reprendre les travaux de Harlow qui a étudié l'organisation des relations affectives entre une mère macaque et son petit (28). Il a mis en évidence que le contact corporel est le plus important facteur d'attachement du petit à sa mère, plus important même que la nourriture. Ce contact initial détermine toutes les relations ultérieures tant affectives que sociales, sexuelles que non sexuelles. Ainsi, lorsqu'un petit est isolé dès sa naissance, il se met à avoir des comportements de repli et d'auto-stimulation. L'isolement total mène à la dépression grave doublée d'un comportement anorexique qui aboutira à la mort. Lorsque le petit a été élevé par sa mère pendant six mois et qu'il est alors séparé d'elle, des comportements de protestation apparaissent d'abord, avant qu'ils ne laissent place au désespoir. Harlow a ainsi pu démontrer que l'isolement aboutit toujours à la détérioration des relations sociales et, plus tard, à des difficultés dans les relations sexuelles. Dans le même ordre d'idées, Konrad Lorenz a pu mettre en évidence que l'organisation de la vie affective et sexuelle de l'adulte dépend en grande partie des expériences précoces. Ainsi un oiseau élevé par une mère d'une autre espèce développera ultérieurement ses pulsions sexuelles vers les oiseaux de la même espèce que celle de sa mère (44). Depuis Lorenz, cela a été largement démontré à d'autres reprises.

Bowlby (9, 10) a cherché, en 1952, à donner un soubassement scientifique à la théorie freudienne de la relation d'objet en appliquant à l'homme les méthodes d'observation de l'éthologie, ce qui lui a permis de décrire la **théorie de l'attachement**. L'attachement humain « normal » s'organise en quatre phases.

Au cours des douze premières semaines de la vie, le nouveau-né reconnaît sa mère par l'odeur et la voix. C'est entre trois et six mois que s'individualise une figure d'attachement. De neuf à dix-huit mois, il cherche à rester proche d'elle par des sourires, des appels ou des cris. C'est à cet âge qu'apparaît la peur de l'étranger. À quatre-cinq ans, l'enfant accepte de suivre des personnes connues. À cinq-six ans, il prend encore la main pendant la promenade, il lâchera cette main après sept ans pour marcher seul. Mais quand il joue, à la moindre inquiétude, il reviendra vers sa mère.

Bowlby postula l'existence d'un attachement primaire se développant vers l'âge de sept mois, et dont la fonction primordiale serait la protection contre les prédateurs. Cette relation d'attachement est caractérisée par la recherche de la proximité, réactivée chez les jeunes enfants par la séparation de leur figure d'attachement et plus tard par des problèmes comme la maladie ou la fatigue.

La séparation entraîne des « protestations », des efforts souvent violents ou coléreux sont faits pour permettre la réunion avec la figure d'attachement. Une séparation permanente, par exemple un deuil, handicape la capacité d'un individu à se sentir en sécurité et à explorer son environnement. La conséquence la plus importante de cet attachement est la constitution de la « sécurité de base ». Cela signifie que lorsque l'individu, au cours de la petite enfance, est en sécurité proche de sa figure d'attachement, il se sent sûr de lui et peut s'engager dans des comportements exploratoires. La qualité de la relation d'attachement modèle les comportements de recherche et d'agrippement à l'objet d'attachement ainsi que les comportements exploratoires.

Conséquence capitale de l'organisation de cette relation d'attachement, tout individu porte en lui un modèle d'interactions entre lui-même et ses figures d'attachement. La dynamique d'attachement n'est pas confinée à l'enfance mais se continue toute la vie. Le développement est une permanente évolution de la dépendance à l'indépendance, de l'immaturité à l'autonomie émotionnelle.

# LES BASES BIOLOGIQUES

## A — LA STABILISATION SYNAPTIQUE SÉLECTIVE

La notion de stabilisation synaptique sélective, qui est une donnée de la neurobiologie, permet de comprendre comment les événements de la vie affective, et notamment les interactions précoces, viennent s'imprimer définitivement dans le système nerveux, et donc déterminer son fonctionnement ultérieur.

J.-P. Changeux et A. Danchin (14) ont découvert ce qu'ils ont appelé la « **stabilisation synaptique sélective** », qui se fait sous la pression de l'environnement. Les synapses, telles que les détermine le génome, sont à l'origine multiples et labiles. Certaines régressent si elles ne sont pas stimulées, d'autres, sous l'effet de stimuli extérieurs, se fixent et se stabilisent. Ce phénomène permet d'avancer la notion de « programmation épigénétique ». À l'intérieur du cadre synaptique génétiquement déterminé, les stimuli et les interactions avec l'environnement du sujet « découpent » des circuits préférentiels, alors que les synapses non stimulées deviennent, peu à peu, non fonctionnelles. Bien évidemment, la sensibilité à ces stimuli environnementaux est d'autant plus importante qu'elle est précoce. Cette traduction biologique des phénomènes affectifs précoces permet de se représenter les conséquences, sur la personnalité de l'adulte, de la qualité des relations mère-enfant et des traumatismes infantiles.

## B — LES PÉRIODES SENSIBLES DE LA STABILISATION SYNAPTIQUE SÉLECTIVE

Il nous faut insister là sur la notion de période sensible. Cette notion a surtout été étudiée après la naissance. En effet, seuls quelques circuits indispensables à la survie sont déjà spécifiés à la naissance par les gènes, les autres « attendent » du milieu leurs spécifications fonctionnelles. Comme nous venons de le voir, leurs synapses sont encore à l'état labile et ne seront stabilisées, fixées dans leurs fonctions, qu'après leur entrée en activité. Il existe donc, pour chaque structure neuropsychique, une « période sensible » dont l'apparition et la durée sont génétiquement déterminées, pendant laquelle s'établit la fonction.

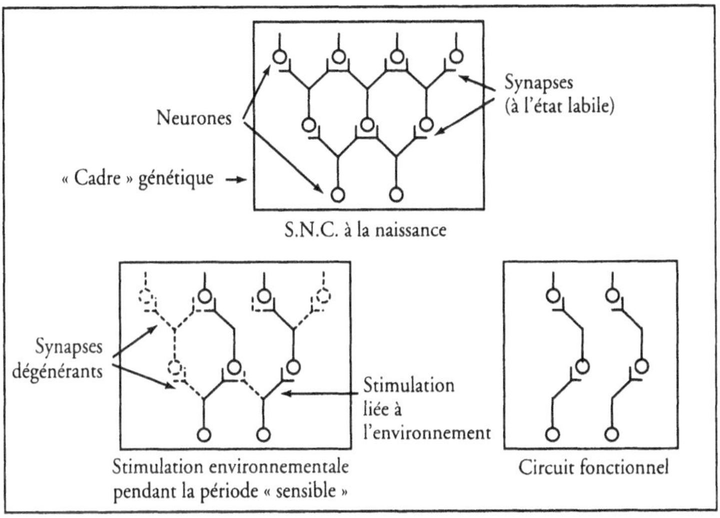


Schéma 1

Ces hypothèses ont été confirmées par de très nombreuses expériences. Celles-ci ont tout d'abord porté sur le système visuel du chat. Dès 1963, Hubel et Wiesel (32, 33) ont suturé les paupières d'un seul œil chez un chaton. Ils ont pu alors constater que les « colonnes » de neurones du cortex visuel, correspondant à l'œil obturé, rétrécissaient. Ces effets s'observent même si la privation ne dure que sept à huit jours et durant une période sensible qui s'étale entre quatre à six semaines après la naissance. Si l'animal retrouve assez tôt la vision binoculaire, cette modification peut être atténuée, mais si la privation dure plusieurs mois, toute récupération devient impossible. Les recherches d'Imbert (34) ont permis de confirmer la théorie de la stabilisation synaptique sélective. Il a pu démontrer, toujours chez le chaton, que les neurones du cortex visuel sont insensibles à la lumière pendant les trois premières semaines de la vie, l'élevage dans l'obscurité ne les altère donc pas. Ultérieurement, de la troisième à la sixième semaine, les neurones acquièrent leur spécificité et sont tout particulièrement sensibles aux privations et distorsions sensorielles expérimentales. À l'inverse, passé le sixième mois, la stabilisation synaptique étant définitive, la privation sensorielle est alors inefficace.

De nombreuses autres expériences ont confirmé la validité de cette hypothèse ; par exemple, lorsque l'élevage se fait dans l'obscurité totale ou dans un milieu artificiel ne comportant que des lignes verticales ou horizontales. Des expériences du même type ont été pratiquées chez le singe et chez le souriceau nouveau-né. Dans ce dernier cas, la destruction des vibrisses (poils du museau) entraîne la disparition des amas de neurones qui leur correspondent. De même, les rats élevés dans une atmosphère désodorisée ont, à l'âge adulte, une sensibilité olfactive réduite.

L'organisation du système nerveux central et, par conséquent de l'appareil psychique, se fait grâce à la lente mais permanente inscription des interactions entre l'appareil biologique, génétiquement déterminé, et l'alimentation sensorielle, puis affective et relationnelle.

Il est tentant de rapprocher le phénomène d'« attachement » chez l'homme de celui de l'« empreinte » chez l'animal. Si pour le petit enfant, le maximum de sensibilité se manifeste apparemment entre quatre et six mois, il n'est pas à exclure qu'il s'étende en fait sur une période bien plus longue.

À partir de ces notions de « stabilisation synaptique sélective » et de « période sensible », peuvent être évoqués les phénomènes **d'acquisition du langage**. En effet, le nouveau-né, à la naissance, a la possibilité d'apprendre toutes les langues, mais celle qui deviendra sa « langue maternelle » s'impose, petit à petit, dans l'immersion d'un langage spécifique. Rappelons que si le langage n'est pas acquis au cours de la petite enfance, il ne pourra quasiment plus l'être ultérieurement, comme le démontrent toutes les études concernant les « enfants sauvages ».

Pour rester dans le cadre de la pathologie de l'attachement et des liens précoces, rappelons les travaux plus anciens et bien connus de Spitz. Il (50) a, tout d'abord, étudié les **effets de la carence maternelle**. Cependant, les premières publications portant sur des observations d'enfants séparés précocement de leur mère ont été celles d'Anna Freud et de Dorothée Burlingham de 1942 à 1944, lorsqu'il fut nécessaire de placer des enfants en pouponnière en dehors de leur famille, pendant les bombardements de Londres. Un peu plus tard, Spitz, aux États-Unis, publiait ses premières observations, dont il a par ailleurs tiré des films impressionnants.

Toutes ces observations montrent des résultats concordants. C'est ainsi que tout enfant, âgé de quelques semaines à trente mois, ayant une relation stable avec sa mère et qui n'a pas été précédemment séparé d'elle, réagira à une séparation par une séquence comportementale prévisible comportant trois phases qui sont la protestation, le désespoir et enfin le détachement.

La phase de protestation, qui dure de quelques jours à une semaine environ, est dominée par une quête de la figure maternelle et de ce qui peut la rappeler. Les réactions de pleurs, de colère, cèdent progressivement la place à des réactions d'allure dépressive.

Ces réactions caractérisent la phase de désespoir au cours de laquelle vont apparaître les signes de plus en plus évidents d'un abattement profond, tant psychique avec désintérêt total, que physique avec inactivité et inertie. Contrairement à la première phase, l'enfant se laisse faire et accepte les soins des figures nouvelles mais avec une indifférence qui est bien plus grave de conséquences que la révolte initiale. Si l'enfant retrouve sa mère, à la fin de la première phase, il a une réaction de rejet à son égard et souvent même de peur, l'accueillant avec des hurlements, fait remarquable sur la signification duquel nous reviendrons, tandis que lors de la deuxième phase il reste indifférent, paraissant ne pas reconnaître la mère qui devra donc faire un gros effort pour renouer une relation brisée.

Le détachement va s'accentuer progressivement, l'enfant se repliant sur lui-même, ne s'intéressant plus qu'à quelques objets matériels. L'intensité de la réaction est proportionnelle à la longueur de la séparation, à l'importance du lien antérieur avec la mère, à l'isolement de l'enfant pendant la séparation. Elle sera au contraire atténuée par la présence d'une figure substitutive constante.

R. Spitz a ensuite décrit sous le nom d'**hospitalisme** une séquence réactionnelle semblable chez l'enfant hospitalisé pendant une longue période. Il a insisté sur la fréquence et la gravité des troubles physiques accompagnant cette perturbation affective grave, avec perte de l'appétit, arrêt du développement et de la croissance, absence d'acquisition des apprentissages normaux ou perte de ceux déjà acquis comme la marche, la parole, le contrôle sphinctérien. L'enfant devient incapable d'initiatives et de contacts. Il finit par tomber dans un état de cachexie physique, présentant un délabrement de toutes ses fonctions physiologiques comme si son organisme perdait son unité et ses capacités régulatrices pour se désorganiser dans un fonctionnement anarchique. Les infections et les maladies intercurrentes sont fréquentes et graves. La mort peut même en être l'issue.

Spitz pense que les effets de la privation sont réversibles pendant les trois premiers mois, et que, dans ce délai, l'enfant peut récupérer si on lui fournit à nouveau les provisions affectives dont il a besoin, c'est-à-dire un environnement suffisamment stimulant et stable, d'où une ou deux figures puissent se détacher et s'individualiser par la régularité de leur présence et l'intensité de leur investissement affectif.

## LES EFFETS DE L'ENVIRONNEMENT CHEZ L'ENFANT

### *L'environnement organise la vie affective et relationnelle ultérieure*

L'éthologie vient, là encore, confirmer les données de la psychanalyse. Il est ainsi possible d'affirmer que l'établissement de relations affectives précoces vient organiser, servir de modèle, de cadre aux relations affectives ultérieures. Les modalités et la qualité de ces premières relations déterminent, en grande partie, les modèles des relations ultérieures pour l'adolescent et l'adulte. C'est à cette époque que se mettent en place les grandes lignes de la **gestion de la distance relationnelle**, de la **problématique de l'autonomie et de la dépendance**. L'enfant a, en effet, besoin d'un milieu sécurisant pour que son développement affectif et cognitif puisse se faire sans être entravé par un excès d'inquiétude. À l'inverse, un excès de sécurité a un effet engourdissant, peu stimulant : pour un enfant qui n'a connu que la protection, l'apparition de la nouveauté entraînera un mouvement d'angoisse. Il n'aura pas, en effet, appris à intégrer cette nouveauté dont il ne retient, dès lors, que le caractère étrange et inquiétant. On a pu montrer que deux animaux qui se rencontrent pour la première fois, dans l'ignorance où chacun se trouve des intentions de l'autre, établissent un rituel d'échanges qui permet un rapprochement progressif tout en précisant les intentions de l'autre. Toute rencontre suscite donc un double mouvement, le plaisir de se rapprocher d'un congénère et la crainte d'être agressé. C'est donc précocement que l'enfant intègre, à partir de la relation avec ses parents, la distance optimale avec l'autre, dans l'un ou l'autre cas, lorsque celui-ci est rassurant ou inquiétant. Il apprend de ses parents la protection ou l'étouffement, il reçoit ou non la permission de s'éloigner et d'aller à l'aventure, ou, au contraire, il ne perçoit d'autres valeurs que la proximité et la sécurité.

De manière expérimentale, avec des enregistrements vidéo, une disciple de Bowlby, Mary Ainsworth (9, 10), étudia les modalités d'attachement d'un enfant de un an séparé temporairement de ses parents. Elle a mis en évidence trois types d'attachements :

1. L'enfant sécurisé proteste quand le parent disparaît mais il est vite pacifié et revient rapidement à son jeu exploratoire.
2. L'enfant en insécurité évitante proteste peu au moment de la séparation et lorsque le parent revient, tourne autour de lui, incapable de jouer librement.
3. L'enfant en insécurité ambivalente au contraire proteste, mais ne peut être pacifié par le retour de l'adulte, s'accroche à lui, enfonce sa tête dans ses genoux, et repousse ses jouets préférés.

Les proportions dans ces trois groupes varient mais, dans la culture nord-européenne, on trouve généralement 65 % d'enfants sécurisés, 20 % d'enfants dans l'insécurité évitante et 15 % dans l'insécurité ambivalente.

Cet auteur a pu également mettre en relation ces comportements liés à la sécurité de base avec les attitudes maternelles. Les mères d'enfants sécurisés sont plus affectueuses et jouent plus avec leurs enfants que les parents d'enfants insécurisés. Les parents des enfants évitants sont plus fonctionnels dans leur éducation, efficaces au niveau de l'alimentation ou de l'hygiène mais tendent à laisser de côté les besoins d'attention et de maternage. Les parents des enfants ambivalents sont inconsistants dans leur comportement, intervenant parfois quand l'enfant joue dans le plaisir, ou bien ignorant, à d'autres moments, ses signaux de détresse évidents. Les enfants désorganisés ont tendance à être victimes d'incapacités parentales majeures telles que les abus physiques ou des conduites d'abandon.

Plusieurs études longitudinales ont suivi l'évolution de ces enfants. Un des aspects intéressants est la stabilité du mode d'attachement dans le temps. Ainsi, à l'entrée à l'école à l'âge de cinq ans, les enfants qui étaient considérés comme sécurisés sont plus actifs, sociables, demandent plus facilement de l'aide ; les enfants évitants ont tendance à s'isoler ou à avoir des comportements agressifs, tandis que les enfants ambivalents ont tendance à s'accrocher au professeur et à être plus passifs dans leur jeu.

Miller (45), un cognitiviste, a proposé le **modèle de la relation à autrui comme la résultante de deux catégories de forces opposées : une force d'approche et une force d'évitement**. L'évitement trouve son origine dans des facteurs très variés comme, par exemple, la crainte de perdre une liberté de mouvement, la culpabilité de voir se satisfaire un désir comportant une dimension agressive ou une transgression.

Plusieurs cas peuvent être décrits. Lorsque le sujet est loin du but, la force d'approche domine et conditionne un « comportement d'approche ». Lorsque le sujet est trop prêt du but, la force d'évitement prend le dessus et conditionne un « comportement d'éloignement ». Dans une position intermédiaire, un équilibre s'établit entre les deux forces.

Le fonctionnement « sain » implique deux ordres de faits. D'abord, la présence d'une « marge de manœuvre », car l'éloignement ou le rapprochement excessif vis-à-vis de l'autre sont mal supportés, mais la zone d'équilibre doit être suffisamment étendue. Ensuite, une certaine « flexibilité » permet, dans le cas où une relation avec autrui est trop conflictuelle, d'abandonner cet objet pour un autre, plus satisfaisant.

À partir de ce schéma, il devient plus facile de décrire des modalités de dysfonctionnement basées sur différents aménagements du conflit central. Il peut s'agir soit d'un besoin excessif de rapprochement ou d'approbation d'autrui, poussant l'individu à renoncer à ses besoins personnels et à être à la merci de l'objet d'attachement, ou, à l'inverse, d'un besoin excessif d'opposition et de prise de distance poussant également l'individu à une vigilance constante et le privant de liens qui pourraient lui être nécessaires.

Ces relations prototypiques de l'enfance organisent les besoins d'autonomie et de dépendance, en même temps qu'elles permettent l'apprentissage des distances relationnelles. Elles font faire au sujet l'apprentissage de la gestion de l'absence, du manque et de la souffrance. Les émotions éprouvées à cette époque et les moyens mis en place par l'enfant pour les gérer, tels que la passion, le désintérêt ou le déplacement des intérêts, la haine ou l'oubli, la jalousie ou la fuite, se réactiveront lors des relations ultérieures au cours de l'adolescence ou de l'âge adulte.

En résumé, il est possible de considérer que se met en place, à cet âge, un mécanisme affectif fondamental chez l'être humain qui est l'ambivalence entre le besoin de dépendance et le désir d'autonomie. Ce mécanisme se manifeste ultérieurement à chaque fois que l'individu est tiraillé entre l'excitation de la découverte de l'inconnu et l'attirance de la répétition rassurante dans ce qui est déjà connu.

Les rencontres affectives ultérieures sont dominées par ces représentations inconscientes que chacun se fait de l'autre et aménagent, par tâtonnements progressifs, les distances affectives acceptables pour les deux protagonistes. C'est ainsi que se définissent très tôt nos modes d'adaptation, de distance relationnelle et notre manière de gérer la présence ou l'absence de l'autre. C'est également durant l'enfance que nous construisons notre position subjective par rapport au groupe, qu'il s'agisse du groupe familial ou du groupe social. En effet, l'être humain a un besoin vital et identitaire d'appartenance et de reconnaissance par les groupes sociaux. Ce besoin ne peut échapper à l'ambivalence car il s'ordonne dans le paradoxe suivant : « Je ne peux devenir moi-même qu'en appartenant à un groupe qui me propose des axes d'identité, de développement et d'action, mais si j'appartiens trop à ce groupe, je ne serai plus moi-même, je serai ce que veut le groupe ». La problématique fondamentale, déjà évoquée à propos des liens parents-enfants, du nécessaire équilibre entre appartenance et dépendance, entre identité et assimilation, entre inclusion et fusion s'impose de nouveau ici.

### *Les conséquences des perturbations précoces sur l'organisation de la vie affective et relationnelle et la fragilité somatique*

Comme c'est souvent le cas, les manifestations pathologiques permettent de mieux comprendre, d'illustrer « en négatif », ce que peut être le fonctionnement normal. Un certain nombre d'études longitudinales (3, 4, 12, 29) ont ainsi permis de mettre en évidence les conséquences des perturbations de l'environnement précoce sur le fonctionnement affectif et émotif de l'individu. Il est possible de les résumer dans les différents points suivants :

1. Les chocs psychiques subis par la mère pendant la grossesse se répercutent souvent sur la santé physique et mentale de l'enfant.
2. Les schèmes d'activité et de réactivité du nouveau-né, sur lesquels s'édifie la personnalité, semblent bien rester les mêmes jusqu'à l'âge adulte.
3. Dans les premières années de la vie, les carences relationnelles, la répétition des séparations et toutes les autres formes de discontinuité sont les événements les plus dommageables pour l'enfant.
4. Les jeunes enfants perturbés psychiquement le sont encore 20 à 30 ans plus tard.
5. Leur taux de mortalité est supérieur à la moyenne en comparaison avec des groupes témoins.

Il nous semble important d'attirer l'attention sur un fait troublant, en apparence au moins : **la souffrance psychique précoce influe sur la mortalité et la morbidité ultérieure**. C'est ainsi qu'une enquête récente du CREDES (Centre d'Études et de Documentation en Économie de la Santé) a mis en évidence les conséquences des problèmes affectifs de l'enfant sur la santé physique et psychique de l'adulte.

Cette enquête indique que les personnes ayant connu de « graves difficultés familiales » avant l'âge de 18 ans déclarent 43 % de plus de maladies à l'âge adulte que celles qui n'en ont pas connu. Ces difficultés concernent le grand manque d'affection, les conflits entre les parents, ou leur absence prolongée, la maladie grave, le handicap ou l'accident de l'un d'eux. Même si l'évaluation du « grand manque d'affection » reste à préciser, il est peu réjouissant d'apprendre que chez ces adultes, les déclarations de troubles psychiques augmentent de 76 %, et celles des maladies respiratoires et digestives de 57 %. Les inégalités de santé observées en fonction de la condition sociale seraient trois fois moins importantes que celles liées aux problèmes affectifs. Nous verrons plus loin que ces conditions sociales ont des effets graves à l'autre extrême de la vie.

Bien évidemment, un individu ayant connu des problèmes affectifs graves dans son enfance fumera (2,4 fois plus de cigarettes par jour), boira (1,9 fois plus de vin ou d'équivalent en alcool) et consommera davantage de médicaments à l'âge adulte (la moitié en plus).

L'étude suivante (19) vient démontrer **la stabilité des schémas relationnels** et du fonctionnement affectif **précocement modelés.** Elle ne fait que confirmer un fait d'observation courant et fréquent, aussi bien dans la clinique que dans la vie quotidienne, à savoir la fixité et la répétitivité du fonctionnement relationnel et affectif des individus. Lorsque des enfants, nés dans un milieu défavorable, sont placés avant trois ou quatre ans dans un milieu plus favorable que leur milieu d'origine, les troubles cognitifs peuvent être en partie compensés, alors que les troubles affectifs et comportementaux se modifient peu.

Ce travail a porté sur les effets à court et long terme des carences maternelles et relationnelles. Des enfants ayant vécu trois, quatre ou cinq ans, et même davantage, dans un milieu très défavorable ont été ensuite placés dans un milieu d'accueil stable, chaleureux et stimulant. Leurs caractéristiques psychiques, évaluées lors du placement, ont été réévaluées cinq à dix ans plus tard. De la comparaison de ces deux évaluations, il résulte que le changement de milieu a eu un effet très bénéfique dans le domaine cognitif, le QI ayant augmenté en moyenne de 30 % mais, dans le domaine affectif et comportemental, les troubles ne se sont guère amendés.

## *De nombreux travaux ont été conduits sur les rapports entre événements de vie précoces et troubles psychiques*

Il est important de rappeler qu'il est désormais confirmé que l'existence de violences sexuelles et physiques pendant l'enfance est un facteur de risque considérable dans l'apparition de troubles mentaux à l'adolescence et à l'âge adulte. On retrouve ainsi ces antécédents de violences physiques, psychiques ou sexuelles dans environ un tiers des cas d'anorexie-boulimie, de tentatives de suicide à répétition (11).

Une autre étude portant sur 82 adolescents suicidaires (26) a permis de mettre en évidence que la présence d'une dépression chez l'adolescent était statistiquement corrélée à l'ensemble des stress de leur vie antérieure, alors que le score du risque suicidaire était en corrélation avec les stress survenus dans les mois précédents.

Signalons à ce propos la gravité évolutive des épisodes dépressifs chez l'enfant, car cette gravité est souvent méconnue. En effet, le taux de rechute à 5 ans, chez les enfants ayant un épisode dépressif majeur ou un trouble dysthymique, est de l'ordre de 75 % (39). On retrouve également, avec une fréquence très significative, une altération du fonctionnement social, relationnel et professionnel ainsi que la présence de symptômes dépressifs persistants et la consommation de produits psychotropes, chez des adultes ayant présenté un trouble dépressif au cours de l'enfance ou de l'adolescence (36).

Diverses études épidémiologiques se sont attachées à cerner plus précisément les corrélations entre les événements vitaux précoces et les pathologies anxieuses et dépressives. C'est ainsi qu'a pu être confirmé l'effet dépressogène d'un décès parental précoce (43), ainsi que l'importance des séparations parentales (53). Il semblerait même que les séparations ont un effet plus important sur la survenue de dépressions majeures que le décès parental. Cependant, ces événements douloureux paraissent plus fréquemment retrouvés dans les cas de dépressions unipolaires et les dysthymies que chez les patients bipolaires, c'est-à-dire maniaco-dépressifs. Il est possible d'imaginer que l'importance des facteurs génétiques, dans cette dernière pathologie, rend plus difficile l'appréciation du poids des éléments de vie des patients.

Il faut ajouter un élément qui n'est d'ailleurs pas très surprenant, à savoir que le lien entre perte précoce et dépression n'est pas spécifique. Certains travaux suggèrent également un lien entre les pertes précoces et l'apparition de troubles anxieux ultérieurs (37, 38).

# LES BASES BIOLOGIQUES : LE MARQUAGE BIOLOGIQUE DES EXPÉRIENCES PRÉCOCES

Il est désormais possible de mettre en évidence les conséquences biologiques de ces souffrances précoces, aussi bien chez l'animal que chez l'homme. La marque biologique de ces souffrances se manifeste aussi bien sur les systèmes de neurotransmission que sur le fonctionnement de l'axe hypothalamo-hypophyso-cortico-surrénalien.

## A — LES SYSTÈMES DE NEUROTRANSMISSION

**Chez des animaux** ayant subi des traumatismes affectifs précoces transitoires — en pratique la séparation d'avec un des parents — une modification, à l'âge adulte, des réponses neurochimiques en situation de stress ont été constatées. Ces stress sont, dans le cas présent, provoqués par une injection d'amphétamine.

Alors que le taux de noradrénaline dans le liquide céphalorachidien est le même à l'état basal que celui qui est retrouvé dans le groupe témoin, on remarque une augmentation sensible en réponse à un stress. Les carences affectives précoces laissent donc des traces biologiques et une plus grande sensibilisation aux stress ultérieurs.

Un autre travail a été mené chez des singes : deux groupes de singes ont été élevés par leur mère, soit dans des « conditions normales », soit dans des conditions perturbant le comportement maternel et donc sa disponibilité vis-à-vis de leur progéniture ; en rendant difficile, par exemple, l'accès à la nourriture. À l'âge adulte, les réponses des deux groupes de singes à des produits « anxiogènes », dont l'administration induit des troubles comportementaux évoquant ceux des attaques de panique, d'une part la Yohimbine, un antagoniste des récepteurs alpha 2 adrénergiques et d'autre part le MCPP, agoniste des récepteurs 5HT2-5HT1C, ont été étudiés. Les animaux dont l'enfance a été perturbée sont hyperréactifs à la Yohimbine et hyporéactifs au MCPP. Ces résultats expérimentaux confortent l'hypothèse de troubles du développement des systèmes noradrénergiques et sérotoninergiques induits par des événements stressants précoces.

**Chez l'homme**, des résultats assez similaires ont pu être retrouvés, mettant en évidence que les carences ont des conséquences repérables au niveau moléculaire (24). Chez vingt et un enfants de sept à dix-sept ans, gravement perturbés pendant les trois premières années par une carence relationnelle sévère, il a été possible d'établir une corrélation significative entre l'inadéquation de l'environnement et une anomalie moléculaire, un abaissement du taux sérique de dopamine-bêta-hydroxylase. Cette anomalie, après comparaison avec des groupes de contrôle, est interprétée comme une séquelle de la carence de soins et des mauvais traitements subis par l'enfant, séquelle qui témoignerait d'une mauvaise régulation du système noradrénergique qui est au service de l'autoconservation.

## B — LES MODIFICATIONS BIOLOGIQUES DE L'AXE HYPOTHALAMO-HYPOPHYSO-CORTICO-SURRÉNALIEN

**Pour l'animal,** des chercheurs américains se sont tout particulièrement penchés sur les effets de brèves périodes de séparation sur le cortisol plasmatique et sur les manifestations comportementales des bébés singes (42). Dans ces études, ils ont mis en évidence que ces bébés singes, confrontés à la séparation, montraient un accroissement de la vocalisation et une élévation significative du cortisol plasmatique, en particulier lorsqu'ils étaient séparés de leur mère et placés dans une cage nouvelle totalement isolés d'autres congénères sur une période de 30 minutes. Ces faits renforcent l'hypothèse selon laquelle l'augmentation de la vocalisation est un signal de détresse, car biologiquement associée à une élévation du cortisol plasmatique.

Ces mêmes auteurs complexifièrent ensuite l'expérience en séparant les bébés singes de leurs mères pendant une période plus prolongée. 24 heures après la séparation, le cortisol plasmatique était 5 fois plus élevé que celui observé après une brève période de séparation de 30 minutes, tandis que le taux de vocalisation déclinait pendant cette période. Par contre, l'accès visuel à la mère augmentait la vocalisation des bébés et permettait une diminution du taux plasmatique du cortisol, ainsi que des taux de noradrénaline et de MHPG, d'une manière significative par rapport aux bébés totalement isolés.

EFFETS DES STRESS PRÉCOCES SUR LA RÉACTIVITÉ CORTISOLIQUE

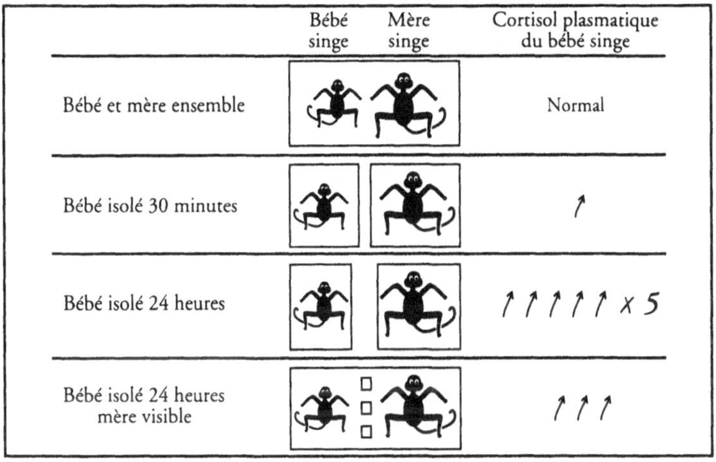


Schéma 2

Pour ces chercheurs, les réponses comportementales à la séparation, qui est le stress par excellence du sujet en développement, sont entièrement dépendantes des conditions de la séparation. Cette séparation est manifestement aggravée lorsque les sujets ont une incertitude quant à la présence de leur mère. Se référant aux données animales tirées de ces expériences de séparations maternelles précoces, Gold et Chrousos suggèrent que, chez l'homme, de telles séparations pourraient modifier **la sécrétion de CRF et provoquer une réponse excessive et prolongée de l'axe hypothalamo-hypophyso-surrénalien aux stress durant la vie adulte** (27).

La même hypothèse a été développée par Houzelot. Pour lui, la survenue d'événements de vie négatifs et précoces pourrait modifier la réactivité cortisolique aux stress ultérieurs (31). Comme nous serons amenés à détailler les rapports existant entre le cortisol et les systèmes de neurotransmission lorsque nous étudierons plus précisément la biologie du stress, contentons-nous de noter que le cortisol exerce une action modulatrice sur le système dopaminergique mésolimbique et sur les autres systèmes monoaminergiques et, qu'en retour, la sensibilité des récepteurs centraux aux corticoïdes paraît contrôlée par le niveau d'activité de ces systèmes monoaminergiques. Or, les effets des corticoïdes dans la réponse comportementale au stress dépendent en partie de la **densité de ces récepteurs centraux**. Ceux-ci apparaissent progressivement lors de la mise en place de l'axe corticotrope durant les premières semaines de vie chez le rat. La manipulation des animaux ou la survenue d'événements stressants durant cette période critique du développement semble susceptible de modifier de façon durable la quantité des récepteurs centraux, et donc d'infléchir la nature des réponses ultérieures de l'animal devenu adulte devant une situation de stress.

Toutes les expériences décrites ci-dessus, se confortant les unes les autres par le biais des interrelations entre les glucocorticoïdes, les neurotransmetteurs et les récepteurs, viennent confirmer l'importance du rôle des facteurs environnementaux dans la constitution des capacités à répondre aux stress ultérieurs. Les traumatismes précoces entraîneraient une plus grande vulnérabilité et une plus grande difficulté d'adaptation par la suite. **Cette vulnérabilité se traduirait par une organisation particulière des mécanismes biologiques impliqués dans la gestion du stress et des troubles comportementaux. La traduction biologique de la vulnérabilisation de l'individu, par des souffrances précoces, aux difficultés ultérieures est ainsi mise en évidence.**

## L'ENVIRONNEMENT ORGANISE LE FONCTIONNEMENT COGNITIF ULTÉRIEUR

L'étude du fonctionnement cognitif, en d'autres termes l'étude de l'organisation de la pensée, donc du fonctionnement intellectuel, est une des voies les plus récentes de la recherche en psychologie. Le fonctionnement cognitif du déprimé a, tout particulièrement, reçu l'attention des cognitivistes depuis une vingtaine d'années. Beck (5, 6) a notamment mis en évidence les modes particuliers d'appréhension négative de la réalité par les déprimés. Il a pu démontrer également, ce qui est très important pour ce qui nous concerne ici, que ces schémas cognitifs correspondent à des caractéristiques psychologiques stables qui se développent à partir d'expériences négatives survenues très tôt dans l'enfance. Le schéma cognitif du déprimé peut se décrire comme consistant en un mode négatif de codage et d'évaluation de la réalité extérieure. Une telle distorsion de l'information est reliée à une vision négative de soi, de l'environnement et de l'avenir. Cette vision négative s'impose généralement de manière très précoce, c'est ce que l'on appelle la **perception cognitive négative du déprimé**.

Cette distorsion dans l'appréhension de la réalité entraîne des erreurs systématiques dans le jugement que l'on peut résumer dans les cinq opérations mentales suivantes :

1. La généralisation abusive. Ici, le déprimé tire des conclusions générales à partir d'un seul fait ou d'un seul événement. Par exemple, après avoir été quitté par un compagnon ou une compagne, la certitude devient : « Personne ne m'aimera jamais. »
2. La sélection arbitraire. Seuls certains faits, les plus négatifs, sont retenus ; d'autres, qui risqueraient d'être positifs, sont négligés ou oubliés.
3. La maximalisation ou la minimalisation. Cela consiste à donner trop peu ou pas assez d'importance à un événement afin de mieux s'assurer que l'avenir ne peut être que catastrophique.
4. Le raisonnement dichotomique. C'est ce qui se produit lorsque certaines situations ne sont appréhendées qu'en termes violemment contrastés, noir ou blanc, cauchemardesque ou idéal.
5. La causalité temporelle. Ici, la tendance est d'attribuer aux circonstances du passé une valeur éternelle. C'est bien évidemment le cas avec, surtout, des circonstances négatives : « J'ai eu un conflit avec mon employeur il y a trois ans et depuis, il me considère comme incompétent. »

Ces différents modes de pensée peuvent être rassemblés dans ce qui a été défini comme **l'inférence arbitraire**, c'est-à-dire le processus qui consiste à tirer des conclusions pessimistes sans preuve. Beck (5) considère que ces schémas cognitifs s'installent précocement, en liaison avec des expériences passées. Les événements ultérieurs viennent activer ces schémas, les pensées automatiques négatives se mettent alors en route pour traiter l'événement actuel.

Un autre cognitiviste, Abramson, a complété cette théorie cognitive de la dépression en définissant le « **mode dépressogène attributif** ». Cela correspond à la tendance à attribuer aux événements incontrôlables :
– des causes internes, dues à soi-même, plutôt qu'externes, dues aux autres ou aux circonstances,
– stables, de longue durée ou répétitives, plutôt qu'instables c'est-à-dire transitoires,
– globales, donc généralisées à plusieurs domaines, plutôt que spécifiques.

Ce schéma d'appréhension négative de la réalité constitue donc un facteur de vulnérabilité amenant à la dépression. Ce facteur peut ultérieurement être réactivé à l'occasion d'événements difficiles ou pénibles. Il entraîne, à l'évidence, des altérations dans le fonctionnement intellectuel et affectif du sujet, dans la mesure où ce dernier a la quasi-certitude qu'il n'est pas en mesure d'atteindre les buts importants de sa vie. Ces schémas sont des structures cognitives stables, stockées dans la mémoire à long terme et fonctionnant automatiquement, hors de la volonté et de la conscience du sujet. Acquis au cours d'expériences précoces négatives, dans les interactions entre les structures neuronales et l'expérience, ces schémas peuvent être activés par des émotions comparables à celles qui ont prévalu au cours des expériences initiales. Ils contiennent tout un ensemble de connaissances acquises concernant le monde environnant et organisent des modèles de pensée qui influencent, pour chacun de nous, une perception du monde et les comportements qui en découlent.

D'ores et déjà, il convient de noter que ces schémas cognitifs du sujet déprimé contiennent un ensemble de prédictions qui vont se réaliser. Il est donc possible de considérer qu'ils sont autovalidants, qu'ils se renforçent eux-mêmes, le sujet étant persuadé que sa façon de percevoir la réalité est bonne puisqu'elle se confirme ainsi. Par exemple, un dépressif ne retiendra de ses relations avec les autres que ce qui justifie son postulat implicite : « Je ne suis pas intéressant, personne ne m'aime et tout le monde me rejette. » Les difficultés et la méfiance qu'entraîne dans les communications ce type de postulat, ne feront que transformer le rejet imaginaire en une solitude réelle qui viendra alors conforter le sujet dans son auto-dévalorisation.

# LES BASES BIOLOGIQUES DU FONCTIONNEMENT COGNITIF

Le modèle proposé par Edelman dans son livre *Biologie de la conscience* est un des plus intéressants qui soient pour tenter de décrypter ce domaine particulièrement embrouillé qu'est le fonctionnement cognitif. Ce modèle s'inscrit dans la droite ligne des théories énoncées au chapitre précédent, défendues par Changeux concernant l'épigenèse et la stabilisation synaptique sélective.

La théorie qu'il propose repose sur trois postulats fondamentaux :

1. Au cours du développement embryonnaire, un schéma de connexion entre neurones se met en place pour former un répertoire primaire.
2. Après la naissance et au cours du développement, un schéma de connexion neuronale apparaît, mais certaines combinaisons sont sélectionnées plutôt que d'autres en réponse aux stimulations sensorielles, à l'instar de la formation du répertoire d'anticorps dans le système immunologique.
3. Cette sélection survient non pas au niveau du neurone, mais au niveau des assemblées de neurones, qui sont reliées, dans sa théorie, en couches ou en cartes.

Nous retrouvons là cette notion d'une cognition distribuée, non seulement dans un appareil cognitif, mais au niveau de l'ensemble du système nerveux central. La neurobiologie, pour Edelman, est une science de la reconnaissance du contexte par un appareil qui sélectionne lui-même ses dispositifs de reconnaissance.

La sélection des groupes neuronaux repose sur trois points fondamentaux, elle suit un principe évolutif, à la fois phylogénétique et ontogénétique ; la trace mnésique n'est pas engrammée à la première perception, mais un phénomène de réintroduction des perceptions va aboutir à la catégorisation puis à des recatégorisations, qui vont pouvoir être mises en mémoire ; le cerveau, au fur et à mesure de son développement, constitue un appareil cognitif qui lui permet non seulement de catégoriser les perceptions, les concepts, mais aussi de catégoriser ses propres états et de les reconnaître.

Ainsi, la sélection aboutit au cours du développement à un répertoire primaire, qui résulte d'un phénomène d'épigenèse, par stabilisation sélective. Puis se constitue un répertoire secondaire, formé par renforcement ou par affaiblissement des connexions en fonction des apprentissages qui, là encore, sont fortement liés à l'expérience individuelle. Les différentes cartes neuronales vont se connecter et se coordonner par réintroduction. C'est l'expérience de la confrontation avec le même stimulus ou des patterns de stimuli identiques qui va réactiver des cartes et permettre des catégorisations perceptives, puis dans un deuxième temps, des catégorisations conceptuelles mises en mémoire pour constituer des répertoires de programmes comportementaux.

Edelman définit alors deux types de conscience. La conscience primaire, dans ses bases biologiques, repose sur l'interaction entre deux systèmes, le premier constitué par le tronc cérébral et le système limbique, le second par les structures thalamo-corticales. Le tronc cérébral et le système limbique régulent la soif, l'appétit, les comportements sexuels, les stratégies de défense. Cet ensemble est relié au système hormonal endocrine et au système neurovégétatif. Il règle le rythme cardiaque, le rythme respiratoire, la digestion, le sommeil. Il réagit lentement, c'est-à-dire de plusieurs secondes à plusieurs mois. C'est un système de régulation de soi, du milieu interne au sens de Claude Bernard. Le système thalamo-cortical reçoit des signaux sensoriels de l'environnement, du milieu ambiant, du monde extérieur et envoie des signaux au système moteur. Il réagit très vite. Le cortex est formé de multiples cartes, structures locales stratifiées fortement interconnectées, massivement réentrantes, à organisation topographique. Ce deuxième système est apparu tard dans l'évolution pour permettre, si l'on veut être finaliste, des comportements moteurs élaborés et une catégorisation perceptive des événements extérieurs.

Ces deux systèmes, reliés entre eux au cours de l'évolution, coopèrent pour permettre les apprentissages qui mettent en correspondance certaines valeurs, comme les besoins physiologiques, et des catégorisations de l'environnement, afin d'aboutir à des modifications adaptatives de l'individu.

Plusieurs catégorisations peuvent s'assembler pour aboutir à une scène sans être nécessairement reliées par un lien de causalité ou par un lien physique. C'est cette capacité à créer des scènes qui a entraîné, pour Edelman, l'apparition de la conscience primaire. Dans ce modèle de la conscience primaire, il y a un élément qui joue un rôle tout à fait fondamental. Edelman l'appelle le *bootstrapping*, que l'on peut traduire par nouage, liage, raboutage ou processus d'entraînement. Il correspond à une liaison fonctionnelle opérée entre différents éléments de l'appareil cognitif. Dès que les circuits réentrants concernés sont en place, le processus de nouage, de raboutage se fait en parallèle dans toutes les modalités sensorielles, permettant la construction d'une scène qui correspond à cette expression utilisée par Edelman, le « présent remémoré » : la conscience primaire est une remémoration de la scène présente.

La conscience d'ordre supérieur traduit la capacité de l'individu humain à être conscient qu'il est conscient. L'acquisition de cette conscience d'ordre supérieur suppose que des systèmes de mémoire s'associent à une représentation conceptuelle du moi en interaction avec le monde environnant. Il existe des travaux de cognition comparée qui montrent que par rapport aux primates, l'individu humain possède la capacité de se détacher du contexte, de faire fonctionner son système frontal pour retarder, inhiber un certain nombre de programmes comportementaux ; il a ainsi la faculté de générer des programmes d'action qui ne sont pas seulement dictés par un environnement immédiat. Cela suppose l'acquisition et le stockage à long terme des relations symboliques acquises au cours des interactions avec d'autres individus et ayant contribué à la construction d'un modèle du moi.

Grâce à la faculté de faire la différence entre l'expérience perceptive en cours et un tel modèle conceptuel symbolique, il devient finalement possible de mettre au point un concept du passé. Il faut bien sûr disposer d'un outillage linguistique pour élaborer un certain nombre d'éléments tout à fait essentiels au phénomène de bootstrapping sémantique. Par rapport au schéma de la conscience primaire, il faut donc rajouter les aires de Broca et Wernicke.

## Y A-T-IL DES LIENS ENTRE LE FONCTIONNEMENT AFFECTIF ET LE FONCTIONNEMENT COGNITIF ?

La question fondamentale des rapports entre le fonctionnement affectif et le fonctionnement intellectuel se pose depuis longtemps à la psychiatrie et aux psychiatres. S'agit-il de liens parallèles, indépendants ou hiérarchisés ? S. Freud, déjà, avait accordé une place importante, dans sa théorisation du fonctionnement psychique, à la séparation conceptuelle entre l'affect, représentant l'énergie pulsionnelle, à tonalité positive ou négative, et la représentation de l'image mentale à laquelle l'affect peut se lier. Freud considère l'un comme l'autre, l'affect et les représentations, comme des représentants psychiques de la pulsion. Il a également proposé la notion de « pare-excitation », correspondant à une modalité de travail psychique qui permet d'éviter l'envahissement du fonctionnement mental par des affects mal métabolisés.

Il n'apparaît pas souhaitable, à l'heure actuelle, de tenter de hiérarchiser les émotions et les cognitions, mais bien plutôt d'élucider leurs interactions. La clinique montre qu'un fonctionnement cognitif harmonieux ne peut se mettre en place que dans la mesure où le fonctionnement affectif est lui-même harmonieux. La clinique montre également que les décompensations, qu'elles soient psychiques ou somatiques, surviennent lorsque le fonctionnement intellectuel ou les mécanismes de mentalisation sont dépassés et n'arrivent plus à gérer le stress environnant. Le sujet en revient alors à des formes plus primitives de son fonctionnement mental, voire à une gestion du stress fondée essentiellement sur des dispositifs défensifs biologiques, à la place des dispositifs adaptatifs mentaux.

Nous avons envisagé précédemment les perturbations du fonctionnement intellectuel qu'entraînait l'affect dépressif. Il est désormais possible d'affirmer, sans grand risque d'erreur, qu'affects et cognitions appartiennent à **deux systèmes** qui sont **séparés mais reliés entre eux**. Les liens entre les émotions et les cognitions resurgissent face à des situations qui, directement ou symboliquement, rappellent des situations traumatiques précoces (61). Lewinson a mis en évidence que le dysfonctionnement cognitif des déprimés entraîne un dysfonctionnement relationnel. Ainsi, les déprimés parlent lentement et d'une voie monocorde, ils tardent à répondre à une question ou à une sollicitation, ils le font d'une façon moins bien adaptée que les sujets non déprimés. Ce mode de communication a un impact négatif sur les autres et peut générer des conflits interpersonnels.

Nous serons amenés à revenir ultérieurement sur un certain nombre de facteurs cliniques et biologiques qui permettent d'affirmer qu'au niveau du thalamus, véritable gare de triage neuronale, se font les connexions entre le cerveau limbique, support du processus de mémorisation et du traitement des émotions, et le lobe préfrontal, où se mettent en route l'anticipation et les opérations logiques.

## LES LIENS BIOLOGIQUES ENTRE LES ÉMOTIONS ET LE FONCTIONNEMENT COGNITIF

Ils apparaissaient, à l'évidence, dans le modèle d'Edelman, lorsque celui-ci considère les interactions entre deux systèmes, l'un constitué par le tronc cérébral et le système limbique et l'autre par les structures thalamo-corticales. Le tronc cérébral et le système limbique régulent les fonctions instinctuelles et de défense. Ils sont étroitement reliés au système hormonal et au système neurovégétatif.

Dans les structures corticales, nous nous intéresserons particulièrement au cortex préfrontal qui est richement interconnecté avec le tronc cérébral et le système limbique. On considère depuis longtemps, chez les humains comme chez les autres primates, le cortex préfrontal comme essentiel dans les domaines de la prévision et du comportement social. Placé à l'avant des aires motrices et prémotrices des lobes frontaux, le cortex préfrontal (aires cytoarchitectoniques A 46, 47, 8, 9, 10, 11 et 12) est impliqué dans le séquençage, la signification émotionnelle, l'attention et la mémoire active ou de travail. Il est aussi indispensable pour la prise de décision et le raisonnement.

On a pu montrer que l'état interne de l'organisme, dont une partie est exprimée sous forme d'émotions, est signalé au cortex préfrontal via les cortex somatosensoriels et les systèmes de neurotransmetteurs non spécifiques du tronc cérébral.

Antonio Damasio et son équipe de l'université de l'Iowa (18) commencent à saisir ce que pourraient être les associations formées dans le cortex frontal. Le principe clé est l'émotion — un signal physique avertissant qu'une action peut avoir des conséquences désagréables. Ce sont ces signaux d'avertissement que Damasio appelle « marqueurs somatiques » ; nous en faisons souvent l'expérience lorsque nous avons une « réaction qui part des tripes ». Ces signaux sont régulés par le système nerveux autonome, le système peptidique et endocrinien et le système moteur, et atteignent le cortex cérébral via le système somatosensoriel, les systèmes neuromodulateurs du tronc cérébral et le système limbique. Dans le cortex préfrontal, la représentation du monde extérieur est ainsi liée à l'état interne présent de l'animal : colère, peur, agressivité, besoins sexuels dominent la situation. Ceci fournit un substrat pour juger si un comportement est adapté ou dangereux par rapport à un état donné.

La prise de décision est un processus consistant à parvenir à la meilleure adaptation possible, et c'est pourquoi une certaine forme de référence à des standards internes est nécessaire. La mémoire active ou mémoire de travail, qui conserve intactes les informations récentes jusqu'à ce que l'on en ait besoin, est une fonction importante du cortex préfrontal. Les aires préfrontales sont également fortement interconnectées avec l'hippocampe et les cortex sensoriels, régions impliquées dans le stockage de la mémoire.

On peut ainsi commencer à se représenter comment se sélectionnent, au fur et à mesure du développement, pour chaque individu, des modes de gestion des émotions, et une organisation de l'intelligence. On peut se représenter comment ils sont reliés, par l'intermédiaire de processus mnésiques, immédiats et à long terme. Damasio résume ainsi les données actuelles :

1. Les souvenirs associés à une grande frayeur peuvent être réprimés, mais pas supprimés.
2. Les émotions font partie intégrante du raisonnement. Les patients qui, à la suite d'un traumatisme cérébral, ne parviennent plus à éprouver des émotions sont souvent incapables de prendre des décisions éthiques ou même logiques. Mieux, la rationalité repose en grande partie sur l'intuition.
3. Notre corps sert de point de référence à nos activités mentales. Notre « subjectivité » n'est pas abstraite, mais liée au physique.

# Chapitre 3

# Notre personnalité

# PERSONNALITÉ NORMALE OU PERSONNALITÉ PATHOLOGIQUE

## *La normalité psychique*

La normalité psychique est difficile à définir. Il convient en effet de ne pas confondre la normalité et une « normativité » qui tendrait à enfermer l'individu dans des normes sociales ou scientifiques oubliant ce qui fait sa singularité et sa richesse. On perçoit donc combien il peut être périlleux de définir une normalité psychique qui, tout à la fois, respecte l'individualité et ne cède pas aux exigences de cette normativité.

Il reste cependant possible de repérer certaines caractéristiques de cette normalité à partir des différents modèles scientifiques qui ont tenté de préciser ce que peut être le fonctionnement psychique. Trois modèles ont construit des représentations cohérentes de ce fonctionnement (9). Il s'agit du modèle psychanalytique, du modèle cognitivo-comportemental et du modèle communicationnel systémique.

Parce qu'elle a choisi de s'intéresser au monde des représentations et des affects de l'individu, **la psychanalyse** retient essentiellement, en tant que critères de normalité, les éléments de l'expérience subjective émotionnelle. Toute personne satisfaisant aux éléments suivants sera alors considérée comme saine :
– la tolérance à la frustration,
– l'acceptation des conflits liés à l'ambivalence,
– la vie imaginaire fantasmatique permettant d'élaborer mentalement des émotions,
– l'utilisation de modes de défense souples et variés,

– une vie relationnelle riche donnant des possibilités de créativité et de sublimation.

Dans **le modèle cognitivo-comportemental**, les critères vont surtout se centrer sur les comportements observables et sur les opérations mentales. Les critères sont alors les suivants :
– des comportements adaptés à une demande sociale déterminée,
– la possibilité d'auto-contrôle, c'est-à-dire la capacité de mettre en jeu des mécanismes d'adaptation variés des situations diverses,
– le sentiment d'auto-satisfaction et l'analyse positive des réalités quotidiennes.

**Le modèle systémique** valorise la qualité des communications interpersonnelles et les compétences dans les différents modes de communication. Sera alors considérée comme psychiquement saine, dans ce modèle, toute personne :
– sachant, dans la négociation, trouver des alternatives,
– capable de vivre une individuation intégrée, dans la participation à des systèmes relationnels ou affectifs sans tomber dans la dépendance,
– gérant avec souplesse une distance affective avec autrui,
– sachant utiliser, de façon bénéfique, les moments de crise pour construire de nouvelles normes adaptatives.

Il nous paraît utile de compléter ces données purement psychologiques par ce qu'enseigne la pratique de **la relaxation, des thérapies corporelles, des thérapies humanistes**. En effet, la normalité psychique se caractérise également par une harmonie entre le vécu émotionnel et le vécu corporel et par une certaine liberté dans les comportements et l'expression des émotions.

Pour résumer, en une phrase, les données précédentes, la normalité psychique se caractérise par des capacités adaptatives variées, tant émotionnelles qu'intellectuelles, une gestion souple des distances relationnelles, des possibilités d'adaptation intellectuelle et affective face aux situations de crise et enfin, une harmonie corporelle et émotionnelle.

### *Les traits de personnalité*

Chaque individu présente des types de comportements significatifs, qui se répètent régulièrement et sont l'expression caractéristique de sa manière de vivre, de concevoir sa propre personne et d'établir des rapports avec autrui. L'ensemble constitue ses traits de caractère ou ses traits de personnalité. Ces traits sont nombreux et variés, ils s'« inspirent » eux-mêmes des caractéristiques qui déterminent différents troubles de personnalité. La variété de ces traits de personnalité et la souplesse des modes d'adaptation qui permettent d'éviter les relations interpersonnelles conflictuelles ou douloureuses, caractérisent ce que l'on pourrait appeler « la normalité ».

On ne parlera de personnalité pathologique que lorsque ces traits de caractère et ces comportements deviennent particulièrement rigides, fréquents ou mal adaptés, lorsqu'ils envahissent le champ relationnel et entraînent donc des souffrances psychiques ou des difficultés sociales. Cette personnalité pathologique correspond à un degré moyen de pathologie situé entre les traits de personnalité non pathologiques, présentés de façon extrêmement variée et diversifiée chez tout un chacun, et les maladies mentales proprement dites.

### *Les personnalités pathologiques*

Comme il est d'usage lorsqu'on parle de personnalité, on considérera que ces personnalités pathologiques se sont constituées au cours de l'enfance et se maintiennent toute la vie. Cependant, même si ces troubles de personnalité sont stables et répétitifs, ils peuvent, pour le moins, changer d'intensité et devenir plus ou moins importants en fonction des relations avec l'environnement. Chaque personnalité pathologique est constituée d'une constellation de comportements ainsi que de modes de fonctionnement intellectuels et affectifs spécifiques. Il est utile de rappeler ces notions car on se limite trop souvent à la dimension affective et relationnelle de la personnalité. Il ne faut pas oublier que les fonctionnements affectif et cognitif sont liés et se modulent l'un par rapport à l'autre. Le fonctionnement cognitif spécifique au déprimé a déjà été évoqué, le mode de pensée particulièrement organisé de l'obsessionnel ou l'étonnante mémoire interprétative de la personnalité paranoïaque sont tout autant remarquables.

Les classifications psychiatriques internationales (CIM 10 ou DSM IV) retiennent huit ou dix types de personnalités pathologiques. D'autres catégories de personnalités, bien décrites maintenant, méritent d'être mentionnées. Ces dernières possèdent les caractéristiques déjà décrites des troubles de la personnalité (stabilité, rigidité, inadaptation, répétitivité, etc.), elles ouvrent également la voie à des décompensations pathologiques, d'ordre psychiatrique ou somatique. Nous regrouperons donc les personnalités pathologiques en cinq grandes rubriques : les personnalités « névrotiques », les personnalités « psychotiques », les personnalités « limites », les personnalités « affectives », et enfin, les personnalités « psychosomatiques ».

### *Les relations entre les personnalités pathologiques et les troubles psychiatriques*

Ces relations restent discutées. Il est fréquent de constater des éléments en faveur d'une étroite relation entre les troubles de la personnalité et les pathologies psychiatriques. Par exemple, une personnalité paranoïaque peut évoluer vers la constitution d'un délire de même type, un état dépressif majeur peut apparaître sur des personnalités dépressives. Dans d'autres cas, un syndrome psychiatrique peut être décrit chez des sujets qui ne présentaient pas, jusque-là, de personnalité pathologique. Dans ce dernier cas, il est tentant d'attribuer un poids prépondérant soit aux facteurs génétiques, soit aux facteurs environnementaux déclenchants.

Les liens entre la personnalité et la pathologie mentale sont loin d'être élucidés. Ils ont donné naissance à deux systèmes de classification et de représentation des maladies mentales totalement opposés.

Jusqu'aux années 80, les troubles mentaux ont été reliés aux pathologies de la personnalité. Ils s'organisaient donc à partir de la classification traditionnelle qui oppose névroses, psychoses et états limites. Les pathologies psychiatriques étaient en lien direct avec la structure de la personnalité névrotique, psychotique ou limite.

Puis, à partir des années 80, sous l'influence des Anglo-Saxons, la pathologie mentale fut évaluée indépendamment de la personnalité, chacune d'entre elles étant cotée sur des axes différents.

Cependant, depuis quelques années, la réflexion sur les interrelations entre les personnalités et la pathologie s'enrichit régulièrement ; nous en donnerons pour preuve les travaux d'Akiskal sur les rapports entre tempérament dysthymique et état dépressif (1, 2, 3), ou les études épidémiologiques sur les liens entre personnalité et troubles anxieux.

## LES PERSONNALITÉS NÉVROTIQUES

### *La personnalité histrionique*

Ce sont des personnes particulièrement égocentriques, cherchant à attirer sur elles l'estime et l'admiration de leur entourage en se faisant remarquer et en adoptant un comportement théâtral. Elles présentent une tendance à la dramatisation et une grande expressivité émotionnelle. Elles recherchent les activités où elles seront le centre de l'attention d'autrui, leur mode de vie se caractérise par des relations interpersonnelles superficielles ne leur permettant pas de nouer des relations affectives stables. Elles adoptent des attitudes provocantes, érotisent des situations non sexuelles tout en présentant un évitement de la sexualité. Préoccupées par le souci de plaire, ces personnalités ont un besoin insatiable d'affection, mais derrière leur comportement sexuellement séducteur se cache un désir infantile de protection. Ce désir permanent d'être apprécié et cet égocentrisme s'accompagnent souvent d'une indulgence excessive envers elles-mêmes. Elles ont tendance à être facilement blessées et manipulent facilement autrui.

### *La personnalité obsessionnelle compulsive*

Ce sont des sujets consciencieux, mais leurs tendances perfectionnistes les empêchent souvent de mener leurs entreprises à leur terme. Ils sont dignes de confiance, sérieux, ordonnés et méthodiques, mais leur rigidité les gêne pour s'adapter à des circonstances inattendues. Leur prudence excessive les amène à examiner attentivement toutes les données d'un problème, rendant ainsi la prise de décision difficile voire impossible. Préoccupés par les détails, les règles, les inventaires, l'ordre et l'organisation, ils sont méticuleux et scrupuleux, souvent aux dépens de leur propre plaisir et des relations interpersonnelles. Volontiers conformistes, ils sont facilement rigides et entêtés, insistant pour que les autres se modèlent exactement sur leur manière de faire. Les sujets obsessionnels sont bien adaptés à notre type de société ; lorsque le trouble n'est pas trop envahissant et paralysant, ils peuvent atteindre de hauts niveaux de compétence. Mais ils éprouvent souvent un sentiment d'isolement, et sont gênés dans leurs relations affectives car ils ne peuvent contrôler entièrement ni leurs sentiments, ni les événements.

### *La personnalité anxieuse ou évitante*

Ces personnes présentent, en général, une hypersensibilité au rejet et montrent une réticence à se lier aux autres à moins d'avoir la certitude d'être approuvées sans critiques. Elles se perçoivent comme incompétentes, sans attraits ou inférieures aux autres. Au contact d'autrui, elles ont un sentiment envahissant et persistant de tension et d'appréhension, ce qui entraîne un évitement des activités sociales et professionnelles et une restriction du style de vie résultant de ce besoin de sécurité.

### *La personnalité dépendante*

Ces sujets laissent les autres assumer la responsabilité de secteurs importants de leur propre vie, ils acceptent de subordonner leurs besoins à ceux des personnes dont ils dépendent. Manquant de confiance en eux, ils se sentent très mal à l'aise même dans la solitude, très préoccupés par la peur d'être abandonnés par les êtres avec qui ils ont une relation proche, ce qui entraîne une grande soumission à autrui. Les caractères de ce trouble sont souvent retrouvés dans d'autres types de personnalités pathologiques, mais peuvent être cachés par des traits plus évidents ; ainsi les traits histrioniques attirent facilement l'attention et peuvent occulter des signes importants de dépendance.

Une variante de ces personnalités dépendantes est représentée par ce que l'on appelle des personnalités passives et agressives. Leur passivité apparente a pour but d'attirer l'attention et l'affection, mais aussi de punir ou de dominer indirectement les autres. Le comportement passif et agressif se caractérise par l'obstination et l'inefficacité. La mauvaise humeur étant souvent dissimulée derrière une complaisance superficielle, ces sujets acceptent, par exemple, d'effectuer un travail pour se mettre, subtilement, en échec par une obstruction passive. Ils peuvent également être provocateurs et ergoteurs, particulièrement avec les représentants de l'autorité. Ce comportement leur permet généralement de dénier leur important besoin de dépendance.

## LES PERSONNALITÉS PSYCHOTIQUES

### *La personnalité paranoïaque*

Ces sujets ont une tendance générale et injustifiée à interpréter les actions d'autrui comme délibérément humiliantes et menaçantes. Ils s'attendent à ce que les autres les exploitent ou leur nuisent et discernent des significations cachées, humiliantes ou menaçantes dans des commentaires ou des événements anodins, ils sont rancuniers et refusent de pardonner des insultes ou des préjudices, ils mettent en doute la loyauté ou l'honnêteté de leurs amis ou associés ou la fidélité de leur conjoint de façon répétée et injustifiée. Ils sont facilement orgueilleux et ont tendance à surévaluer leur propre importance ; se sentant facilement dédaignés, ils réagissent avec colère. Ils ont, en effet, un sens tenace et combatif de leurs droits supposés légitimes, hors de proportion avec la situation réelle.

On peut bien évidemment remarquer, en ce qui concerne ces personnalités paranoïaques, que souvent leur comportement soupçonneux et méfiant engendre des sentiments et des actions hostiles de la part de leur entourage, qui devient alors rejetant, justifiant ainsi après coup leur méfiance initiale.

### *La personnalité schizoïde*

Ce sont des sujets introvertis, solitaires, renfermés et distants. Ils expriment peu leurs émotions, ressentent peu de plaisir. Ils sont froids, détachés, leur affectivité est pauvre. Indifférents aux éloges comme à la critique, ils ont du mal à exprimer leurs sentiments envers autrui et ont un intérêt très réduit pour les relations affectives. Souvent absorbés par leurs propres pensées, leurs sentiments et leurs rêveries, ils craignent le contact ou la proximité des autres.

## LES PERSONNALITÉS INTERMÉDIAIRES

### *La personnalité limite*

Ces sujets sont caractérisés par l'instabilité dans des domaines très différents comme les relations interpersonnelles, le comportement, l'humeur et l'image de soi. Ces personnalités se manifestent par des changements d'humeur fréquents, une impulsivité, des accès de colère intenses, inappropriés, fréquemment non contrôlés. Il s'y ajoute, chez certains sujets, une perception confuse de leur identité. Ces personnes adoptent des positions extrêmes, le monde est noir ou blanc, haï ou adoré. Elles ont tendance à s'engager dans des relations intenses et instables, ce qui les mène le plus souvent à des crises émotionnelles s'accompagnant souvent d'efforts démesurés pour éviter les abandons, de menaces répétées de suicide ou de tentatives de suicide. On retrouve aussi souvent des perturbations de l'image de soi, des objectifs et des préférences personnelles accompagnées de sentiments intenses de vide.

Parmi les complications psychiatriques que peuvent présenter ces sujets, on retrouve des épisodes délirants souvent brefs et intenses ou des troubles du cours de la pensée et des passages à l'acte auto-agressifs lors de ces moments d'effondrement dépressif, marqués par un grand sentiment de vide.

### *La personnalité antisociale*

Il s'agit de sujets qui ont pu être dénommés « psychopathes » ou « sociopathes » pour d'autres classifications. Ils se caractérisent par un écart considérable entre leur comportement et les normes sociales. Ils résolvent leurs conflits par le passage à l'acte et enfreignent les lois communément admises. Ils présentent le plus souvent une indifférence froide envers les sentiments d'autrui, une attitude irresponsable persistante avec un mépris des normes, des règles et des contraintes, une incapacité à maintenir durablement des relations. Une très faible tolérance à la frustration entraîne souvent chez eux des passages à l'acte, agressifs et violents. Ils n'éprouvent pas de culpabilité, ne tirent pas d'enseignement de leurs expériences, voire même des sanctions, car ils ont le don de se justifier en attribuant les conséquences de leurs actes aux autres ou à la société.

Les complications psychiatriques susceptibles d'être rencontrées avec ce type de personnalité sont dominées par les tentatives de suicide, l'alcoolisme et les toxicomanies ainsi que les déviations sexuelles. Des échecs affectifs et/ou professionnels sont fréquents et le refus d'accepter les lois et les contraintes les mène souvent à la délinquance et à la prison.

## LES PERSONNALITÉS DÉPRESSIVES

Nous regroupons dans cette catégorie des sujets dont les personnalités étaient autrefois décrites soit comme des « personnalités dépressives », soit comme des « personnalités cyclothymiques ». Comme nous l'avons déjà évoqué, certaines études familiales récentes ont pu montrer que ces personnalités pathologiques semblaient génétiquement liées aux troubles de l'humeur, antécédents familiaux maniaco-dépressifs chez les cyclothymiques et antécédents dépressifs chez les dysthymiques. Pour ces raisons, la cyclothymie et la dysthymie, qui étaient auparavant considérées comme des personnalités, sont actuellement répertoriées parmi les troubles de l'humeur dans la dernière classification internationale des maladies, telle qu'elle est proposée par l'OMS.

**La personnalité cyclothymique** se caractérise par une alternance de phases de pessimisme, de ruminations, de léthargie, de faible confiance en soi, et de phases d'optimisme, d'insouciance, d'hyperactivité et de confiance en soi excessive. Des périodes de pleurs inexpliqués, de plaisanteries et de facéties excessives se succèdent sans raisons apparentes. Ces sujets présentent également des phases d'hypersomnies alternant avec des périodes où le besoin de sommeil est réduit.

**La personnalité hyperthymique** est marquée par des traits de personnalité hypomaniaques quasi permanents, c'est-à-dire un optimisme et une exubérance, une tendance à la mégalomanie et à la vantardise, chez des sujets entreprenants, bavards, chaleureux, parfois imprévoyants, impulsifs, intrusifs, désinhibés et avides de sensations. Ces sujets sont, en général, de courts dormeurs, avec un temps de sommeil nécessaire souvent inférieur à 6 heures.

**La personnalité dysthymique** se caractérise par une tendance à broyer du noir, des traits dépressifs et pessimistes. Ces sujets sont dénués d'humour, éprouvent des difficultés à prendre du plaisir, ils sont passifs, indécis ou sceptiques, critiques et craintifs, volontiers disciplinés et consciencieux, mais également culpabilisés, envahis de préoccupations et de ruminations.

Akiskal a pu ainsi mettre en évidence cinq tempéraments différents qui seraient à la base de cinq types de dépressions différentes, impliquant des démarches thérapeutiques spécifiques (1, 2, 3).

Nous nous trouvons donc là à un point crucial des réflexions actuelles, c'est-à-dire au croisement entre la personnalité et la maladie. En effet, certaines des caractéristiques de la personnalité (stable, répétitive, existant depuis l'enfance...) ont un marquage biologique, donc génétique, et font le lit d'un certain type de décompensation psychiatrique. On voit poindre là, après le débat sur les liens entre personnalité et pathologie psychiatrique, un autre débat, auquel la psychiatrie se confronte depuis ses origines et qui cherche à faire la part entre l'origine constitutionnelle de la personnalité, fixée dès la naissance et se modulant très peu en fonction de l'histoire du sujet, ou son élaboration psychogénétique, c'est-à-dire dans les interactions nouées au cours de l'enfance avec les parents, les événements vitaux et les traumatismes psychiques. Si la notion de tempérament semble nous rapprocher quelque peu de l'hypothèse constitutionnelle, il semble bien que l'on puisse désormais raisonnablement penser que le déterminisme est double, à la fois constitutionnel et psychogénétique. La seule façon, actuellement, de sortir de ces deux débats est d'envisager entre la constitution, la personnalité et la maladie, une permanente interaction psycho-bio-sociale.

La dysthymie est une parfaite illustration de la vanité qu'il y a à vouloir séparer le tempérament, la personnalité et la maladie, c'est-à-dire la composante biologique, le fonctionnement psychique habituel et la décompensation pathologique. En effet, selon les auteurs et selon les moments, ou parfois chez un même auteur à des moments différents, la dysthymie peut être soit un tempérament, soit une personnalité, soit une maladie.

## LES PERSONNALITÉS PSYCHOSOMATIQUES

### *La personnalité alexythymique*

Une dizaine d'années après l'élaboration, par l'École de Paris, de la notion de « **pensée opératoire** » (11), les psychiatres américains ont repris cette notion dans le cadre de ce qu'ils ont appelé la personnalité « **alexythymique** » (15).

Il s'agit de sujets marqués par un grand besoin de conformisme, mobilisés par un modèle idéal collectif et conventionnel avec une banalisation des problèmes personnels, un souci d'être approuvés, reconnus et estimés par les autres et un envahissement du champ de la pensée par la gestion des problèmes quotidiens et professionnels. Sur le plan affectif, ces sujets sont, en général, de véritables « handicapés émotionnels », n'arrivant pas à percevoir et à transmettre leurs émotions, entretenant, en général, des relations neutres, peu chaleureuses, ennuyeuses, minutieuses, impersonnelles. Quatre composantes ont été mises en évidence par des analyses factorielles chez les sujets présentant ce type de personnalité :

1. L'incapacité à reconnaître, à identifier et à exprimer verbalement leurs propres émotions.
2. La limitation de la vie imaginaire et notamment de l'aptitude à la rêverie diurne.
3. La tendance à recourir à l'action pour éviter les conflits tout en les résolvant.
4. Enfin, la description détaillée et minutieuse des faits, des événements ou des symptômes physiques.

Ces sujets, en situation de stress dépassé, présentent des décompensations de type psychosomatique, telles que l'hypertension artérielle, l'ulcère ou l'asthme. La décompensation somatique est souvent précédée par un passage appelé « dépression essentielle », marquée par la perte de la vitalité, l'appauvrissement affectif. La tristesse et la douleur morale, traduction de la pauvreté de l'expression émotionnelle, ne sont pas toujours présentes.

### *La personnalité de type A*

Il s'agit de sujets présentant un certain profil de personnalité et, ce qui nous intéresse tout particulièrement ici, certaines caractéristiques neuro-humorales. Ils ont été décrits par Friedman et Rosenmann (9), il y a une trentaine d'années. Des études épidémiologiques très importantes, notamment l'enquête E.C.A. (10), étude longitudinale portant sur 20 000 personnes, ont mis en évidence que les sujets qui présentent le profil A ont une probabilité deux fois plus élevée de voir survenir une cardiopathie ischémique. Ils sont impatients, leur agressivité se manifeste dans le travail, dans un état de précipitation et de tension, le tout afin d'atteindre une compétitivité maximale.

Trois axes caractérisent ces sujets : 1. le sentiment d'urgence du temps, marqué par l'impatience, la hâte, le besoin de faire les choses rapidement, l'intolérance aux temps morts ; 2. l'application dans le travail, marquée par le désir d'être un bon travailleur, consciencieux et perfectionniste ; 3. enfin, la compétitivité et la combativité. Ces sujets ont tendance à se mener la vie dure, à se stimuler par l'effort ou par des échéances à respecter. Ils sont ambitieux, recherchent des responsabilités et désirent mieux réussir que les autres.

### *La personnalité allergique*

Ce type de personnalité a, là encore, été repéré et défini par des psychanalystes chargés d'étudier des sujets sélectionnés pour leurs affections allergiques (urticaire, asthme ou rhinite). Pour ces sujets, un thème émotionnel central peut être décrit, il s'agit de la séparation d'avec la mère. Cela se traduit, dans les relations interpersonnelles, par un désir de fusion avec l'autre, d'où une attitude bienveillante, envahissante, parfois accaparante et une tendance à adopter des positions infantiles.

## CHANGEMENTS DANS LA PERSONNALITÉ OU CHANGEMENT DE PERSONNALITÉ ?

Il était connu de longue date qu'une maladie psychiatrique, une souffrance sévère, l'abandon par exemple, pouvait entraîner une intensification et une rigidification des traits de personnalité d'un individu. Nous rencontrons ainsi, dans la clinique quotidienne, des individus chez lesquels, à la suite de difficultés existentielles, s'exacerbent des défenses spécifiques comme l'exagération du fonctionnement obsessionnel, l'aggravation de la dépendance hostile ainsi que l'augmentation des tendances évitantes. Il s'agit là de ce que nous appelons un changement de type 1, c'est-à-dire un changement à l'intérieur du système, un changement sans modification profonde de ce système. L'exacerbation de traits de personnalité, qui deviennent pathologiques et entraînent un dysfonctionnement affectif ou social, ne signifie pas une véritable transformation de la personnalité de l'individu.

**Or, les recherches récentes ont parfaitement mis en évidence qu'à la suite d'un traumatisme ou d'une maladie psychiatrique, le fonctionnement psychique d'un individu pouvait complètement changer alors que l'on ne connaissait pas auparavant, chez ce sujet, l'existence de troubles de la personnalité ou du comportement** (5). Nous nous retrouvons donc là devant un problème fondamental : la personnalité, qui était considérée jusqu'à maintenant comme un élément particulièrement stable, voire intangible de la structuration de l'individu, peut-elle se transformer en profondeur ? Il s'agit là d'un bouleversement conceptuel, souvent difficile à admettre pour ceux qui tiennent la structure comme immuable et même pour la plupart des psychiatres. Il peut certes être très difficile de distinguer une modification de la personnalité ainsi acquise d'un trouble préexistant de la personnalité qui se révèle et s'aggrave à la suite d'un stress, d'une dépression ou d'une expérience psychotique. Mais il est désormais démontré, à partir de nombreux travaux cliniques, qu'il existe des modifications significatives de la personnalité, s'accompagnant de comportements rigides et mal adaptés, qui étaient absents avant la survenue de l'événement pathogène. Ces diagnostics de modification durable de la personnalité ne peuvent être portés que si le changement représente une manière d'être permanente et différente, et dont on peut retrouver la cause soit dans un événement extrême profondément traumatisant, soit à la suite d'un épisode psychiatrique.

## MODIFICATIONS DURABLES DE LA PERSONNALITÉ APRÈS UN TRAUMATISME MAJEUR

Ces modifications durables de la personnalité ont, tout d'abord, été décrites après une expérience de catastrophe ou à la suite de circonstances extrêmes. La tendance fut, bien évidemment, de considérer qu'il s'agissait d'une aggravation ou d'une révélation de troubles préexistants puis, devant l'accumulation des cas cliniques, il a bien fallu accepter le fait que l'on se trouvait là devant une réelle modification de la personnalité. Ces modifications ont été étudiées sur des sujets soumis à des facteurs de stress d'une intensité particulièrement importante, tels que des emprisonnements en camps de concentration, des tortures ou des prises d'otages. On peut voir s'installer chez ces sujets ce que l'on a appelé une personnalité « traumato-névrotique » (6). Cette modification de la personnalité peut se développer comme une séquelle chronique et irréversible d'un état de stress post-traumatique s'installant après l'expérience traumatisante. Mais, dans d'autres circonstances, la modification durable de la personnalité se développe en l'absence de phase préliminaire d'état de stress post-traumatique manifeste. Cette personnalité récemment acquise se traduit par un fonctionnement régressif, pusillanime, égocentrique et dépendant. Ces sujets deviennent hypervigilants et hypersensibles aux stimuli, développant une attitude hostile et méfiante envers le monde. Ils ressentent alternativement d'une part, une impression permanente d'être sur la brèche, sur le qui-vive et d'autre part, des sensations de détachement, de retrait social, de vide. Ces troubles entraînent des difficultés à l'endormissement et un désintérêt pour les loisirs et les occupations antérieures, un sentiment de ne pouvoir aimer les autres, d'être délaissé par eux. Cette personnalité post-traumatique, qui avait été décrite par les auteurs anciens sous le nom de « névrose traumatique », a une évolution chronique qui ne peut être modifiée qu'avec un traitement énergique.

## MODIFICATIONS DURABLES DE LA PERSONNALITÉ APRÈS UNE MALADIE PSYCHIATRIQUE

Les chercheurs se sont aperçus qu'il existait également, chez certains sujets, des modifications de la personnalité apparaissant après la guérison clinique d'un trouble mental important au cours duquel le sujet avait éprouvé des tensions émotionnelles extrêmes. Alors que l'épisode est cliniquement guéri et qu'il ne s'agit pas de troubles résiduels de cet épisode, on voit le patient développer une dépendance excessive et exigeante envers autrui, se complétant par une passivité, une réduction des intérêts et des plaintes persistantes hypocondriaques ou psychologiques. Le sujet se replie, a l'impression d'être devenu incapable d'établir des relations personnelles étroites et confiantes et présente une humeur labile qui n'existait pas antérieurement.

### *Les dysthymies secondaires*

Nous avons décrit précédemment ce qu'il en était du tempérament et de la personnalité dysthymique. Nous avons rappelé que ce type de caractère était bien connu par les auteurs anciens et que la névrose dépressive parfaitement décrite par Freud, Kraepelin et Montassut constituait une entité clinique solidement établie. Cette personnalité dépressive s'installait petit à petit au cours de l'enfance et infiltrait l'ensemble de la vie du sujet. Or, des travaux récents, et ce ne fut pas là le moindre mérite d'Akiskal (1, 2, 3), ont permis de montrer que cette personnalité dépressive pouvait s'installer à l'âge adulte après un épisode dépressif majeur. Elle se constitue alors comme un véritable trouble de la personnalité durable, stable et orientant le fonctionnement cognitif et intellectuel. La dépression persiste, mine les capacités d'adaptation du sujet et baisse son estime de soi. Ce type de fonctionnement dépressif finit par lasser l'entourage. Le malade rentre alors dans un cercle vicieux auto-aggravant ; le déprimé, sentant son entourage découragé, lassé, parfois irrité, devient de plus en plus dépendant ou alterne les besoins de dépendance et les moments d'irritation, d'hostilité et d'impression d'incompréhension. Au fur et à mesure que le temps passe, les signes proprement dépressifs passent au deuxième plan derrière les troubles apparents de la personnalité et les troubles relationnels. Le sujet prend alors une place et un statut de déprimé chronique dans la famille. Lorsqu'il consulte un médecin ou un psychiatre dans cet état, sa passivité hostile, son manque de dynamisme, sa dépendance anxieuse le font considérer comme un névrosé. Or, il a pu être démontré de façon absolument certaine qu'un traitement antidépresseur bien conduit, sur ce type de trouble de la personnalité, pouvait transformer cet état et les troubles de l'adaptation qui en découlent, venant confirmer que ce trouble de la personnalité était la conséquence de la dépression et non un de ses facteurs étiologiques.

Mais, plus intéressant encore, un traitement antidépresseur bien mené peut modifier une personnalité dépressive installée depuis l'enfance et considérée comme inhérente à la personne. Ainsi, environ 70 % des personnalités dysthymiques sont ainsi transformées à l'âge adulte par la prise d'un traitement antidépresseur bien conduit. Ceci a d'abord été démontré avec le Tofranil®, puis confirmé avec le Prozac®. De nombreux patients ont vu leur personnalité anxieuse, sceptique, critique, velléitaire, transformée par la prise de ces traitements.

Ces faits nous amènent alors à nous poser trois questions. D'abord, la personnalité d'un individu, apparemment stable, se traduisant par des modes de fonctionnement affectifs, relationnels et intellectuels et s'appuyant sur un soubassement biologique particulier, est-elle susceptible de modifications importantes lorsque l'on transforme un de ses éléments ? Ne peut-on pas, ensuite, concevoir la personnalité dépressive comme la conséquence, l'état résiduel et la « cicatrice », d'épisodes dépressifs précoces, liés aux souffrances qu'a pu vivre l'enfant et qui viennent imprimer à son développement des troubles similaires à ceux que l'on peut constater chez l'adulte après un état dépressif ? Cela expliquerait l'efficacité ultérieure des traitements antidépresseurs. Enfin, ne pourrait-on pas appliquer le même raisonnement à d'autres troubles de la personnalité ?

Ainsi, les mêmes réflexions existent dans l'étude des liens entre personnalité anxieuse et troubles anxieux de l'adulte.

Il paraît plus fécond de considérer désormais la personnalité comme étant en permanente interaction avec les événements vitaux, certaines caractéristiques de personnalité étant susceptibles de faciliter la mise en situation douloureuse et ces situations douloureuses étant susceptibles de modifier en retour des éléments de personnalité. Toutefois, il existe certainement des périodes de plus grande vulnérabilité pendant lesquelles l'empreinte de l'événement vital peut laisser des traces beaucoup plus durables et marquantes.

# LES BASES BIOLOGIQUES DE LA PERSONNALITÉ

Elles sont évidemment infiniment plus difficiles à préciser que celles des pathologies psychiatriques, dont le champ d'étude est relativement ciblé. Connaître les bases biologiques de la personnalité équivaudrait à n'avoir quasiment plus d'inconnues dans les mécanismes du fonctionnement psychique, tant du point de vue affectif que cognitif. Nous n'en sommes pas là. Alors que les relations entre les expressions psychiques pathologiques et les mécanismes neurobiologiques qui les sous-tendent commencent à s'éclaircir et à former un tout relativement cohérent, les liens entre le fonctionnement neuronal et la construction et l'expression de la personnalité sont encore très fragmentaires. Mais nous pouvons toutefois disposer de quelques éléments explicatifs de certains « traits » de personnalité, ou de quelques corrélations entre les données biologiques et quelques caractéristiques de personnalité.

Nous avons suffisamment insisté sur le fait que des antidépresseurs, en modifiant des systèmes de neurotransmission, et peut-être neurohormonaux, venaient modifier un fonctionnement de personnalité auparavant stable pour qu'il ne soit plus nécessaire d'y revenir. Cela doit toutefois nous amener à nous interroger sur les bases biologiques du fonctionnement de la personnalité. Nous voudrions citer ici quelques autres travaux qui ouvrent la voie à une meilleure compréhension des liens existant entre le fonctionnement neurobiologique et le fonctionnement de la personnalité. Il est, par exemple, intéressant de noter que les **antidépresseurs**, s'ils sont efficaces dans les syndromes dépressifs, le sont également sur des symptômes qui n'appartiennent pas à la dépression. Il en est ainsi de l'anxiété dont on sait maintenant que la plupart des formes sont traitables par des antidépresseurs. Mais, plus pertinent encore pour ce qui nous intéresse ici, ils **peuvent modifier certains traits de personnalité** ou de comportement, tels que l'impulsivité, les troubles caractériels ou, au contraire, l'inhibition et le retrait social, en agissant vraisemblablement sur les circuits biologiques à la base de ces traits de personnalité et de comportement.

Les troubles de la personnalité commencent donc à faire l'objet d'une approche biologique. Celle-ci ne peut être que transnosologique et ce sont les traductions biologiques de dysfonctionnement psychologique, de traits de caractère, qui sont recherchés. Ainsi, par exemple, il est à peu près admis que la **sérotonine** serait impliquée dans le contrôle de l'impulsivité : un déficit en sérotonine entraînerait l'incapacité à différer un comportement, ou divers passages à l'acte auto ou hétéro-agressifs, ou des comportements alcooliques ou toxicomaniaques. Les études animales ont montré que les taux cérébraux de sérotonine sont bas dans les souches agressives et normaux chez les animaux dociles et domestiqués (14).

Chez l'homme, l'agressivité, la prise de boissons alcoolisées et les suicides ont été mis en relation avec des taux abaissés de sérotonine (5).

De plus, les taux faibles de sérotonine libèrent l'activité sympathique et réduisent l'activité parasympathique, favorisant ainsi les poussées d'hypertension qui accompagnent les comportements de colère et d'hostilité. Cette hyperactivité sympathique augmente la vulnérabilité aux phénomènes délétères de l'infarctus du myocarde.

C'est chez les personnalités psychosomatiques que l'on a pu le plus facilement étudier les corrélations biologiques. Par exemple, on a pu trouver chez les alexythymiques une perturbation fréquente du test de suppression à la dexaméthasone, qui évoque un dérèglement diencéphalique des régulations neuro-endocriniennes et suggère des anomalies dans les aptitudes à la gestion du stress, ce que l'on retrouve cliniquement. Il a également été trouvé une corrélation entre les personnalités de type A à haute potentialité agressive et une élévation des niveaux de cholestérol LDL et des modifications de l'hémostase.

Ces résultats amènent à mieux comprendre, ou à s'interroger, sur les liens entre le fonctionnement de la personnalité et le fonctionnement biologique de l'ensemble de l'organisme. Nous voudrions conclure ces quelques réflexions en citant des travaux récents de l'équipe INSERM U 259, qui ont pu montrer que les groupes de rats les plus aventureux, ceux qui préfèrent et explorent activement les nouveaux environnements, sont ceux qui sont les plus enclins à s'auto-administrer les psychostimulants et qui sont le plus sensibles aux propriétés renforçantes de la corticostérone. Il est ainsi permis de se demander si une plus grande sensibilité à la corticostérone ne pourrait pas être la base d'une tendance naturelle à rechercher des expériences nouvelles et intenses, et donc une plus grande prédisposition à la toxicomanie chez des individus qui ont ces traits de personnalité associés à d'autres (17).

Les manipulations chez les rats ou les primates dans la période néo-natale ont des conséquences sur la densité d'un certain nombre de récepteurs aux glucocorticoïdes. À la suite de travaux portant sur des manipulations post-natales précoces, on a pu mettre en évidence chez l'adulte une augmentation permanente du nombre de récepteurs aux glucocorticoïdes et ce, uniquement au niveau de l'hippocampe et du cortex frontal, l'amygdale, l'hypothalamus et l'hypophyse ne montrant pas de telles modifications. Si l'on tient compte de l'implication de l'hippocampe et du cortex frontal dans les conduites motivationnelles, cela vient évidemment renforcer les hypothèses que nous avons précédemment énoncées.

# Chapitre 4

# Stabilité et changement dans l'appareil psychique

Les trois chapitres précédents ont mis en évidence que le fonctionnement psychique de l'être humain était programmé, tant par les contraintes génétiques que par l'environnement précoce. Mais une question fondamentale reste posée : quelle est, chez chacun de nous, la part de liberté ? Jusqu'à quel point sommes-nous déterminés ? Avons-nous des possibilités de changements et si oui, dans quel cadre s'exercent-elles ? Trois observations, tirées de l'éthologie et de la clinique, nous permettent d'ouvrir le débat.

La première est une observation animale. Lorsqu'une femelle a un enfant et qu'elle a été élevée dans un isolement affectif depuis son enfance, elle ignore ou brutalise son petit à sa naissance. Mais ce petit, s'acharnant à rentrer en contact avec elle, arrive, après des mois de persévérance, à nouer une relation avec cette mère dont l'hostilité finit par s'estomper. Cette mère initialement hostile est « guérie » par son enfant et finit par devenir, tout compte fait, moins rejetante qu'une mère normale.

La deuxième est l'observation des transformations profondes qui apparaissent dans le fonctionnement affectif de sujets auparavant gravement perturbés, avec des troubles de la personnalité ou une dévalorisation chronique, lorsque ces sujets arrivent à vivre, à long terme, une relation affective réelle. On en rapprochera, et cela a été longuement théorisé, les effets thérapeutiques d'une relation psychothérapique bien menée après l'établissement, souvent difficile à obtenir, d'un lien transférentiel solide.

Le troisième élément à prendre en compte correspond aux multiples publications scientifiques mettant en évidence qu'un travail sur des cognitions erronées parvient à modifier un fonctionnement affectif. Cela a été parfaitement démontré, par exemple, chez les sujets dépressifs.

## LA PROBLÉMATIQUE DE LA STABILITÉ ET DU CHANGEMENT

Il importe tout d'abord de rappeler quelques éléments sur la notion de changement. L'être humain est pris, en permanence, dans une dialectique de stabilité et de changement.

La stabilité est inhérente à un certain nombre d'invariants fondamentaux. Il semble bien que la personnalité puisse être considérée comme un élément stable et fixe. Il en est de même des systèmes familiaux, professionnels et sociaux. Les théoriciens des systèmes considèrent que la tendance à l'homéostasie est même une caractéristique fondamentale du fonctionnement de tout système humain.

Pourtant, ce même être humain doit, en permanence, s'adapter et évoluer, tenir compte et intégrer des événements extérieurs comme, par exemple, la survenue d'éléments affectifs, les transformations dans sa pratique professionnelle, l'évolution de ses connaissances ou encore les modifications de ses rapports sociaux. Il en est d'ailleurs de même pour tout groupe social. Ainsi, les familles ont notamment à intégrer des événements aussi divers que des naissances, des décès, des éloignements, des conflits, tout en se perpétuant dans le temps. Il est ainsi inévitable d'avoir à passer sans cesse de la répétition mortifère à la nécessité d'évoluer. Ces changements peuvent être brutaux et déstructurants, ou, au contraire, progressifs et constructifs, notamment lorsque la société sait se donner à elle-même des lieux de conflits et de débats.

Les mathématiciens, et notamment les systémiciens, nous ont appris qu'il existe deux types de changements. Les **changements de type 1** correspondent à des changements à l'intérieur du système pour en favoriser l'adaptation ; les bouleversements profonds sont ici évités. Dans les **changements de type 2**, qui entraînent un bouleversement du système, les modifications sont profondes, la réorganisation l'est tout autant.

Les déterminismes, génétique ou « épigénétique » (environnemental précoce), ne suffisent pas à expliquer le fonctionnement psychique. Nos comportements seraient alors entièrement déterminés. Or, l'expérience nous montre qu'il existe chez l'homme un certain degré de liberté, ainsi que des possibilités d'acquisition ou de changement. Pour les comprendre, il faut introduire ce qu'un biophysicien comme Henri Atlan appelle « **l'auto-organisation** » (1, 2). Il s'agit d'une propriété des systèmes complexes, comme le sont les êtres vivants, qui ont la possibilité de « créer de l'information à partir du bruit ». Il s'agit, en d'autres termes, de la capacité d'intégrer des éléments extérieurs — le hasard — en leur donnant sens, ce qui rend alors le système encore plus complexe et plus performant. Cette capacité d'auto-organisation explique le fait que le psychisme est capable d'intégrer des événements nouveaux et de modifier son fonctionnement à la suite de cette intégration. Il donne sens à l'événement, généralement après une période d'incertitude ou de confusion, pour y gagner un enrichissement. Ce mécanisme permet de comprendre, par exemple, l'acquisition de nouvelles connaissances, la création artistique, le travail de deuil ou la production de recherches.

La **théorie des catastrophes**, énoncée par René Thom (22), permet de mieux approcher ces changements de type 2, qui aboutissent à un changement profond du système. Apparemment aléatoires, ils répondent en réalité à une logique mathématique complexe, celle qui permet de se représenter comment un seul grain de sable entraîne l'effondrement du tas tout entier, ou encore, comment un événement traumatisant externe entraîne une décompensation psychique, alors que le sujet avait auparavant réussi à « métaboliser » toute une série d'autres événements.

Il devient donc ainsi possible de modéliser les changements d'un système. En premier lieu, les grandes caractéristiques d'un système sont préalablement déterminées. En ce qui concerne l'appareil psychique, le déterminisme génétique et épigénétique remplit cette fonction. Ce système a alors **deux possibilités de changement**.

En premier lieu, l'**adaptation** correspond à une évolution sans bouleversement du système par l'acquisition de propriétés nouvelles dans l'intégration d'éléments nouveaux. Il s'agit là d'une réorganisation interne au système, qui intègre de l'information supplémentaire comme, par exemple, des événements de vie. Le système peut alors s'enrichir et se complexifier.

En second lieu, la **transformation** aboutit à un bouleversement complet du système qui se met alors à fonctionner avec de nouvelles lois. Il s'agit là du changement de type 2, ou changement « catastrophique ».

Bien évidemment, les capacités de changement et de résistance aux changements dépendent des propriétés de base du système et notamment de ce que l'on appelle sa fiabilité et sa vulnérabilité. La fiabilité rend compte des compétences, des activités et de la résistance du système ; la vulnérabilité traduit le degré de fragilité aux événements externes.

## STABILITÉ ET CHANGEMENT DANS L'APPAREIL PSYCHIQUE

Cette dialectique fondamentale entre la stabilité et le changement, chez l'être humain, est à rapprocher des notions que nous avons évoquées concernant la formation et le développement de l'appareil psychique. Nous avons vu qu'à l'instar de tout système vivant, le système neuropsychique ne peut se perpétuer qu'à condition de garder invariante une certaine partie de son organisation. Il s'agit, en l'occurrence, de la stabilisation définitive, dans les toutes premières années, des circuits neuronaux dont dépendent les fonctions vitales, et qui est la condition première de la survie de l'enfant. Nous savons également qu'à côté des fonctions végétatives et sensorimotrices, il faut ranger, dans les fonctions indispensables, celles qui commandent les relations avec les congénères, et avant tout avec la mère. C'est pourquoi les schémas relationnels sont fixés très tôt et présentent une très grande stabilité. Nous pourrons donc les retrouver dans le fonctionnement du sujet adulte. Ce sont, en effet, ces premiers schémas relationnels, très stables, qui organisent en grande partie les relations du patient aux autres. Ils interviennent de manière importante dans ce que l'on appelle les névroses d'échec, les névroses de destinée et infiltrent, au cours de la psychothérapie, la relation transférentielle.

Répétition et changement sont donc deux conditions fondamentales et complémentaires de la vie. La stabilité permet la vie, mais pour construire l'identité, adapter l'individu et défendre son identité, il faut du variable. Il en résulte que les changements en psychothérapie ne peuvent être que partiels, puisque l'existence d'un domaine stable est indispensable et vitale. On peut donc dire que l'appareil psychique se compose schématiquement d'un domaine essentiellement stable et d'un domaine essentiellement variable.

**Le domaine essentiellement stable est le domaine affectivo-motivationnel.** Il se constitue au cours de l'enfance sous l'action de l'environnement familial et module l'expression du patrimoine génétique. À ce domaine appartiennent le caractère, l'affectivité, les désirs infantiles et les modes de relation. **Le domaine essentiellement variable est celui des fonctions cognitives.** Il présente de grandes capacités de changement, ayant sans cesse à acquérir des connaissances nouvelles et il permet l'adaptation, en première intention, aux événements quotidiens nouveaux.

Toutefois, ces domaines que nous venons de distinguer schématiquement sont en fait interdépendants, mais les relations d'interdépendance sont complexes, encore mal élucidées. Des expériences affectives profondes, telles qu'un deuil, un épisode dépressif ou à l'inverse une relation affective particulièrement réussie, parviennent à modifier ce domaine apparemment stable du fonctionnement affectif. De même, des modifications cognitives répétées peuvent également finir par modifier un fonctionnement affectif. À l'inverse, certains mécanismes cognitifs peuvent venir compenser des défaillances dans le domaine affectif. Il en est ainsi des processus interprétatifs de type projectif dont la clinique nous apprend qu'ils servent souvent de protection contre la dépression.

**Les capacités d'adaptation et de résistance de l'appareil psychique dépendent de sa fiabilité et de sa vulnérabilité** (6, 7).

L'appréciation de cette vulnérabilité et de cette fiabilité est possible à travers l'analyse de l'histoire du sujet, de ses capacités à aimer et à travailler, de la souplesse dans ses modes relationnels, de ses modalités de réactions aux événements traumatisants qu'il a pu vivre, de la stabilité de son humeur et du contrôle de ses impulsions. Il est possible d'illustrer les éléments ci-dessus en observant, par exemple, les sujets dont les systèmes de défense sont extrêmement solides, mais particulièrement rigides. Nous pensons là aux personnalités obsessionnelles et aux personnalités paranoïaques qui réussissent le plus souvent à intégrer dans leur fonctionnement habituel les événements nouveaux de leur vie, que ceux-ci soient intellectuels ou relationnels, avec une étonnante répétitivité dans la façon de les traiter. Mais lorsque les capacités de traitement sont dépassées, les décompensations sont alors particulièrement brutales, sur le mode dépressif chez l'obsessionnel ou sur le mode délirant chez le paranoïaque. **Chaque type de personnalité a ainsi son mode de traitement des données et son mode de décompensation possible** : les lignes de faille de certaines personnalités les prédisposent à certains types de décompensations. Ainsi en est-il des décompensations dépressives chez les personnalités dysthymiques, de l'alcoolisme et des toxicomanies chez les personnalités antisociales et des maladies psychosomatiques chez les personnalités « alexythymiques», et notamment de l'infarctus et de l'hypertension artérielle chez les sujets présentant un « pattern A ».

Certains auteurs ont pu, à l'inverse, essayer de préciser le concept de « **robustesse psychique** » (17). La « robustesse psychique » est une caractéristique de la personnalité ayant pour fonction de protéger l'organisme des effets nocifs des éléments stressants de la vie. Les sujets présentant cette caractéristique de personnalité ont en général plus de facilités à gérer les difficultés de la vie. Cette « robustesse » se compose de trois volets complémentaires :

1. D'abord, l'engagement dans la vie. Il s'agit d'une attitude active envers l'environnement, qui permet à l'individu de se sentir « concerné » par ce qui lui arrive ou ce qu'il entreprend et de donner sens aux expériences vécues.
2. Il est ensuite possible de distinguer le contrôle perçu des actes de la vie quotidienne traduisant les capacités à intégrer les événements extérieurs et à prendre des décisions.
3. Enfin, l'aptitude à relever des défis impliquant également l'attrait pour la nouveauté ainsi que la motivation pour les difficultés et le sens de l'effort sont mentionnés.

Cette capacité de robustesse, de résistance du psychisme de certains individus aux événements stressants de la vie, a pu être mise en évidence par une étude épidémiologique spécifique. Sur une population spécialement sélectionnée de 204 étudiants d'Harvard, âgés de 18 ans, d'un niveau socioculturel élevé, et suivis pendant 50 ans, G.-E. Vaillant a pu démontrer les points suivants (23, 24, 25, 26) :

1. Il n'y a pas de corrélation directe entre la pathologie psychiatrique de l'adulte et les conditions de son enfance.
2. Il existe une étroite corrélation entre l'état de santé psychique et l'état de santé physique.

Ce travail confirme tout d'abord une notion de bon sens connue des cliniciens, à savoir que tous les sujets ayant eu une enfance difficile ne développent pas de troubles psychiques patents. On pourrait toutefois être plus réservé sur des indicateurs plus fins tels que les capacités relationnelles et la possibilité de nouer des échanges affectifs de qualité. On note également l'augmentation de la pathologie somatique, témoin physique ultérieur de souffrances psychiques précoces. Lorsque l'on croise les notions de sensibilité des systèmes affectivo-relationnels aux événements précoces, en prenant en compte leur relative stabilité, avec celles d'adaptabilité, de fiabilité et de robustesse, on peut alors mieux comprendre l'apparente contradiction entre les études qui mettent en évidence, chez des sujets ayant des troubles mentaux, une grande fréquence de traumatismes psychiques précoces et celles qui, chez des sujets suradaptés socialement et intellectuellement, ne mettent pas en évidence de corrélation entre les conditions de l'enfance et des pathologies psychiatriques ultérieures. En effet, les populations étudiées constituent deux échantillons extrêmes et opposés. Dans un cas, des enfants qui présentent des troubles psychiques et qui ont eu un environnement inadéquat ; dans l'autre, des sujets sélectionnés pour leurs excellentes capacités intellectuelles et adaptatives, ayant donc déjà su compenser d'éventuelles souffrances précoces. Nous pouvons donc, avec André Bourguignon (6, 7), très schématiquement distinguer quatre éventualités de fonctionnement psychique en croisant les circonstances du développement et la fiabilité de l'appareil psychique.

1. Développement d'un appareil neuropsychique suffisamment fiable et compétent dans un environnement globalement adéquat. C'est l'éventualité la plus fréquente. L'environnement maternel, familial et social module les potentialités offertes par le génome, les épreuves de la vie renforcent les défenses de l'individu. En principe, aucune évolution pathologique n'est à craindre en dehors de traits névrotiques réactionnels que viendront compenser des mécanismes de défense, d'autant plus efficaces que la fiabilité neuropsychique est plus grande. La santé physique sera généralement bonne.

2. Développement d'un appareil psychique insuffisamment fiable et compétent dans un environnement protecteur capable de pallier, au moins partiellement, les déficiences de l'enfant. L'avenir dépend alors uniquement des circonstances de la vie et de l'aptitude à faire face aux événements aléatoires émanant d'un environnement qui aura cessé d'être protecteur.

3. Développement d'un appareil psychique suffisamment fiable et compétent dans un environnement régulièrement inadéquat. L'enfant, puis l'adulte, en portent alors la trace plus ou moins nette dans le domaine affectif (angoisse, émotivité, tendance à la dépression) et dans les comportements (agressivité, instabilité, conduites addictives, troubles sexuels). Ces troubles pourront être plus ou moins compensés par de solides défenses adaptatives, notamment cognitives ou créatrices. Dans les diverses études que nous allons détailler plus loin, on retrouve alors des sujets suradaptés socialement et intellectuellement ou très créatifs. Mais parfois, les mécanismes de défense sont moins efficaces et dans ce cas, les événements et les grandes étapes de la vie, adolescence, mariage, retraite, pourront provoquer des décompensations névrotiques plus ou moins durables.

4. Développement d'un appareil psychique insuffisamment fiable dans un environnement inadéquat. Suivant la valeur respective de ces deux variables, l'évolution peut se faire soit vers de graves perturbations de la vie affective et comportementales, névrose d'angoisse sévère, dépression chronique, psychopathie, soit vers un état limite ou une psychose plus ou moins chronique.

| Sujet | | | Fonctionnement psychique | Réactions aux événements traumatisants |
|---|---|---|---|---|
| Appareil neuro-psychique | Environ-nement | | | |
| Fiable | Adéquat | + + | Bonne « robustesse psychique »<br>Bon fonctionnement affectif et cognitif | Bonnes capacités adaptatives<br>Pas de troubles psychiatriques<br>Pas de troubles relationnels |
| Peu fiable | Adéquat | - + | Personnalité souple et adaptée<br>La vulnérabilité à des événements extérieurs reste sous-jacente | Risque de décompensation psychiatrique |
| Fiable | Inadéquat | + - | Personnalité souffrant de difficultés affectives et relationnelles<br>Compensation par le développement d'adaptations cognitives et créatives | Résistance aux événements traumatisants au prix de défenses de personnalité<br>Difficultés relationnelles |
| Peu fiable | Inadéquat | - - | Troubles de la personnalité<br>Possibilité de pathologie psychiatrique précoce | Grande fragilité aux événements traumatisants<br>Risque de décompensations psychiatriques<br>Risque de troubles relationnels |

Schéma 3

## TRAITS DE PERSONNALITÉ, CRÉATIVITÉ ET GÉNIE

Les rapports entre génie et folie, créativité et psychopathologie ont, de tous temps, été explorés. Aristote se posait déjà la question suivante, dans le problème XXX : « Pourquoi tout être d'exception est-il mélancolique ? » Depuis cette époque, les données se sont précisées. Quelques travaux sur ce sujet vont être détaillés ici, dans la mesure où ils nous semblent assez bien illustrer les rapports entre personnalité, environnement précoce, événements de vie et rencontres.

Bien évidemment, notre propos n'est pas d'essayer d'expliquer le génie par la psychopathologie, l'essence du génie ne saurait se contenter d'explications aussi simplistes. Mais, dans la mesure où des caractéristiques spécifiques, inhérentes au génie, peuvent être décrites, il n'est pas inintéressant d'essayer de repérer les circonstances qui lui permettent de préciser ses compétences et ses talents. C'est ainsi, nous allons le voir, que l'on retrouve souvent chez ces personnalités d'exception certains éléments dans leur environnement et certains traits de caractère qui font se développer et s'exprimer ces capacités exceptionnelles.

## *Configuration familiale, environnement et génie créateur*

Un certain nombre d'études, rassemblées par Marc Bourgeois (3, 4, 5), montrent le lien entre génie créatif et configuration familiale. Il s'agit du rang de naissance, de la perte précoce d'un ou des deux parents, de l'appartenance à une famille célèbre, de contacts précoces avec des génies créateurs et des hommes éminents, de familiarité avec des maîtres et des modèles.

### *Rang de naissance*

Dès 1874, F. Galton trouvait que les savants célèbres étaient souvent des aînés ou des enfants uniques. Plus tard, en 1904, Havelock Ellis confirmait cette donnée qu'il montrait valable pour les femmes comme pour les hommes, avec une réussite pour les aînés supérieure à celle des derniers-nés, qui auraient eux-mêmes une réussite supérieure aux personnes occupant une place intermédiaire dans la fratrie.

### *Perte précoce des parents*

« Les orphelins mènent-ils le monde ? » Tel est le titre (et la question) d'un ouvrage de André Haynal (14). Déjà, Suétone avait remarqué que dix des douze Césars étaient orphelins. Plus près de nous, Lucile Iremonger (15) rapporte, dans son livre *The Fiery Chariot*, que 61 % des premiers ministres britanniques étudiés sur 131 ans, de 1809 à 1940, de Perceval à Chamberlain, avaient été des enfants orphelins.

H. Berrington a tenté de réévaluer l'importance relative de la perte précoce de un ou deux parents, cette situation était fréquente jusqu'au XIXe siècle, compte tenu de la mortalité élevée et de l'espérance de vie limitée. Il a confirmé la réalité et la significativité statistiques du taux élevé d'orphelins chez les premiers ministres britanniques. Il fait une description saisissante de leur personnalité et de leur « quête d'amour ». Cette étude a été étendue aux ministres des différents cabinets britanniques, confirmant cette particularité singulière chez les hommes publics et illustres.

Selon d'autres auteurs, des données comparables sont retrouvées. Par exemple, Cox (1926) constate l'existence de 22 % à 31 % d'orphelins parmi un échantillon d'hommes célèbres. Martindale (1972), dans un échantillon de poètes français et anglais, en trouvait 30 % sans père, 18 % ayant perdu leur père avant 21 ans, et 10 % leur mère avant 21 ans aussi. Roe (1952) a déterminé que 15 % des savants célèbres étaient orphelins à 10 ans. Enfin, on connaît les travaux de Eisenstadt (10) qui, sur une cohorte de 679 hommes célèbres, montrait que 25 % avaient perdu un parent avant 10 ans, plus d'un tiers avant 15 ans, et 10 % avaient perdu les deux parents avant 21 ans.

### *Environnement familial et développement des capacités*

Parmi les créateurs, 68 % ont été élevés par des parents qui travaillaient dans leur domaine d'excellence et 63 % ont été, très jeunes, au contact de maîtres éminents. Ainsi, en ce qui concerne la recherche d'un environnement professionnel d'excellence, Zuckermann remarque la quête active d'un maître, d'un « patron », par les jeunes scientifiques. Cette recherche est d'ailleurs réciproque. Fermi (prix Nobel) aura six élèves couronnés par ce même prix Nobel. 69 % des futurs Nobel cherchent activement et choisissent un maître « nobélisable ». Ils se trompent rarement dans leur pronostic quant aux futurs prix Nobel. Le sens de cette filiation est multiple : identification, recherche d'un style, d'une esthétique, introduction à la culture scientifique de haut niveau, recherche des techniques, de l'intelligence, du talent, de l'inventivité et de la passion de la recherche.

### *Les caractéristiques de la personnalité « géniale »*

Deux caractéristiques majeures apparaissent en première analyse et sont le plus souvent associées, il s'agit de la **précocité** et de la **productivité.**

Les premières œuvres sont souvent repérables dès l'enfance ou tôt dans la vie. Par exemple, Mozart a écrit ses premières compositions à l'âge de 6 ans, Pascal disserte sur les sections coniques à 16 ans, Galilée se fait connaître grâce à l'isochronisme du pendule à 17 ans, Galois a 18 ans lorsqu'il énonce la théorie des fractions, Freud fait sa première communication à 21 ans, Darwin à 22 ans de même qu'Einstein. On peut rappeler, avec Raskin (1936), que les créateurs du XIX<sup>e</sup> siècle ont rédigé des publications majeures à l'âge de 24-25 ans, c'est le cas de Faraday, Goethe, Gauss, Maxwell, Pasteur, Tolstoï. En ce qui concerne le XX<sup>e</sup> siècle, les prix Nobel scientifiques américains ont rédigé, en moyenne, douze publications avant l'âge de 30 ans.

Wayne Dennis a étudié la productivité des grands hommes américains dans sept domaines différents. Il a retenu 200 créateurs pour chacun de ces domaines. Il constate que, par exemple, pour la musique, 64 % des œuvres ont été créées par 10 % seulement des auteurs (et 46 % par 1 %). Il retrouve la proportion de 34 % de la création par 10 % des auteurs dans la littérature, la zoologie, la chimie ou la linguistique.

Citons également l'intense productivité de quelques génies : Th. Edison a déposé 1093 brevets, A. Einstein a fait 248 publications, S. Freud 330 publications, W. A. Mozart, mort à l'âge de 35 ans, a écrit 600 compositions, J.-S. Bach 1 000 compositions (46 volumes), Rembrandt 650 tableaux, 300 gravures, 2 000 dessins, P. Picasso 20 000 œuvres.

Deux études plus approfondies viennent confirmer cette première impression et apportent d'autres précisions.

Vaillant, dans l'étude déjà citée (23, 24, 25, 26), a suivi 202 étudiants de Harvard pendant cinquante ans. Il a ainsi pu corréler les différents paramètres de leur santé psychique et physique. Parmi ceux-ci, il a essayé de mieux définir les caractéristiques de la personnalité créative. Il a pour cela comparé les 51 sujets les plus créatifs (soit artistes ou spécialistes de l'art, soit créatifs et productifs dans leur vie professionnelle ou extra-professionnnelle) à 66 sujets non créatifs.

Ces sujets créatifs l'étaient déjà au collège, ils avaient, dès cette époque, des intérêts culturels marqués et utilisaient comme défense la sublimation et l'altruisme. Les non-créatifs étaient pratiques et organisés. Parmi les écrivains, 8 présentaient des troubles psychiques ; 3 ont souffert de dépressions.

De son coté, Post (20) a constitué une imposante série de 291 hommes célèbres qu'il a répartis en six groupes : les hommes de science, les hommes politiques, les intellectuels, les écrivains, les peintres et les compositeurs de musique.

La première partie des résultats a confirmé l'importance de la précocité et de la productivité. En effet, ces grands hommes présentaient des caractéristiques communes : non seulement ils excellaient dans leur domaine de compétences spécifique, mais ils s'avéraient aussi des individus particulièrement dynamiques, persévérants, opiniâtres, méticuleux et travailleurs. Pas de grand destin sans grandes capacités de travail. La plupart d'entre eux avaient su également se constituer un réseau relationnel important, étaient sociables et tournés vers les autres.

### *Les rapports entre la créativité et les troubles psychiques*

L'étude de Post a tout particulièrement tenté de corréler les troubles psychiques et la créativité. Il semble que les écrivains (romanciers et poètes) soient ceux qui paient le plus lourd tribut à la psychopathologie, plus de 88 % d'entre eux étant nettement, voire sévèrement atteints (les quatre possibilités étaient : aucune atteinte, atteinte modérée, nette ou sévère). Ils présentaient beaucoup plus souvent que les autres des enfances malheureuses, au sein de familles perturbées, et souffraient fréquemment de maladies somatiques. Le groupe des scientifiques apparaissait par contre comme le plus stable et le plus équilibré pour tous les paramètres étudiés (« seulement » 44 % sont nettement ou sévèrement atteints).

Les troubles de la personnalité sont particulièrement fréquents chez ces grands hommes : de 90 % chez les écrivains à 42 % chez les scientifiques. Les troubles de la personnalité de type A selon le DSM IV (personnalités paranoïdes, schizoïdes et schizotypiques) étaient peu répandus sur l'ensemble de cette population (7 %), mais spectaculairement importants chez les penseurs et les philosophes (20 % d'entre eux) par rapport aux autres disciplines (de 2 à 8 %). Le type B (personnalité antisociale, *borderline*, histrionique et narcissique) était déjà plus fourni (22 % de l'ensemble des grands hommes), avec un beau score pour les hommes politiques : 35 % ! Le type C était constitué par les personnalités évitantes, dépendantes et obsessionnelles auxquelles avait été rajoutée une « personnalité affective », marquée par une instabilité émotionnelle, des colères inappropriées, et un sentiment de vide et d'ennui, caractères empruntés à la personnalité *borderline*. Ce groupe était assez largement représenté dans toutes les catégories de grands hommes, et de manière homogène : de 31 % pour les scientifiques à 46 % pour les écrivains.

Quant aux troubles psychiatriques à proprement parler, les dépressions se sont avérées particulièrement fréquentes parmi toutes les catégories de grands hommes, allant de 35 % chez les scientifiques et les politiques à 72 % chez les écrivains. L'alcoolisme était un problème très répandu chez les peintres et les écrivains.

Une autre étude faite par le docteur Ludwig s'est intéressée à l'évaluation des troubles mentaux actuels, passés ou familiaux, de 59 femmes écrivains afin de déterminer à la fois leur incidence et leurs liens supposés avec la créativité, ainsi que des critères prédictifs de cette même créativité.

À cet effet, 59 femmes appartenant à une association d'écrivains, et se définissant comme tels, ont été recrutées par volontariat et comparées à 59 femmes appariées pour l'âge, le niveau intellectuel et le milieu familial. Les résultats montrent une proportion de troubles mentaux environ deux fois supérieure dans le groupe « écrivains » que dans celui des témoins. La pathologie la plus représentée est la dépression (56 %). Outre la dépression et les troubles bipolaires, l'usage de drogues, les attaques de panique, l'anxiété généralisée, les troubles alimentaires et les troubles émotionnels non spécifiques sont l'apanage des femmes de lettres. Seules les psychoses (autres que la PMD) ne semblent pas plus fréquentes dans ce groupe.

La fréquence des troubles psychiatriques est ainsi très largement supérieure dans le groupe d'écrivains par rapport à la population générale, ou par rapport au groupe témoin : par exemple 56 % de dépression contre 9 %, 20 % d'alcoolisme contre 5 %, 17 % d'usage de drogues contre 5 %.

L'origine familiale de ces troubles mentaux observés est fortement suspectée devant la proportion importante de parents et surtout de mères psychiquement souffrantes chez les écrivains. Un certain nombre d'événements de vie traumatisants sont plus volontiers retrouvés dans le groupe étudié. Il s'agit en particulier des abus et violences sexuelles ou physiques infligés avant l'âge de 13 ans.

De tous ces travaux, nous pouvons, prudemment, esquisser quelques conclusions. D'abord, le type de production géniale est lié au type de personnalité. Le génie des hommes politiques nécessite des caractéristiques différentes de celui des philosophes, lui-même différent de celui des scientifiques, des artistes ou des écrivains. Le moteur de l'homme politique est souvent la quête de reconnaissance, le besoin d'amour ; la recherche de la réussite venant souvent compenser, chez ces sujets hyper-adaptés, dont nous dirions que l'appareil psychique est très fiable, une carence ou une souffrance précoce. À l'inverse, chez les artistes et les écrivains, dont les capacités imaginatives et associatives sont surdéveloppées, la souffrance psychique est moins masquée. Les troubles anxio-dépressifs, l'alcoolisme et les toxicomanies sont souvent présents et servent même souvent de moteur ou d'inspiration à l'œuvre. À cette adaptation particulière aux difficultés doivent s'ajouter la productivité et la précocité, ainsi que les capacités relationnelles afin que le génie ne reste pas méconnu, toutes caractéristiques témoignant, à leur manière, de la fiabilité de l'appareil psychique.

# Chapitre 5

# Les effets des événements traumatisants sur notre appareil psychique

Nous considérerons comme équivalentes les notions de stress et d'événements vitaux : l'une a été développée par les physiologistes (116, 117), l'autre par les épidémiologistes (68). Mais l'une et l'autre renvoient à la même réalité qui est celle des événements marquants pour l'individu.

Le concept de stress, introduit par Selye dans les années 50, a pris une place importante d'abord en médecine, puis en psychiatrie. En effet, de nombreux travaux épidémiologiques ont révélé l'importance des événements vitaux négatifs dans la genèse des maladies mentales. Or, ces événements traumatisants renvoient, de fait, à la notion de stress. La compréhension des pathologies psychiatriques doit maintenant prendre en considération autant les événements extérieurs que les structures de la personnalité. Il faut rappeler, de plus, que l'élaboration de la personnalité se fait au travers de tout un ensemble de traumatismes, à savoir les fragilisations développementales que le sujet peut rencontrer dans son enfance, ce qui, là encore, renvoie implicitement à la notion de stress précoce. Le stress, par le biais des adaptations et des transformations qu'il induit, joue donc un rôle fondamental dans l'organisation du fonctionnement psychique, puis dans les changements qui peuvent advenir.

Les capacités d'adaptation de chaque individu en réponse à une agression physique ou psychique varient considérablement d'un sujet à l'autre, en fonction des capacités génétiques et biologiques de chacun, de sa structure psychologique, de ses failles et de la valeur symbolique donnée à l'agent stressant. Cette capacité d'adaptation varie également au cours de la vie chez un même sujet. Certaines périodes rendent plus vulnérable aux conséquences néfastes du stress, tels les moments de fragilité particulière que représentent l'adolescence, la ménopause, la mise à la retraite et, bien évidemment, toutes les situations de séparation ou de perte.

Lorsque les capacités d'adaptation sont submergées, certaines maladies caractérisées peuvent alors se manifester. Ces capacités d'adaptation peuvent être dépassées soit dans le cas de traumatisme brutal, intense, massif, ou bien également lorsqu'il y a une sommation d'événements vitaux négatifs qui fragilisent petit à petit l'individu. Ce dernier supporte une première agression, s'épuise à assumer la seconde et finit par entrer dans la pathologie à la troisième.

## LE STRESS

La physiologie, puis la psychopathologie du stress ont été tout particulièrement étudiées par les physiologistes (116, 117, 105, 107, 86). Cet abord, différent des modes de pensée traditionnels de la psychiatrie, est extrêmement instructif pour la compréhension des modalités adaptatives de l'appareil psychique.

### *Définition du stress*

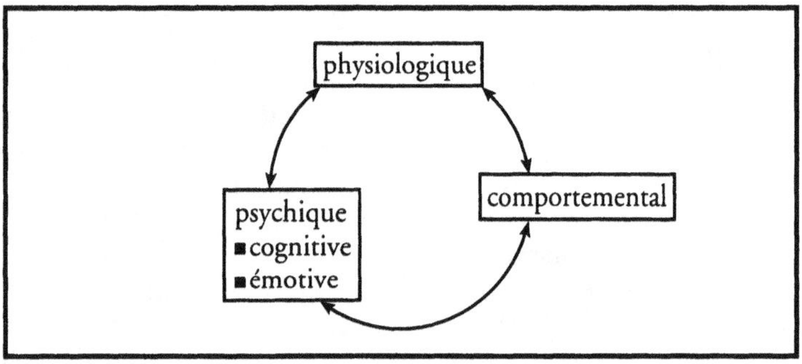


Schéma 4

Nous définirons le stress comme une réponse de l'organisme à toute sollicitation. Il s'agit donc d'une interaction entre le sujet et le milieu lorsqu'apparaît une rupture dans l'équilibre, entraînant une tentative d'ajustement bio-psycho-social vers une nouvelle homéostasie. Cette réaction de stress est le plus souvent normale, adaptative. Le sujet réagit à la situation par une phase d'alerte, suivie par une phase d'action. Cette réaction se déploie sur trois registres : psychologique, biologique et comportemental. Si cette réaction comporte des éléments communs généraux non spécifiques, elle a aussi des éléments spécifiques au sujet et à l'événement causal. Elle dépend, en grande partie, de l'appréciation subjective de la situation de stress et de la possibilité d'y faire face.

Mais la réaction de stress peut devenir pathologique : lorsque la situation stressante est trop intense ou répétée, elle parvient à dépasser les capacités de résistance d'un sujet. Elle entraînera alors des réactions émotionnelles psychologiques, biologiques et comportementales, soit immédiates, soit différées, brèves ou durables. Les décompensations peuvent être psychiques (troubles anxieux, dépressifs, modifications durables de la personnalité), comportementales (alcoolisme, toxicomanies, suicide), ou psychosomatiques.

### *Les différentes agressions*

Les phénomènes susceptibles d'agresser un individu sont extrêmement nombreux. Parmi eux, on peut identifier des **agressions physiques** comme l'effort, la chaleur, le froid, les traumatismes, les infections et les maladies, et des **agressions psychiques** comme la peur, l'angoisse, la perte ou la séparation, les conflits ou les changements, les échecs et l'humiliation sociale. Nous préciserons les différentes causes de stress psychologiques lorsque nous détaillerons la méthodologie d'étude des « événements vitaux ».

Il faut également signaler les situations de « **surcharge émotionnelle** » ou intellectuelle, où se conjuguent des facteurs professionnels et personnels. Des phénomènes de « **sous-charge mentale** » ont pu également être mis en évidence, correspondant à la frustration, l'agacement quotidien, l'ennui, à une insuffisance d'ajustement entre les besoins et les aspirations du sujet et le travail qu'il effectue.

On voit donc que le concept, à l'origine, organique, de stress (une agression physique peut produire une réaction non spécifique, neuro-endocrinienne) s'est considérablement enrichi avec le concept de « stress psychologique » : une agression psychique et/ou sociale peut produire une réaction non spécifique neuro-endocrinienne et éventuellement des manifestations psychopathologiques et/ou physiopathologiques. Les manifestations physiques ou psychologiques sont accompagnées de modifications biologiques (hormonales et immunitaires).

### *La réaction de stress doit être comprise comme une réaction adaptative, interactive avec l'environnement*

Cette réaction se déroule en trois phases, à partir du moment où apparaît un événement stressant comme ceux que nous avons définis ci-dessus. La **première phase**, immédiate, est une **perception-évaluation de la demande**. Cette perception-évaluation comprend d'abord une appréciation de l'importance de la « demande », immédiatement suivie d'une appréciation de l'adéquation entre les ressources adaptatives du sujet et l'importance de cette demande. Cette appréciation de l'événement et des capacités de s'y adapter dépend moins de l'événement lui-même et de son intensité, que de l'évaluation subjective que l'individu soumis à l'événement en a.

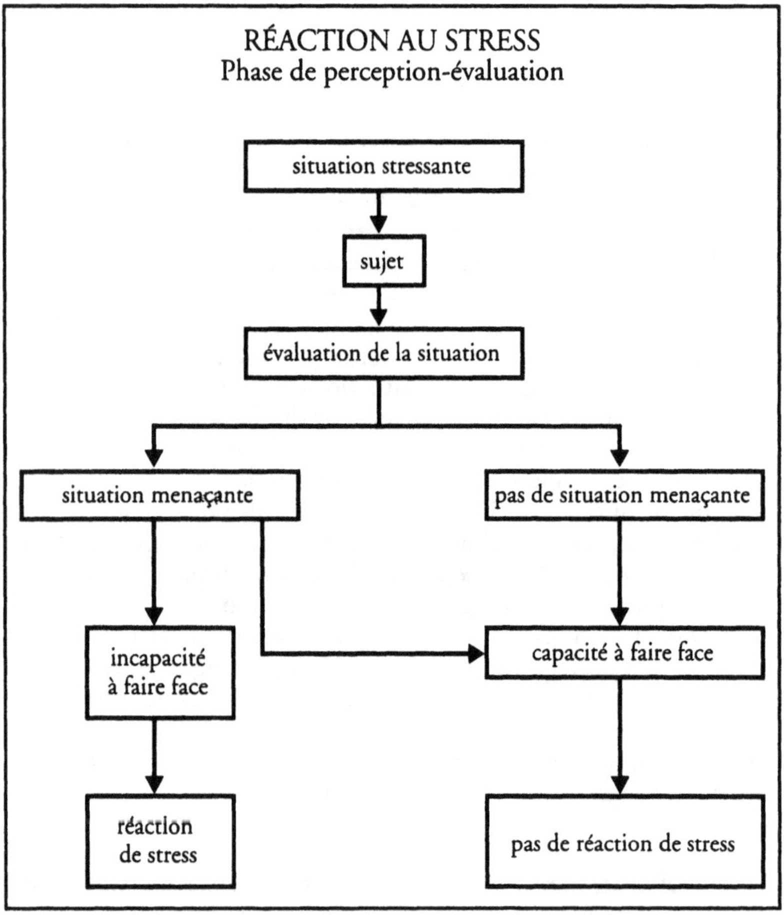


Schéma 5 (d'après Lazarus)

La **deuxième phase** est celle de la **mise en route et du déroulement des mécanismes de défense et d'adaptation**. Le pouvoir traumatique de la situation et la qualité de la réponse dépendent de plusieurs facteurs. D'abord, chaque sujet se montre, pour des raisons génétiques, plus ou moins vulnérable ; il présente ensuite des styles cognitifs et affectifs différents ; enfin, le réseau social de protection et de soutien est plus ou moins présent. Les mécanismes d'adaptation (ou *coping*) seront à la fois psychologiques, biologiques et comportementaux (81, 82).

La **troisième phase** est celle de la **conséquence des réponses pour l'organisme et l'environnement** ; c'est celle qui permet d'aboutir à une adaptation harmonieuse de l'individu à la situation stressante, avec rétablissement de l'homéostasie, ou bien, au contraire, à l'apparition de la décompensation psychique ou somatique.

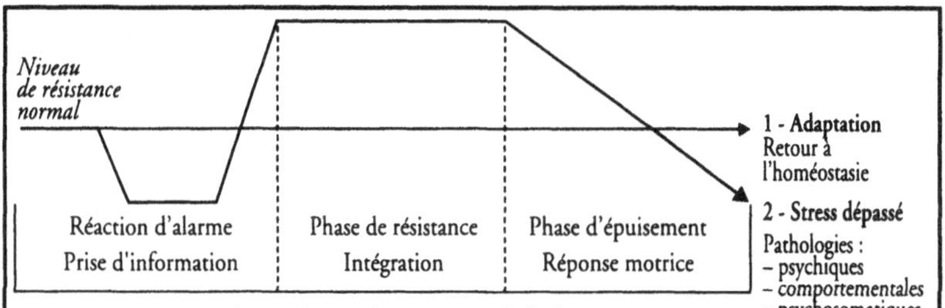

Les trois phases du syndrome général d'adaptation (selon Selye)

Schéma 6

# LES BASES BIOLOGIQUES : LES RÉACTIONS BIOLOGIQUES PENDANT LE STRESS

Des réactions biologiques participent à cette adaptation et sous-tendent les réponses comportementales et psychologiques adaptées. Selye avait privilégié la réponse catécholaminergique et hypophyso-cortico-surrénalienne (les premières et les mieux étudiées) (116, 117). On sait maintenant que la réponse adaptative de l'organisme met aussi en jeu de nombreux autres systèmes, notamment les autres systèmes hormonaux, le système monoaminergique et le système immunitaire.

On a pu montrer que si, dans un premier temps, la mise en jeu de ces systèmes a une valeur adaptative et un rôle protecteur et régulateur pendant et après le stress, au bout d'un certain temps, si le stress persiste avec, comme corollaire, la surstimulation des systèmes biologiques et le non-retour à l'homéostasie, on assistera alors à une faillite des systèmes d'adaptation biologiques avec apparition des effets néfastes des glucocorticoïdes et une atteinte des défenses immunitaires. Ces éléments permettent de mieux comprendre comment apparaissent les troubles psychiatriques et psychosomatiques dans les situations de stress chronique ou dépassé.

## A — LES MÉCANISMES DE LA RÉACTION DE STRESS

La réaction de stress a une visée adaptative et repose sur des systèmes neuro-hormonaux identifiés par Cannon et Selye (104, 116, 117), à savoir d'une part l'axe catécholaminergique (système sympathique médullo-surrénalien) et d'autre part l'axe corticotrope (système hypothalamo-hypophyso-cortico-surrénalien).

Rappelons que nous avons vu précédemment que la plus ou moins grande adaptabilité au stress, et donc la plus ou moins grande souplesse de ces mécanismes neuro-endocriniens, dépendent pour partie de facteurs génétiques et épigénétiques.

Ceci posé, nous pourrons décrire les mécanismes de la réaction au stress puis, dans la suite de ce chapitre, leurs modifications en fonction de l'adaptation au stress et les conséquences qu'ils entraînent en cas de non-adaptation ou de persistance prolongée de la situation de stress.

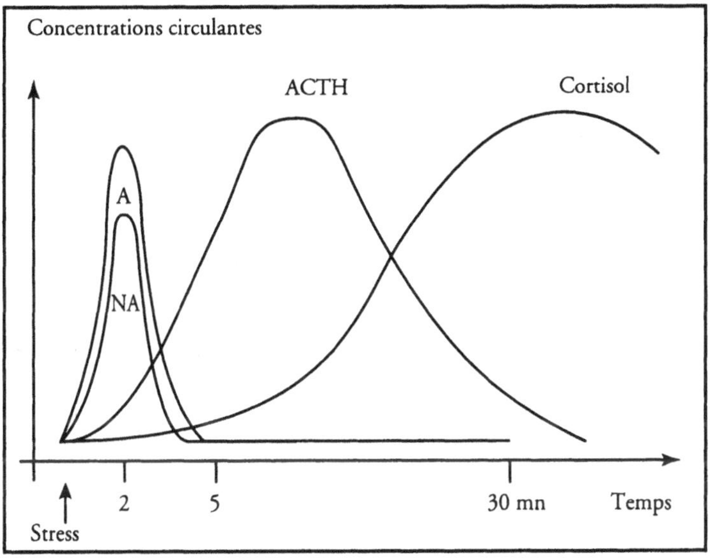


Dynamique des réponses neuro-hormonales aux agressions. La survenue de l'agression entraîne une activation du système sympathique et médullo-surrénalien, avec une augmentation immédiate des concentrations circulantes d'adrénaline (A) et de noradrénaline (NA). Celles-ci reviennent rapidement à leurs valeurs de base. La réponse de l'axe hypophyso-cortico-surrénalien est plus lente à se développer et à se normaliser.

Schéma 7

La dynamique de la réaction de stress (37, 38, 39) repose sur une machinerie complexe : d'un côté, un système neuronal câblé, avec une transmission rapide — quelques secondes tout au plus — entre la perception de l'agent agresseur et la libération de catécholamines ; de l'autre, un système neuro-endocrinien avec de nombreux intermédiaires et un délai de plusieurs minutes avant la réponse corticosurrénalienne. On sait désormais que ces deux axes sont interconnectés et que les effecteurs de chacun de ces axes (CRF et noradrénaline notamment) interagissent en venant réguler l'autre axe, tant au niveau central que périphérique.

## 1 — L'AXE CATÉCHOLAMINERGIQUE

Le système sympathique et médullo-surrénalien doit être considéré davantage comme un ensemble fonctionnel que comme un système anatomiquement défini. Les centres de l'éveil et du système nerveux autonome sont interconnectés les uns aux autres fonctionnellement et anatomiquement, notamment l'ensemble locus cœruleus-système sympathique noradrénergique. L'activation de ce système sympathique et médullo-surrénalien se traduit par la libération de noradrénaline au niveau des terminaisons nerveuses et par la sécrétion dans le courant circulatoire d'adrénaline, et, dans une moindre mesure, de noradrénaline à partir de la médullo-surrénale.

Les catécholamines libérées aboutissent à une augmentation rapide de la fréquence cardiaque, de la force de contraction systolique, de la pression artérielle avec redistribution du sang viscéral au profit des muscles ; simultanément, les catécholamines libérées au cours du stress ont de puissants effets métaboliques (par le biais de la glycogénolyse et de la lipolyse), favorisant la mobilisation de l'énergie disponible au service de l'action.

## 2 — L'AXE CORTICOTROPE

### *a – L'axe hypothalamo-hypophyso-surrénalien et son rétrocontrôle (32, 50)*

La stimulation aiguë de l'axe corticotrope (axe hypothalamo-hypophyso-surrénalien) constitue la seconde — mais la plus importante à moyen terme — manifestation de réponse à un stress initial, quel qu'il soit. Elle entraîne la libération massive de glucocorticoïdes (cortisol) par les corticosurrénales. De nombreuses expériences ont mis en évidence le rôle fondamental de l'hypothalamus (les cellules cellulaires des noyaux paraventriculaires) qui synthétisent la corticolibérine (CRF). Celle-ci se fixe ensuite sur des récepteurs spécifiques des cellules corticotropes de l'hypophyse qui sécrètent une prohormone : la pro-opiomélanocortine (POMC), qui donnera naissance à l'hormone corticotrope hypophysaire (ACTH), mais aussi à la béta-endorphine et aux hormones mélanotropes. L'ACTH agit à son tour sur les cellules de la corticosurrénale qui libérera le cortisol dont le taux sanguin, par rétrocontrôle négatif, freinera alors le système.

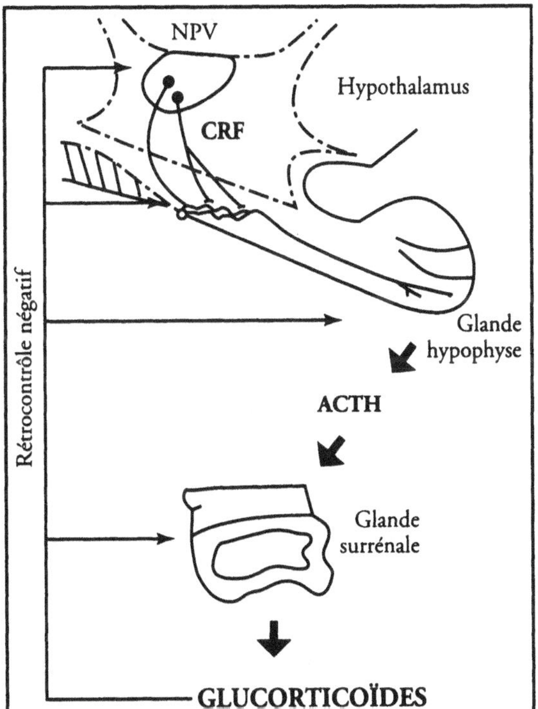


Représentation schématique de l'axe hypothalamo-hypophyso-surrénalien.

Schéma 8

Cette boucle réactionnelle constitue la réaction prévalante de l'organisme face à une situation de péril. Elle ne se prolonge normalement pas au-delà de deux heures, mais les centres nerveux supérieurs peuvent ne pas suivre les indications du rétrocontrôle négatif, surtout lorsqu'ils sont informés que l'alerte doit être maintenue. L'action freinatrice en retour, qui dépend de la concentration glucocorticoïde circulante, est alors moins efficace.

### *b – Les fonctions des glucocorticoïdes libérées*

La libération des glucocorticoïdes a une double fonction :

– D'une part, elle fournit du combustible (glucose) afin de donner à l'organisme de quoi mettre en place ses possibilités adaptatives. Elle favorise la néoglucogenèse à partir des lipides et des protides et prend ainsi le relais de l'adrénaline qui a rapidement épuisé les réserves de glucogène.

– D'autre part, elle évite l'emballement des autres systèmes mis en place parallèlement lors de la réponse immédiate au stress.

Ces systèmes sont principalement la sécrétion d'insuline, la rétention d'eau, la réaction inflammatoire et la réaction immunitaire. La persistance de la stimulation de ces systèmes, dont la régulation est moins fine, risquerait d'agresser l'organisme qu'ils viennent pourtant défendre. Ils seraient responsables d'une partie des effets délétères qui apparaissent lorsque le stress se poursuit et que l'adaptation se fait mal.

### *c – Le rôle propre du CRF (43, 125)*

Les chercheurs se sont particulièrement intéressés, ces dernières années, à l'étude du rôle propre du CRF dans la réaction de stress. Ce peptide est non seulement présent dans l'hypothalamus, mais également dans de nombreuses autres zones du cerveau, depuis le cortex jusqu'au tronc cérébral, en passant par les structures du système limbique et notamment le noyau ventro-pyramidal. Les récepteurs au CRF ont été mis en évidence dans les régions du cerveau impliquées dans la cognition, dans les émotions et dans la régulation du système nerveux autonome. L'administration intra-cérébrale de CRF à des animaux de laboratoire reproduit de nombreux effets du stress : augmentation de la vigilance, activation du système sympathique, augmentation des catécholamines circulantes, hyperglycémie, augmentation de la pression artérielle, etc. Les animaux traités présentent des réactions comportementales de peur. Ces résultats laissent à penser que le CRF libéré dans le cerveau pourrait coordonner diverses composantes neurohormonales métaboliques et comportementales de la réaction de stress.

Les actions multiples du CRF

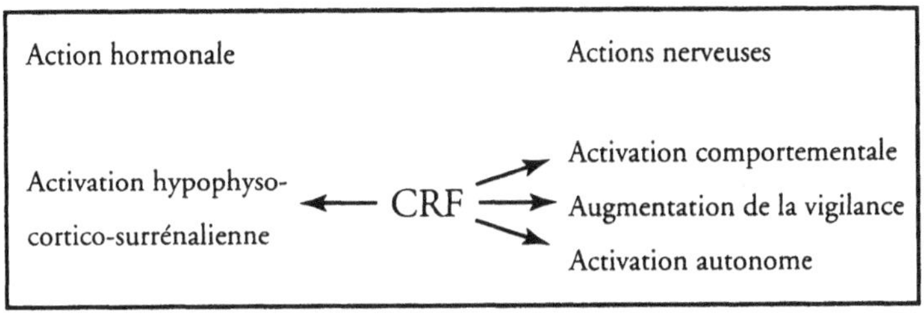


Schéma 9

*d – La régulation du fonctionnement de l'axe corticotrope*

*1 - le feed-back (rétrocontrôle)*
Le fonctionnement de l'axe corticotrope est régulé par les concentrations circulantes de glucocorticoïdes : les glucocorticoïdes exercent une rétroaction négative sur la production d'ACTH par l'hypophyse antérieure et sur la production de CRF au niveau hypothalamique.

Mais la régulation de l'axe corticotrope est également soumise à des influences intra et extra-hypothalamiques.

*2 - Les récepteurs aux corticoïdes (42)*
Ces récepteurs aux corticoïdes interviennent dans la régulation de la boucle de rétroaction, mais cette régulation est complexe et ne se limite pas à un seul type de récepteurs qui seraient hypothalamiques. En effet, un des résultats les plus originaux de ces dernières années a été la mise en évidence de l'existence d'une forte densité de récepteurs aux corticoïdes dans une structure du système limbique : l'hippocampe.

Les récepteurs des corticostéroïdes existent en fait sous deux formes : le type 1 et le type 2.

## RÉCEPTEURS AUX GLUCOCORTICOÏDES DANS LE SYSTÈME NERVEUX CENTRAL

| | Type I | Type II |
|---|---|---|
| Localisation | hippocampe | système limbique (dont hippocampe)<br>cortex préfrontal<br>hypothalamus |
| Activation | taux hormonaux faibles<br>rythme circadien | taux hormonaux élevés |
| Effets transmis | Effets activateurs<br>- synchronisation des fonctions sécrétées<br>- induction des comportements associés au réveil<br>- facilitation des fonctions hippocampiques | Effets adaptatifs<br>extinction des processus cérébraux activés par le stress (dont un rétrocontrôle négatif sur la sécrétion CRF) |

D'après H. Ollat, 1990

Schéma 10

– Les récepteurs de type 1 sont présents principalement dans l'hippocampe. Ils ont une forte affinité pour le cortisol et la corticostérone et sont donc saturés par des taux hormonaux faibles. Ils interviennent notamment dans la régulation de l'activité basale des corticoïdes et vraisemblablement des rythmes circadiens, la synchronisation des fonctions sécrétées, etc.

– Les récepteurs de type 2 ont une distribution beaucoup plus diffuse dans le système central puisqu'on les retrouve dans l'hypothalamus, dans le cortex préfrontal et dans le système limbique. Ces récepteurs de type 2 ne réagissent qu'aux fortes concentrations de glucocorticoïdes: celles que l'on peut obtenir en cas de stress. Ils semblent donc tout particulièrement impliqués dans les processus adaptatifs et dans la régulation de l'axe corticotrope en situation particulière. Un chercheur de l'université Rockefeller, Robert Sapolski (111, 112), a pu montrer que le retour à la normale de l'élévation de cortisol après un stress est beaucoup plus lent chez les rats âgés que chez les rats adultes, ou lorsque le stress est administré de façon répétée pendant plusieurs semaines. Il a corrélé ce déficit à des pertes neuronales touchant les cellules de l'hippocampe et a attribué cette perte neuronale aux effets neurotoxiques des fortes concentrations de corticoïdes obtenues dans ces conditions de stress chronique.

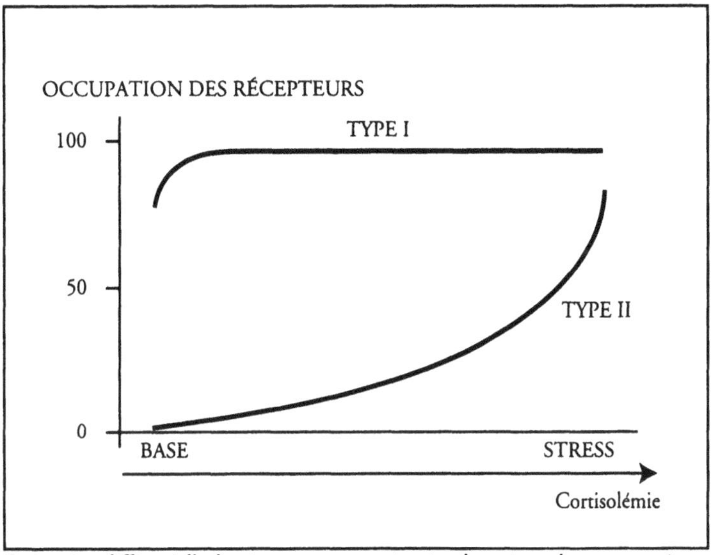


*Occupation différentielle des récepteurs aux corticostéroïdes, suivant les concentrations circulantes en ligne de base et au cours du stress* (d'après Dantzer - 1993).

Schéma 11

La libération du CRF est également soumise à l'action d'un certain nombre de neurotransmetteurs : l'acétylcholine, la sérotonine, les catécholamines. Ces neurotransmetteurs interviennent en tant que stimulateurs de la libération du CRF et le GABA en tant qu'inhibiteur. Il existe également des récepteurs aux corticoïdes dans le corps cellulaire des neurones ascendants catécholaminergiques et sérotoninergiques, ce qui permet d'expliquer les interactions entre le cortisol et les systèmes de neurotransmetteurs.

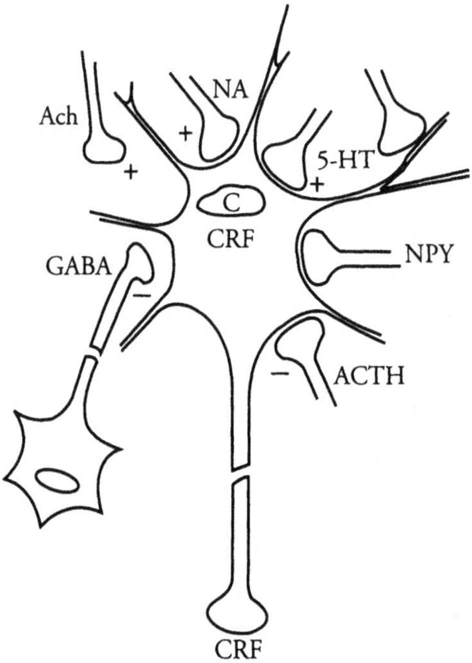


Régulation des cellules à CRF

Voies afférentes du noyau paraventriculaire (NPV), montrant notamment les terminaisons nerveuses qui établissent des contacts synaptiques avec les neurones à CRF. Un certain nombre de neuromédiateurs pourraient participer à la régulation des neurones à CRF, parmi lesquels : (a) des neurotransmetteurs classiques comme le GABA, l'acétylcholine (ACH), la noradrénaline (NA) ou la sérotonine (5-HT) ; et (b) des neuropeptides tels que l'ACTH et le neuropeptide Y (NPY).

Schéma 12

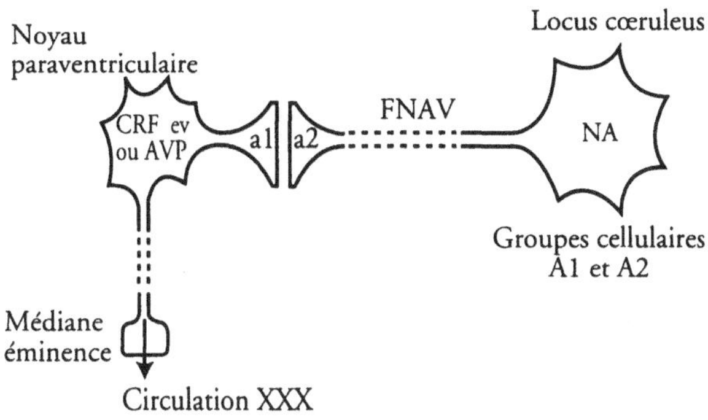


Régulation des cellules à CRF par la noradrénaline-Interaction avec le locus cœruleus NA = noradrénaline, FNAV = faisceau noradrénergique ventral, CRF = corticotrophin releasing factor, AVP = arginine-vasopressine.

Schéma 12 bis

*e – Les interactions entre les glucocorticoïdes et les neuromédiateurs :*

Les glucocorticoïdes interagissent avec les trois systèmes de neuromédiateurs suivants :
– **Le système noradrénergique** : il a été démontré que les corticoïdes sécrétés sous l'effet du stress sont capables d'inactiver les récepteurs alpha-adrénergiques, ce qui a pour effet d'inhiber certains effets postsynaptiques de la noradrénaline (70, 71). Or, on sait qu'il existe une hypersensibilité noradrénergique postsynaptique dans la dépression, ce qui permet de penser que les corticoïdes pourraient agir comme un autotraitement, comme une tentative de compensation.
– **Le système sérotoninergique** : il a aussi été montré que les corticostéroïdes sont capables d'inhiber le fonctionnement des récepteurs sérotoninergiques de type 5HT1 A ; or il est à peu près admis que ces récepteurs sont impliqués dans la physiopathologie de l'anxiété.
– **Le système gabaergique** : l'action des corticoïdes sur le récepteur gaba a pour effet de diminuer, au niveau central, le nombre de ces récepteurs, en particulier dans l'hippocampe, peut-être par un phénomène de désensibilisation. Là encore, on peut penser que les glucocorticoïdes agissent comme une tentative de compensation anxiolytique.

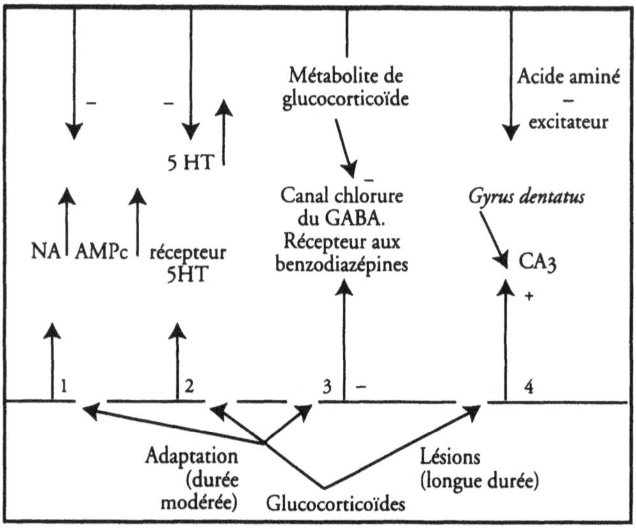


Schéma 13

– **Autres systèmes** : les corticostéroïdes diminuant la synthèse du CRF et le CRF pouvant être l'origine de certaines manifestations cliniques de l'anxiété, il est possible que cette diminution de CRF ait également un effet anxiolytique. Le CRF existe en effet dans différentes zones du cerveau impliquées dans la réaction de stress et entraîne hyper-vigilance, anxiété et peur.

Les différents éléments exposés ci-dessus permettent de comprendre que le cycle de rétroaction CRF/ACTH/CORTISOL est soumis à de nombreux systèmes de régulation liés à la persistance du stress, aux afférences hippocampiques, aux interrelations avec les différents neuromédiateurs qui viennent moduler et adapter cette réaction non spécifique à chaque stress et selon chaque individu.

De plus, il nous paraît capital d'insister, en l'état actuel des connaissances, sur ces interactions entre les glucocorticoïdes et les neuromédiateurs. C'est en effet vraisemblablement par ce biais qu'il est possible de lier (et de mieux comprendre) les hypothèses neurobiologiques de la dépression et de l'anxiété. Car, pour ces deux pathologies, il existe deux hypothèses explicatives : l'une liée au stress (et donc aux catécholamines et aux glucocorticoïdes), l'autre liée aux neuromédiateurs (noradrénaline, sérotonine et dopamine pour la dépression, sérotonine, noradrénaline et GABA pour l'anxiété). Les interactions que nous venons d'énoncer permettent de les corréler.

### *f – Les interventions des autres neuropeptides hypothalamiques*

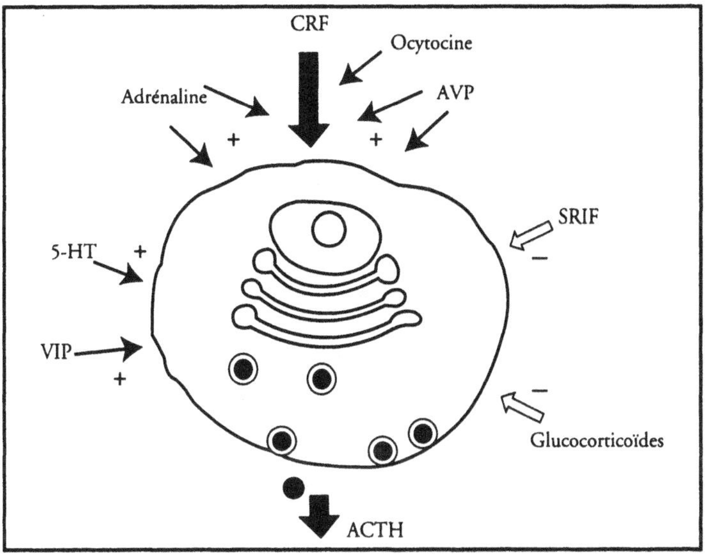


Régulation des cellules corticotropes

La sécrétion d'ACTH est contrôlée par des facteurs stimulateurs (+) tels que la corticolibérine (CRF), l'arginine vasopressine (AVP), le vasoactive intestinal peptide (VIP), l'adrénaline et la 5-HT, et des facteurs inhibiteurs (-) parmi lesquels la somatostatine (SRIF) et les glucocorticoïdes.

Schéma 14

Nous avons remarqué que l'ACTH est issue d'un précurseur hormonal (la pro-opiomélanocorticotrophine-POMC) dont la dégradation va donner d'autres peptides : la mélanotropine (MSH) et la béta-endorphine. Toute stimulation de l'hypophyse à l'occasion d'un stress, par le CRF, entraîne donc la libération concomitante de ces trois variétés de neuropeptides qui peuvent à leur tour agir d'une part sur l'axe hypothalamo-hypophyso-cortico-surrénalien, mais aussi sur d'autres fonctions, en particulier sur la commande gonadotrope hypothalamique ou sur le seuil de la douleur.

D'autres neuropeptides hypothalamiques interviennent sur les cellules corticotropes hypophysaires. Ce sont principalement l'arginine-vasopressine (AVP qui est libérée avec le CRF sous forme de cofacteur), l'angiotensine 2, l'ocytocine, qui semble susceptible de potentialiser l'action du CRF, l'acétylcholine (AC), la sérotonine (5 HT), les catécholamines qui stimulent la sécrétion de CRF et d'ACTH.

## 3 — LES AUTRES NEUROHORMONES

### *a - La sécrétion d'hormone de croissance (GH)*

Elle est sous la dépendance de la sécrétion de deux précurseurs, l'un freinateur — la somatostatine (SRIF) — l'autre stimulateur — la somatocrinine (GRF). Certains stress agissent en diminuant la sécrétion de GH sans qu'on soit capable actuellement de distinguer s'il s'agit d'une freination de la GRF ou d'une diminution de la SRIF. Ces données sont à rapprocher du tableau décrit sous le nom de nanisme psychosocial qui consiste en un retard de croissance et de développement, particulièrement important chez des enfants souffrant de carences affectives majeures.

Le stress agit aussi, dans certaines conditions, en inhibant la sécrétion de prolactine, vraisemblablement par l'intermédiaire de la dopamine.

### *b - Les hormones gonadotropes*

Des anomalies du cycle menstruel, pouvant aller jusqu'à l'aménorrhée au cours de certaines circonstances traumatisantes, sont connues depuis longtemps. Ainsi, par exemple, l'aménorrhée est classique lors du début d'une incarcération. De façon moins évidente, des hypogonadismes hypogonadotropes peuvent être observés chez l'enfant souffrant de carences affectives ou soumis à de mauvais traitements psychiques. Ces situations sont mieux comprises actuellement à la lumière de la découverte de l'action des opioïdes endogènes qui diminueraient la pulsatilité de la sécrétion de gonadolibérine (LH).

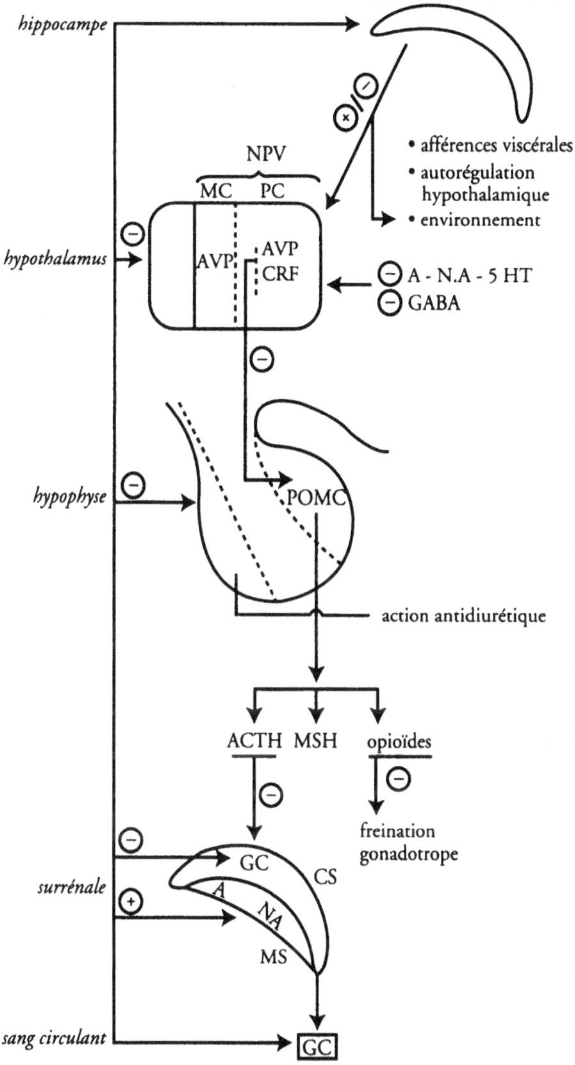


NPV : noyau paraventriculaire
MC : région magnocellulaire
PC : région parvocellulaire
GC : glucocorticoïdes
CS : cortico-surrénale
MS : médullo-surrénale
AVP : arginine vasopressive
CRF : corticolibérine
A.N.A. : adrénaline-noradrénaline
5 HT : sérotonine
POMC : pro-opiomélanocorticotropline
MSH : mélanotropine

**Schéma 15**

## 4 — POUR SYNTHÉTISER

Les trois schémas suivants visent à donner une vision synthétique des mécanismes biologiques du stress. Ils rassemblent l'ensemble des données évoquées ci-dessus, et mettent en évidence la complexité des interactions entre les différents systèmes neurobiologiques. Cette apparente complexité se simplifie toutefois si l'on se rappelle que le mécanisme régulateur de base est la boucle de rétroaction de l'axe hypothalamo-hypophyso-cortico-surrénalien par les glucocorticoïdes ; chacun des étages de cette boucle étant modulé pour d'autres neuromédiateurs.

Le schéma 15 *(page précédente)* précise les régulations fines de l'axe hypothalamo-hypophyso-cortico-surrénalien.

Les schémas 16 et 17 (56) présentent l'ensemble des interactions fonctionnelles des composantes centrales et périphériques du système de stress.

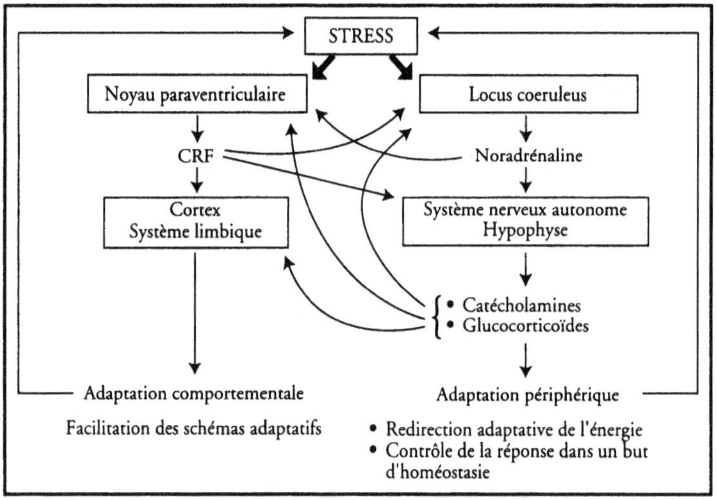


Schéma 16

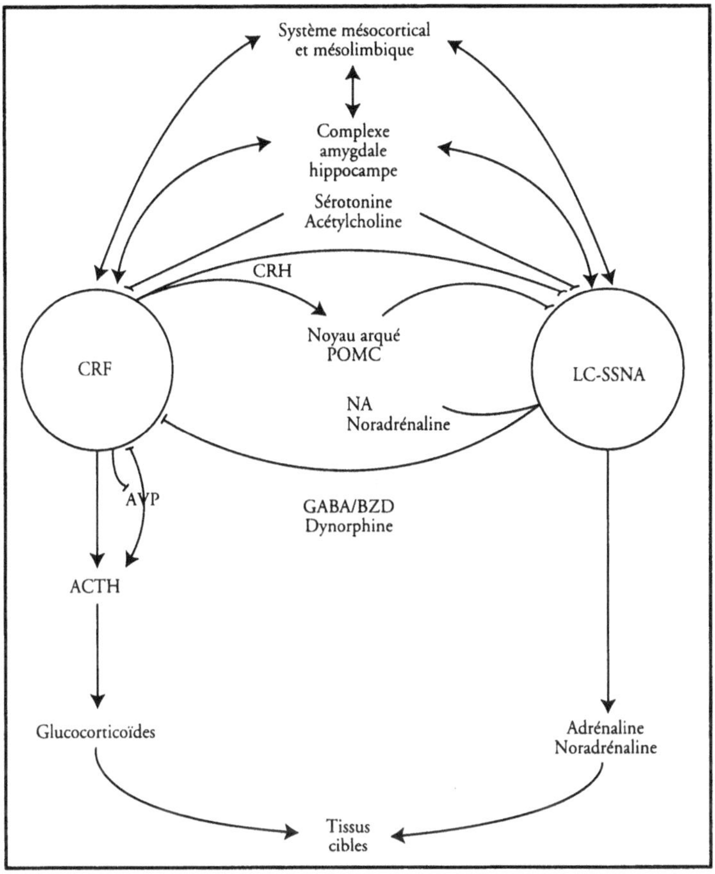


Le système de stress

Les principaux centres de ce système sont les neurones à corticolibérine (CRF) du noyau paraventriculaire et les centres de l'éveil et du système nerveux autonome, interconnectés les uns aux autres, fonctionnellement et anatomiquement (voir texte). POMC-proopiomélanocortine, LC-SSNA-locus coeruleus-système sympathique noradrénergique : AVP-arginine vasopressine, GABA-acide gamma-aminobutyrique, BZD-benzodiazépine, ACTH-corticotropine. (d'après Chrousos et Gold : traduction française : Jama H.)

Schéma 17

## L'ADAPTATION AU STRESS

Il y a donc stress lorsque le sujet perçoit la situation comme correspondant à un problème (« quel est l'enjeu pour moi ? ») qui a un coût significatif et va engendrer un effort d'adaptation, voire un débordement des ressources. La réaction à un événement stressant correspond donc à l'intrication d'éléments psychologiques tant cognitifs (évaluation de l'information en fonction du passé, de l'état actuel et des capacités de réponse) qu'affectifs, liés à l'état émotif actuel et aux caractéristiques de la personnalité. Un travail d'adaptation biologique se déroule parallèlement à ce travail d'adaptation psychique, cognitif et affectif. Le stress repose donc sur des bases biologiques, évoluant avec lui et apparaissant comme le reflet organique du vécu psychique des événements sociaux, tant en ce qui concerne l'événement stressant que les facteurs de protection.

Nous allons donc évaluer les différents facteurs en jeu susceptibles de favoriser ce processus d'adaptation (2, 81, 82, 127). Ce processus est appelé indifféremment, par les spécialistes du stress, le *coping* ou le « faire-face » (33, 84). La plus ou moins grande vulnérabilité ou résistance d'un individu dépend donc de facteurs internes et externes susceptibles de le protéger ou de le fragiliser.

### *Les facteurs internes*

#### *Les facteurs de protection cognitifs*

L'analyse du vécu de la situation peut se faire tant sur le plan intellectuel qu'affectif. Divers processus cognitifs peuvent être mis en route pour s'adapter à la situation (105, 106, 108) :

– Les techniques de contrôle. Il s'agit soit de la recherche d'informations pertinentes, soit par la fixation de buts limités ou concrets, soit par la recherche d'issues alternatives, donc de tout ce qui permet de fournir une réponse active à la situation.

– La prédiction : la possibilité de prévoir la survenue de l'événement permet, le plus souvent, d'en diminuer les effets.

– L'habituation : le sujet ayant déjà rencontré une situation analogue dispose d'une provision de réponses plus adaptées, le feed-back qui apparaît en retour correspondant aux stimuli psychologiques et physiologiques, fournit à l'organisme l'information que la bonne réponse a été donnée.

– La restructuration cognitive, c'est-à-dire le recadrage des situations ou des événements pour les rendre moins stressants, intervient également.
– L'entraînement à la résolution des problèmes et l'utilisation des habiletés sociales doit, enfin, être pris en compte.

## *Les facteurs de protection affectifs*

Les capacités d'adaptation à une situation stressante dépendent aussi de la personnalité et, notamment, des modes de défense et des capacités de résistance de l'individu. Au-delà de la réaction émotive anxieuse, réaction d'adaptation normale, mais pouvant devenir envahissante et paralysante, on observe le plus souvent deux grands types de réponses adaptées aux situations stressantes : d'une part, le déni, c'est-à-dire la tendance à minimiser la crise, et, d'autre part, la tendance à la régression, pouvant se traduire par un repli sur soi, une recherche de soutien affectif et de réassurance.

Le meilleur mode de gestion de l'émotion anxieuse est la capacité de réduction de la tension, qu'il s'agisse là de défenses naturelles, c'est-à-dire une bonne estime de soi, des croyances et un système de valeurs positif permettant une bien meilleure intégration des situations douloureuses qu'un fonctionnement négatif, pessimiste, dévalorisé qui fera le lit de décompensations dépressives, ou acquises, liées, par exemple, à l'apprentissage de la relaxation.

Certains types de personnalités sont, en effet, mal « équipés » pour répondre aux situations stressantes. Nous avons déjà évoqué les caractéristiques et la fragilité de la personnalité dépressive. Nous pouvons également prendre comme exemple la personnalité anxieuse, caractérisée par des cognitions catastrophiques, une hyperréactivité viscérale et musculaire, dont la mise en jeu vient renforcer l'appréhension des événements nouveaux. De même, on a pu mettre en évidence que les personnalités dites du « cluster B » (passive-dépendante et anxieuse), qui ont déjà des difficultés à initier et à maintenir des relations interpersonnelles, ont une beaucoup plus grande intolérance aux ruptures, ce qui entraîne chez ces sujets une fréquence accrue des réactions suicidaires. Cela vient corroborer les travaux des éthologistes qui ont montré que des facteurs développementaux négatifs, tels que la privation maternelle, renforcent considérablement la vulnérabilité aux stress ultérieurs (123, 124). De même, il existe un lien entre, d'une part, la fréquence et l'intensité du stress post-traumatique et, d'autre part, la fréquence d'événements de vie négatifs dans les trois mois précédents et l'existence d'une psychopathologie antérieure. Nous citerons ici les mécanismes de défense comportementaux souvent utilisés, tels que le recours au tabac, à l'alcool ou aux médicaments pour une réduction des tensions, dans une tentative d'automédication.

Faut-il rappeler que l'adhésion à un système de valeurs morales, philosophiques ou religieuses, est un puissant soutien dans les périodes difficiles, en donnant sens à ce qui arrive et en renforçant le sentiment rassurant d'appartenir à un groupe.

**On peut distinguer tout naturellement deux groupes de modalités adaptatives** à partir de l'analyse précédente des facteurs de protection (2).

1. Les stratégies d'adaptation centrées sur **la résolution du problème**, également appelées stratégies instrumentales. Elles compren-nent la recherche de l'information, la réflexion sur la résolution du problème, les techniques de communication et d'affirmation de soi, la gestion du temps ainsi que tous les efforts directs pour changer l'environnement et mieux s'y adapter, à savoir toutes les stratégies intellectuelles visant à modifier la situation.
2. Les stratégies d'adaptation centrées sur **la régulation de l'émotion**, appelées stratégies palliatives. Il s'agit de modifier la signification de la relation personne-situation en s'intéressant essentiellement à la personne. Cela peut se résumer par : « ce n'était pas si important que ça ». Ce sont donc des stratégies complexes, le plus souvent liées à la mise en route de mécanismes de défense inconscients centrés sur la régulation de l'émotion. On trouve parmi celles-ci le déni, la recherche de sens, la distanciation émotionnelle, l'expression de l'affect, la restructuration cognitive et, parmi les techniques apprises, la relaxation.

Selon leurs modalités préférentielles de fonctionnement psychique et les caractéristiques de leur personnalité, les sujets soumis à une situation stressante vont utiliser préférentiellement l'une ou l'autre de ces stratégies d'ajustement. L'utilisation de ces stratégies d'adaptation peut se faire naturellement ou bien s'apprendre au cours du travail psychothérapique, ce qui permet au patient de mieux percevoir la part affective d'un comportement, les résistances au changement, tout en s'appuyant sur la relation transférentielle. Dans certaines méthodes psychothérapiques, l'apprentissage porte sur les diverses techniques de gestion du stress.

## *Les facteurs de protection externe*

Des éléments externes, comme des **facteurs sociaux**, vont intervenir dans la façon dont un individu peut percevoir et s'adapter à une situation stressante. Cela signifie donc que la réponse aux événements stressants est conditionnée, en partie, par le contexte social au sein duquel il survient et par le statut social de l'individu.

Ainsi les réactions seront différentes (36, 37, 38, 39), tant sur le plan psychologique que mental (facilitation de la réponse d'action et d'agression ou facilitation de la réponse de passivité), que sur le plan biologique (sécrétion d'hormones mâles dans un cas, sécrétion de corticoïdes dans l'autre), selon que le sujet stressé sera en position dominante ou en position dominée dans le groupe (66, 67).

De même, on sait que l'entourage a un rôle protecteur considérable dans la survenue de pathologies anxieuses et dépressives et sur les résultats thérapeutiques. Il a pu être ainsi démontré que, chez des patients présentant une même intensité pathologique et recevant un même traitement, les meilleures réponses thérapeutiques sont corrélées significativement à l'importance du soutien social (128, 129). De même, dans l'infarctus du myocarde, l'évolution est liée à la qualité du soutien de l'entourage (67).

Enfin, le fait d'appartenir à un groupe fortement structuré (34), procurant à la fois un sentiment identitaire fort et une possibilité de soutien en cas de difficultés, permet de mieux résister aux situations les plus éprouvantes. Il est ainsi régulièrement retrouvé que, plus le groupe auquel appartiennent les militaires est structuré (nageurs de combats, parachutistes, sous-mariniers), plus le sentiment d'appartenance est fort, créant un profond sentiment d'identité et de fierté. C'est dans ces groupes, soumis à de très fortes contraintes physiques, que l'on trouve le moins de troubles psychosomatiques. De même, dans les camps de déportation, les communistes et les témoins de Jéhovah ont beaucoup mieux résisté que les déportés qui ne pouvaient s'identifier à un groupe et trouver un sens à leur sort. Les individus sans appartenance souffraient beaucoup plus que ceux qui pouvaient donner une signification à leurs souffrances et les apaiser dans des interactions sociales (34). Il a pu être démontré que les patients déprimés font état de liens sociaux moins nombreux et moins soutenants que les sujets non déprimés, ils ont moins de relations sociales, ressentent les autres comme étant moins disponibles et moins attentifs envers eux (13, 14). De même, pendant les rémissions, bien qu'il y ait augmentation du nombre de contacts sociaux, les patients déprimés continuent à avoir des liens sociaux réduits, toujours en référence aux sujets témoins.

En ce qui concerne les **liens familiaux**, divers travaux ont montré des perturbations durables dans les familles de patients atteints de troubles affectifs. Citons en particulier les études longitudinales de Keitner (76) qui a étudié le contexte familial de patients déprimés depuis l'épisode aigu jusqu'à la guérison.

Pendant les épisodes dépressifs majeurs, ces familles présentent des difficultés à gérer les problèmes quotidiens, mener à terme les décisions et faire face à des problèmes impliquant les émotions et, spécialement, la colère. Les membres de ces familles ressentent le manque de réponses émotionnelles des autres membres comme problématique tout en se sentant eux-mêmes peu enclins à exprimer de l'affection. Toujours pendant les épisodes dépressifs, le manque de participation émotionnelle alterne avec une participation excessive reflétant bien leur difficulté à moduler leurs distances affectives.

Pendant les périodes de rémission, bien qu'il y ait amélioration du fonctionnement de ces familles, des dysfonctionnements significatifs persistent, par comparaison avec des familles témoins.

Enfin, cette étude a montré un lien important entre le fonctionnement familial et l'évolution de la maladie affective. Les patients appartenant à des familles qui ont amélioré leur fonctionnement général ont un délai de guérison significativement plus court ; ces patients guérissent à peu près deux fois plus vite que les patients dont les familles ne se sont pas améliorées.

Une autre étude a été ciblée sur la prédiction de rechute dépressive en fonction de l'attitude de la famille envers les patients (128, 129). Les auteurs ont chiffré l'importance avec laquelle les membres de ces familles exprimaient un surinvestissement affectif, une critique et une hostilité lorsqu'ils parlaient des déprimés de leurs familles. Ils ont ainsi pu mettre en évidence que les patients appartenant à des familles exprimant fortement leurs émotions négatives, spécialement les attitudes critiques, ont trois fois plus de risque de rechuter que ceux dont les familles exprimaient peu de sentiments négatifs. Notons que ces auteurs ont effectué le même travail dans les familles de schizophrènes et qu'ils ont de même pu mettre en évidence que le pronostic évolutif de la schizophrénie est, pour une bonne partie, lié au fonctionnement familial. Ainsi, les sujets vivant dans des familles à fortes émotions exprimées (il s'agit toujours des émotions négatives) ont un pronostic considérablement plus mauvais, qu'ils soient traités ou non par des chimiothérapies, que ceux vivant dans des familles moins « stressantes ».

De même, lors de la maternité, la dépression du post-partum est plus fréquente chez les femmes qui ont non seulement vécu des événements stressants durant la grossesse, mais qui ont de plus une relation de couple conflictuelle, alors que ces événements n'ont pas d'influence chez les jeunes mères qui ont une bonne relation de couple (20).

Comme précédemment, pour les facteurs de protection internes, ces éléments de protection externes peuvent exister naturellement — le sujet vivant dans un groupe familial et social rassurant — ou bien être développés au cours d'une thérapie, tentant de modifier les relations familiales, aidant le patient à se construire des réseaux sociaux de soutien et lui apprenant à mieux utiliser ses ressources relationnelles.

# LES BASES BIOLOGIQUES : LES MÉCANISMES BIOLOGIQUES DE L'ADAPTATION

## A — L'IMPORTANCE DU CONTRÔLE COMPORTEMENTAL DU STRESS

Nous avons vu précédemment que la mise en situation de stress, dont les corrélations biologiques ont été décrites, amenait l'organisme à trouver une réaction appropriée. Cette réaction active chez l'animal se traduit par des comportements de fuite ou d'attaque. Mais, lorsque celui-ci n'arrive pas à faire face à la situation, il se mettra en situation de passivité, de soumission. C'est ce que l'on appelle l'« inhibition de l'action » (80) qui est un mauvais mécanisme d'adaptation et qui, s'il persiste, amènera à une situation de stress dépassé avec ses conséquences biologiques et psychologiques.

La prise en compte de la dimension psychologique du stress a permis de montrer que la réponse physiologique aux agressions n'est pas purement stéréotypée, mécanique et réflexe, elle est sensible à des modulations, qui sont précisément liées à la mise en route des mécanismes d'adaptation psychologiques. On ne peut plus concevoir le stress sur un modèle linéaire du type stimulus-réponse, mais sous la forme d'un modèle beaucoup plus complexe, transactionnel, dans lequel les influences du stress sur l'organisme dépendent des stratégies d'adaptation mises en route, elles-mêmes conditionnées par la représentation de la situation, les possibilités d'action sur celle-ci et les possibilités d'appui sur l'entourage extérieur (81, 82, 84).

L'importance du contrôle comportemental dans la gestion du stress est connue de longue date. L'expérience classique de Jay Wess, de l'université Rockfeller, consiste à étudier deux groupes de rats soumis à des chocs électriques, l'un pouvant contrôler les chocs et l'autre pas. Les animaux appartenant au groupe ayant la possibilité de contrôler les chocs développeront beaucoup moins d'ulcères gastriques que ceux n'ayant pas cette possibilité de contrôle. De nombreuses autres expériences ont confirmé que la possibilité de contrôler ou de prévoir un stress diminuait les effets de celui-ci.

Les effets des mécanismes psychologiques d'adaptation sur les mécanismes neuroendocriniens et sur les neuromédiateurs sont désormais mieux connus.

## B — MODULATION DE L'AXE CATÉCHOLAMINERGIQUE

L'axe catécholaminergique se met en route le premier, traduisant l'éveil, l'activation du sujet. On peut considérer qu'il s'agit d'un axe allant de la relaxation à l'action, mettant le sujet en position de fuite ou de combat ; c'est cet axe-là qui est particulièrement stimulé chez des sujets de pattern A. La sécrétion de catécholamines traduit la tentative de maîtrise de la situation par l'action (9).

**Adaptation au stress et neuromédiateurs** : l'exposition au stress est accompagnée, nous l'avons vu précédemment, d'une augmentation de la synthèse et de l'utilisation des catécholamines libérées par le système sympathique médullo-surrénalien. Le même phénomène est apparent dans le cerveau pour la **noradrénaline** et la **sérotonine**. Alors que l'augmentation de synthèse arrive normalement à compenser l'accroissement de la libération et de l'utilisation de ces neurotransmetteurs chez les animaux qui contrôlent l'agent stresseur, ce n'est pas le cas chez les animaux qui le subissent passivement. Ces derniers présentent une diminution des concentrations cérébrales de certains neurotransmetteurs.

Les systèmes neuronaux en cause présentent également un phénomène de sensibilisation sous l'effet d'agressions incontrôlables : alors qu'un grand nombre de chocs électriques est nécessaire pour les activer initialement, un tout petit nombre de chocs suffit à les réactiver par la suite. Ce phénomène peut être mis en évidence par l'étude de la variation de la sensibilité à l'amphétamine, un psychostimulant qui provoque une libération de dopamine dans le cerveau. Cette libération de dopamine se traduit par une augmentation de la vigilance et de l'activité motrice et, aux fortes doses, par l'apparition de mouvements stéréotypés. Chez des rats traités par amphétamine, après avoir été exposés à des chocs électriques inévitables, l'intensité et la durée de ces stéréotypies sont plus importantes que chez des rats soumis à des chocs contrôlables.

## C — MODULATION DE L'AXE CORTICOTROPE

La mise en route de l'axe corticotrope semble destinée en premier lieu à supprimer ou à atténuer les effets du stress aigu, notamment ceux induits par les catécholamines, une fois que l'individu a trouvé la bonne réponse adaptative.

Cette mise en route de l'axe corticotrope (43) serait corrélée à la mise en route des mécanismes cognitivo-affectifs permettant de contrôler la situation. On peut donc considérer qu'il s'agit d'un axe allant du sens du contrôle, de la maîtrise, du soutien social à la perte du contrôle, la soumission et la résignation.

De très nombreux travaux (66) ont montré l'accroissement et le maintien de l'hypercortisolémie chez les animaux placés dans la situation expérimentale de « désespoir appris », c'est-à-dire lorsque l'animal a expérimenté que, quelle que soit sa réponse, les conséquences en seront négatives. En d'autres termes, lorsque les stratégies de *coping* (les mécanismes d'adaptation cognitivo-affectifs) ont été efficaces, la cortisolémie revient à la normale. Dans le cas contraire, lorsque la sensation de stress persiste, lorsque le sujet a l'impression d'être sans maîtrise sur la situation ou que la situation traumatisante perdure objectivement, il y aura alors maintien de l'hypercortisolémie dont nous allons voir les effets néfastes secondaires.

Les mécanismes d'adaptation mettent donc en route deux systèmes neuroendocriniens couplés mais relativement autonomes (37).

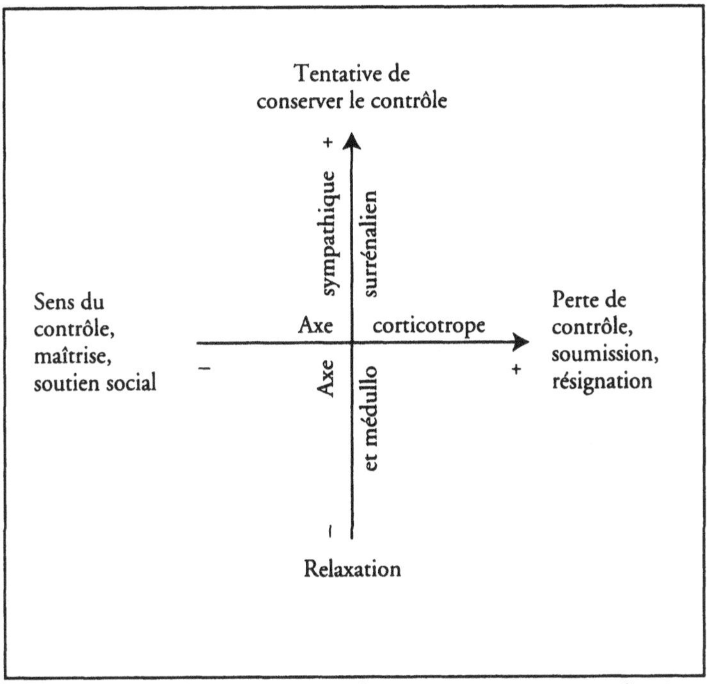


*Dichotomie des modes de réponse neuro-hormonaux aux agressions en fonction de l'attitude adoptée par le sujet* (d'après Dantzer).

Schéma 18

Cette double réaction n'existe pas que chez les animaux de laboratoire. Elle a été retrouvée dans de nombreuses études menées sur l'homme, que ce soit dans des conditions expérimentales ou dans le contexte socioprofessionnel, par exemple lors de comparaisons entre un rythme de travail imposé et un rythme de travail choisi. Ces travaux ont confirmé que l'axe adrénergique peut être désactivé par la relaxation (113) et que l'axe hypophyso-cortico-surrénalien est sensible à la sensation de maîtrise (36, 37, 38, 39, 83).

En ce qui concerne les interactions entre hormones et comportements, nous allons revenir longuement sur les liens entre anxiété et hyperadrénergie et entre dépression et hypercortisolémie. De façon plus subtile, les travaux expérimentaux montrent qu'un sujet dont le fonctionnement hypophyso-cortico-surrénalien est chroniquement élevé a tendance à réagir d'une manière plus passive face aux situations à problèmes (29, 30, 31). Par ailleurs, un sujet dont le système sympathique médullo-surrénalien est chroniquement activé a davantage tendance qu'un autre à tenter de garder le contrôle, même dans les situations les plus difficilement contrôlables. On retrouve là les traits caractéristiques du pattern A (9, 35, 130, 131).

## D — LES INTERACTIONS ENTRE LA RÉPONSE NEURO-HORMONALE ET L'ENVIRONNEMENT SOCIAL

Des liens tout à fait intéressants ont pu être établis entre la situation hiérarchique d'un individu et son fonctionnement neuro-hormonal. Ainsi, le travail de Henry (66, 67), a pu montrer que la souris dominante, qui a accès au territoire, à la nourriture, à la boisson et aux femelles, présente une corticostéronémie normale et une hyperactivité du système sympathique. À l'inverse, les souris dominées, délimitant leurs activités à un territoire plus restreint, ne s'alimentant qu'après les dominants, ont des concentrations plasmatiques de corticostérone élevées. Chez le singe également (123, 124), la réponse endocrinienne et comportementale aux situations de stress dépend étroitement du statut social de l'animal. Lors d'un stress, un mâle dominant présentera une élévation modérée du cortisol, une libération massive de testostérone et une conduite active, tandis qu'un mâle dominé affichera un pic élevé de cortisol sans sécrétion d'androgènes avec un comportement de fuite ou de soumission.

Chez l'homme, lorsqu'on dose le cortisol salivaire chez des individus soumis à différentes tâches plus ou moins stressantes, on peut trouver une élévation liée à la mise à l'épreuve des capacités d'adaptation de chacun. Mais cette élévation n'est pas la même chez tous les individus, elle est d'autant plus importante que les individus ont tendance à être dépassés par les événements et à se déprimer. Par contre, elle est beaucoup plus discrète lorsque sont mises en œuvre des stratégies d'adaptation efficaces, en particulier des stratégies cognitives telles que la reformulation positive (29, 30, 31).

## RÔLE DES ÉVÉNEMENTS VITAUX DANS L'APPARITION DES TROUBLES PSYCHIQUES

Le lien entre l'apparition de troubles psychiques et des facteurs déclenchants est connu depuis longtemps. La nature de ce lien a toutefois suscité de nombreuses discussions. Ainsi, par exemple, il y a quelques années, les dépressions étaient encore séparées entre dépressions « endogènes » — qui seraient d'origine biologique — et dépressions « exogènes » — liées à des facteurs déclenchants. On sait désormais que les choses sont plus complexes et que les accès dépressifs graves de la maladie maniaco-dépressive (la plus « endogène » des dépressions) peuvent être, et sont souvent, déclenchés par des causes affectives.

La nature de ce lien est ainsi particulièrement complexe puisque, si la plupart des individus ayant vécu des événements graves ne font pas d'épisode dépressif, 75 % des dépressions dans la population générale sont précédées par des ruptures sentimentales, des décès de proches, des conflits conjugaux et professionnels (20, 21, 22).

On utilise souvent l'analogie avec la cigarette et le cancer du poumon : une petite proportion de fumeurs développent un cancer du poumon, mais la plupart des cancéreux du poumon sont fumeurs.

C'est la nature de ce lien, modulé par des facteurs multiples, que nous allons essayer de clarifier dans ce chapitre et le suivant.

### *La méthodologie des recherches sur le rôle des événements vitaux*

De nombreux travaux épidémiologiques ont révélé l'importance des événements vitaux négatifs dans la genèse des troubles psychiques. Ces travaux statistiques sont venus confirmer scientifiquement le rôle des stress dans le déclenchement et le déroulement de ces pathologies. À l'évidence, comme nous l'avons déjà vu, il faut également tenir compte d'une part, de la façon dont ces stress surviennent, donc du contexte et, d'autre part, des éléments de personnalité.

La méthodologie concernant l'impact des événements de vie s'est considérablement affinée durant ces quarante dernières années (3). Il s'agissait, dans un premier temps, de mesurer la « quantité » de changement qu'implique un événement survenu dans la vie d'une personne. Holmes et Rahe ont développé une échelle comprenant 43 événements considérés comme potentiellement perturbants (68), dans la mesure où ils impliquent une certaine quantité de changements, lorsqu'ils surviennent dans la vie de tout un chacun. Chacun de ces événements reçoit une pondération standard. Brown et Harris ont ensuite préconisé une méthode de pondération individualisée reposant sur un consensus d'experts et se fondant sur l'histoire du sujet (22). Puis, ont été ensuite développées les échelles d'auto-évaluation dans lesquelles on demande directement au sujet d'estimer le retentissement affectif des événements vécus. Enfin, Brown et Harris ont développé un modèle « contextuel » associant l'examen du contexte de l'événement à la façon dont la personne exprime son vécu.

Chacune de ces méthodes a ses avantages et ses limites. Les résultats de ces travaux ne sont comparables qu'à méthodologies égales. Leur variété renvoie à la difficulté d'apprécier le poids d'un événement stressant, étant donné, nous l'avons vu, la multiplicité des facteurs qui interviennent dans son impact. Ces limites posées, les résultats que nous allons énoncer sont suffisamment probants pour confirmer l'idée que les événements extérieurs jouent bien un rôle dans le déclenchement et l'entretien des pathologies mentales.

Les causes de stress sont multiples, elles peuvent être regroupées sous de grandes rubriques telles que celles qui concernent la vie quotidienne, la vie conjugale, les enfants, les parents, le logement, les soucis financiers, les difficultés de transport et autres nuisances écologiques. Nous présentons, à titre d'exemple, deux échelles, parmi les plus utilisées, permettant de quantifier le poids des événements de vie et leur impact sur un sujet donné.

Selon l'une des meilleures études épidémiologiques prospectives jamais réalisées (5, 63), il s'avère qu'une enfance anxieuse prédispose au développement d'une dépression isolée, d'une anxiété isolée ou d'une dépression associée à une anxiété, avec un très fort niveau de significativité par rapport aux témoins. Toutefois, il ne s'agit là que de données statistiques et elles ne sont pas absolues. L'enfant anxieux ne sera pas forcément anxieux ou déprimé à l'âge adulte et à l'inverse, un adulte anxieux ou déprimé n'était pas forcément un enfant anxieux. Toutefois, les probabilités de l'être sont nettement augmentées. Cela vient nous rappeler, si besoin était, que toute l'histoire d'un individu n'est pas déterminée et qu'il persiste d'autres facteurs susceptibles d'expliquer la survenue de troubles à l'âge adulte tels que des facteurs génétiques ou biologiques se manifestant tardivement ou des événements plus tardifs.

## *Événements de vie et dépression*

Ce sont indiscutablement les rapports entre événements vitaux et états dépressifs qui ont été le plus étudiés (20, 47, 85, 95, 96, 99, 100).

### Échelle événementielle de HOLMES et RAME

| | | |
|---|---|---|
| 1 | décès du conjoint | 100 |
| 2 | divorce | 73 |
| 3 | séparation maritale | 65 |
| 4 | fin de détention en prison | 63 |
| 5 | décès d'un membre proche de la famille | 63 |
| 6 | accident personnel ou maladie personnelle | 53 |
| 7 | mariage | 50 |
| 8 | licenciement | 47 |
| 9 | réconciliation maritale | 45 |
| 10 | mise à la retraite | 45 |
| 11 | changement dans l'état de santé d'un membre familial | 44 |
| 12 | grossesse | 40 |
| 13 | difficultés sexuelles | 39 |
| 14 | entrée d'un nouveau membre dans la famille | 39 |
| 15 | réaménagement professionnel | 39 |
| 16 | changement de statut financier | 39 |
| 17 | décès d'un ami proche | 38 |
| 18 | changement d'orientation professionnelle | 37 |
| 19 | changement de fréquence de disputes conjugales | 36 |
| 20 | hypothéque supérieure à 10 000 $ (de 1967) | 35 |
| 21 | échéance d'un emprunt ou saisie d'hypothèque | 31 |
| 22 | changement de responsabilité au travail | 30 |
| 23 | départ du foyer d'un fils ou d'une fille | 29 |
| 24 | ennuis avec la justice | 29 |
| 25 | réalisation personnelle incomplète | 28 |
| 26 | début ou fin de travail de sa femme | 26 |
| 27 | début ou fin de scolarité | 26 |
| 28 | changement dans les conditions de vie | 25 |
| 29 | révision de ses habitudes personnelles | 24 |
| 30 | difficultés avec son patron | 23 |
| 31 | changement d'horaires ou de conditions de travail | 20 |
| 32 | changement de résidence | 20 |
| 33 | changement d'école | 20 |
| 34 | changement de distraction | 19 |
| 35 | changement d'activité religieuse | 19 |
| 36 | changement d'activités sociales | 18 |
| 37 | hypothèque ou prêt inférieur à 10 000$ (1967) | 17 |
| 38 | changement dans les habitudes de sommeil | 16 |
| 39 | changement dans la fréquence de réunions familiales | 15 |
| 40 | changement dans les habitudes alimentaires | 15 |
| 41 | vacances | 13 |
| 42 | fêtes de Noël | 12 |
| 43 | violations mineures de la loi | 11 |

## Liste événementielle de PAYKEL

| | scores : à gauche 1971 (61 items), à droite 1969 (33 items) | | | |
|---|---|---|---|---|
| 1 | décès d'un enfant | 19.33 | | |
| 2 | décès du conjoint | 18.76 | | |
| 3 | emprisonnement | 17.60 | (26) | |
| 4 | décès d'un membre de la famille | 17.21 | (6) | |
| 5 | infidélité du conjoint | 16.78 | | |
| 6 | problème financier majeur | 16.57 | (11) | |
| 7 | faillite | 16.46 | 30) | |
| 8 | licenciement | 16.45 | (22) | |
| 9 | avortement | 16.34 | (31) | |
| 10 | divorce | 15.93 | (29) | |
| 11 | séparation conjugale avec dispute | 15.93 | (2) | (S) |
| 12 | passage en justice | 15.79 | (14) | |
| 13 | grossesse non désirée | 15.57 | | |
| 14 | maladie d'un membre de la famille | 15.30 | (7) | (S) |
| 15 | chômage | 15.26 | (13) | |
| 16 | décès d'un ami proche | 15.18 | | |
| 17 | dégradation du statut social | 15.05 | (18) | |
| 18 | maladie personnelle sérieuse | 14.61 | (5) | (S) |
| 19 | début de relation extra-conjugale | 14.09 | | |
| 20 | perte importante | 14.07 | | |
| 21 | procès | 13.78 | (16) | (S) |
| 22 | échec à un examen important | 13.52 | | |
| 23 | mariage non désiré d'un enfant | 13.24 | | |
| 24 | rupture de fiançailles | 13.23 | | |
| 25 | disputes conjugales | 13.02 | (1) | (S) |
| 26 | dispute avec un membre de sa famille biologique | 12.83 | | |
| 27 | dispute avec le ou la fiancé(e) | 12.66 | | |
| 28 | emprunt important | 12.64 | | |
| 29 | départ du fils au service militaire | 12.32 | (27) | |
| 30 | dispute avec patron-collègues | 12.21 | | |
| 31 | dispute avec un membre de sa famille par alliance | 12.11 | | |
| 32 | émigration | 11.37 | (9) | |
| 33 | ménopause | 11.02 | | |
| 34 | problème financier mineur | 10.91 | | |
| 35 | séparation d'avec une personne signifiante | 10.68 | (8) | (S) |
| 36 | préparation à un examen important | 10.44 | | |
| 37 | séparation conjugale sans dispute | 10.33 | | |
| 38 | changement d'horaires de travail | 9.96 | | |
| 39 | nouvelle personne au foyer | 9.71 | (10) | |
| 40 | retraite | 9.33 | (33) | |
| 41 | changement de conditions de travail | 9.23 | (4) | (S) |
| 42 | changement de travail | 8.84 | (3) | (S) |
| 44 | déménagement dans une autre ville | 8.52 | (9) | |
| 45 | changement d'école | 8.15 | (19) | |
| 46 | arrêt de scolarité | 7.61 | (23) | |
| 47 | départ d'un enfant du foyer | 7.20 | (8) | (S) |
| 48 | réconciliation conjugale | 6.95 | | |
| 49 | violation mineure de la légalité | 6.05 | | |
| 50 | naissance (pour une mère) | 5.91 | (15) | |
| 51 | grossesse | 5.67 | (12) | |
| 52 | mariage | 5.61 | (24) | |
| 53 | promotion | 5.39 | (21) | |
| 54 | maladie personnelle mineure | 5.20 | | |
| 55 | déménagement dans la même ville | 5.14 | (9) | |
| 56 | naissance (pour un père) | 5.13 | (28) | |
| 58 | fiançailles d'enfant | 4.53 | (20) | |
| 59 | fiançailles | 3.70 | (17) | |
| 60 | projet de maternité | 3.56 | (32) | |
| 61 | mariage désiré d'un enfant | 2.94 | (25) | |

### *L'influence des événements vitaux sur le déclenchement des épisodes dépressifs*

Dans les six mois précédant la dépression, le nombre d'événements survenus dans la vie du futur déprimé serait trois fois plus élevé que celui retrouvé chez les témoins. Il s'agit, le plus souvent, d'événements de la vie courante, des problèmes de la vie quotidienne : difficultés dans les relations interpersonnelles, difficultés avec le conjoint, départ d'un enfant de la maison, mise au chômage, difficultés d'ordre sexuel, diminution des revenus.

Il est intéressant de noter que les déprimés sont, en outre, caractérisés par un vécu plus négatif des événements que les sujets témoins. Ainsi, les notes d'impact événementiel attribuées par les déprimés sont, en moyenne, à peu près deux fois plus élevées que celles attribuées par les témoins (4). Il semblerait que l'augmentation d'événements stressants, dans la période précédant l'épisode dépressif, soit plus importante chez les déprimés « névrotiques » que chez les déprimés bipolaires, chez lesquels on connaît, par ailleurs, l'importance des facteurs génétiques.

On a ainsi pu mettre en évidence que plus de 60 % des premiers épisodes dépressifs sont précédés d'un ou de plusieurs événements stressants (103). Une autre étude a montré que le risque de dépression chez un sujet exposé à un événement stressant est six fois supérieur à celui d'un sujet non exposé. Mais ce risque reste limité puisque seulement 10 % des sujets exposés développent ultérieurement une dépression ; avec logique, ce risque est d'autant plus important que les événements sont plus traumatisants et que leur connotation est particulièrement négative.

### *L'influence des événements vitaux sur le maintien de la dépression*

Certaines études montrent (64) que la survenue d'événements négatifs au cours des accès dépressifs représente un facteur majeur de pérennisation des troubles, aussi bien à court qu'à moyen et long termes.

Il est également admis que les déprimés chroniques ont plus d'événements vitaux négatifs, avant et pendant la dépression, que les déprimés qui ne passent pas à la chronicité.

### *L'influence des événements vitaux dans les rechutes et récidives (54, 95, 96, 98)*

La plupart des travaux accordent moins d'importance aux événements de vie stressants dans les rechutes et récidives que pour le déclenchement des épisodes initiaux, comme si la maladie dépressive devenait de plus en plus autonome à l'égard de l'environnement et évoluait pour son propre compte.

Si le rôle des événements de vie dans le déclenchement des accès dépressifs est indiscutable, leur influence s'exerce également, mais de façon moindre, sur le déclenchement des rechutes et récidives. Il faut ainsi citer un travail de Post (103) démontrant que le pourcentage de patients dont l'épisode a été précédé par un événement stressant décroît au fur et à mesure qu'augmente le nombre de récidives.

De même, les déprimés unipolaires ou les dysthymiques génèrent davantage d'événements stressants, en particulier dans les relations interpersonnelles, que les sujets normaux ou bipolaires. Cet excès de troubles relationnels pourrait ainsi lui-même contribuer à la mise en place d'un cercle vicieux, la relation du dépressif avec ses proches favorisant les rechutes.

## ***Événements stressants et troubles anxieux***

Il convient d'emblée de remarquer que les troubles anxieux sont fréquemment secondaires à la présence de situations de danger important dans les trois mois qui précèdent, alors que les troubles dépressifs sont le plus fréquemment secondaires à un vécu de perte importante (48). Il s'agit là, pourrait-on penser, d'une relation logique, mais il est toujours intéressant de la voir confirmée par des études statistiques. Par contre, pour les patients agoraphobes avec attaque de panique, on retrouve des expériences de séparation maternelle et de divorce parental significativement plus fréquentes dans l'enfance, puis par la suite, des séparations dans l'année précédant le début de la maladie. Signalons au passage qu'un tiers des patients ayant des attaques de panique ont présenté dans la semaine précédente une affection respiratoire telle qu'un asthme, un rhume ou un rhume des foins qui pourraient avoir sensibilisé l'organisme à la sensation d'étouffement qui se développera de façon autonome dans les états de panique.

Chez les sujets présentant une symptomatologie phobique, on a pu montrer que l'affection était déclenchée, dans un pourcentage très important de cas (plus de 80 %) par des événements vitaux et, notamment par des séparations ou des menaces de séparations.

### *Événements vitaux et suicides*

Les données classiques de la littérature ont mis en évidence depuis longtemps une forte corrélation entre le comportement suicidaire et l'isolement affectif et social. Ainsi, le taux de tentatives de suicide est multiplié par trois chez les célibataires et par quinze chez les divorcés et les veufs (40). On retrouve, de même, un lien fort entre les comportements suicidaires et le chômage ou l'isolement social, sans qu'il soit toutefois permis d'en tirer une notion de causalité immédiate (21, 22). Mais là encore, ces données ont été corroborées et renforcées par l'étude des événements vitaux, selon les méthodologies précédemment décrites. Les résultats sont particulièrement spectaculaires puisque (97) dans les six mois précédant la tentative de suicide, les sujets ont vécu une moyenne de 3,3 événements, chiffre supérieur à celui des déprimés (2,1) et beaucoup plus élevé que celui du groupe témoin (0,8). Et c'est surtout dans le mois qui précède la tentative que la concentration d'événements était la plus forte. Il s'agit, le plus souvent, de conflits interpersonnels, de risques de séparation. Chez les adultes (1), les conflits conjugaux ou familiaux sont les plus fréquents, en notant tout particulièrement la perte de relations avec une personne confidente, supprimant ainsi le soutien social qui protège le sujet du passage à l'acte. Cela réaffirme le rôle du thérapeute ainsi que ses responsabilités. À l'adolescence (17), ce sont surtout les conflits avec les parents, les amis ou l'entourage scolaire qui sont les événements précipitants les plus constamment constatés.

### *Événements vitaux et pathologies somatiques*

Les liens entre les circonstances de la vie et les déclenchements d'une pathologie somatique sont connus depuis longtemps et peuvent, par exemple, être retrouvés dans la correspondance entre Freud et Groddeck. Plus près de nous, Mirsky en 1948 (90), puis Day en 1951 (41), ont remarqué que la survenue d'événements environnementaux peut affaiblir la résistance au bacille de Koch, tant chez les sujets sains que chez les sujets malades diabétiques.

De très nombreux travaux ont également été menés chez des patients ayant présenté des infarctus du myocarde (109, 91, 30). Toutes ces études mettent en évidence une augmentation du nombre d'événements dans les deux ans qui précèdent les premiers signes de la maladie, et tout particulièrement une discordance entre la situation des sujets et leurs espérances. Ce vécu de frustrations, cette insatisfaction importante, semblent être de bons prédicteurs de l'infarctus.

Brown avait pu repérer chez des patients présentant de l'eczéma, dans l'année précédant l'apparition de celui-ci, des événements à type de séparation ou de frustrations dans le besoin de dépendance (19). De même, la relation est nette entre événements vitaux et survenue ou rechutes de psoriasis (118, 119).

En ce qui concerne l'asthme, une étude (101) a constaté que, dans un nombre important de cas, la courbe d'apparition et de disparition de la maladie suivait assez fidèlement celle de la survenue des événements vitaux.

### *Les événements vitaux positifs*

Il est intéressant de conclure ce chapitre sur le rôle bénéfique que peuvent avoir les événements positifs. En effet, alors que la plupart des études sont menées sur les corrélations entre événements négatifs et pathologies, quelques travaux étudient le rôle des événements positifs (ou événements « nouveau départ »). On définit sous ce terme les événements qui permettent de réduire des difficultés durables éprouvées par les sujets. Par exemple, un père de famille, sans emploi pendant une longue période, qui retrouve un emploi conforme à ses espérances. Toutes les études effectuées sur ce thème (22, 93, 126) ont mis en évidence une influence positive des réductions de difficultés ou de la survenue d'événements « nouveau départ » sur l'évolution des dépressions. On retrouve, là encore statistiquement, une notion bien connue des cliniciens et qui a d'ailleurs une conséquence dans les projets thérapeutiques : il convient de favoriser, pour le déprimé, de toutes les manières possibles, la possibilité de survenue de ces événements positifs (rencontres, sorties, activités, recherches de travail).

Dans la même étude, Brown a pu remarquer que chez les sujets anxieux, les événements positifs sont surtout des événements sécurisants liés, par exemple, à une plus grande régularité ou prédictibilité des activités et des relations interpersonnelles du sujet, la réassurance favorisant l'évolution positive.

On peut donc conclure cette revue de la littérature sur les rapports entre les événements vitaux et les troubles psychiques en rappelant que, si elle confirme, sur le plan statistique et épidémiologique, les liens existant entre ces deux genres de phénomènes, il convient de redire que, dans la clinique quotidienne, l'impact d'un événement sur un individu donné est la résultante de trois facteurs :
– L'événement lui-même et sa valeur symbolique pour le sujet.
– La personnalité du sujet, construite à partir des événements de la petite enfance, dans un milieu donné, à partir d'un capital génétique donné. Cette personnalité entraîne certains types de réponses préférentielles (somatiques, cognitives ou émotionnelles) et une plus ou moins grande vulnérabilité.
– La situation dans laquelle se trouve le sujet au moment où survient l'événement sur le plan familial, affectif, professionnel ; ce qui lui permettra ou non de s'appuyer sur des éléments de résistance externes.

# LES BASES BIOLOGIQUES : LA TRADUCTION BIOLOGIQUE DES EFFETS DE L'INADAPTATION AUX STRESS

L'état de stress est une réaction d'alarme puis d'adaptation. C'est seulement lorsqu'il se prolonge et/ou que le retour à l'homéostasie ne peut se faire, que l'on peut parler de stress dépassé ou chronique. Lorsque celui-ci s'installe, diverses pathologies peuvent apparaître, aussi bien psychiques ou comportementales que somatiques, en fonction des lignes de faille, des zones de moindre résistance de chaque individu (36, 37, 38, 39).

## A — LES DÉCOMPENSATIONS ANXIEUSES

La première phase de la réaction de stress — la phase d'éveil, de la mise sous tension — a pour traduction clinique un état d'anxiété. Il s'agit, au moins dans la première phase, d'une anxiété productrice, anxiété destinée à augmenter l'efficacité par le biais d'une attention plus soutenue et par la mise en activation des mécanismes de l'action : tachycardie, hypervascularisation musculaire et cérébrale. Cette stimulation met en jeu les systèmes classiquement impliqués dans l'anxiété (78) tels qu'ils sont décrits et étudiés en psychiatrie, particulièrement le système catécholaminergique. On considère habituellement qu'il existe dans l'anxiété une **hypernoradrénergie** : le locus coeruleus, noyau mésencéphalique contenant un très grand nombre de cellules noradrénergiques, projette et active le système limbique et notamment le système septohippocampique. Ce système limbique joue un rôle d'intégrateur des émotions et permet les connexions entre le cortex, les afférences sensorielles et l'hypothalamus. Gray considère

(60) que le système septohippocampique, élément du système limbique, joue un rôle central dans l'anxiété. Son activation par divers stimuli induit des comportements d'anxiété alors que son inhibition correspond, en quelque sorte, à une anxiolyse. Nous aurons l'occasion de détailler la neurophysiologie de l'anxiété dans le chapitre traitant plus précisément de ce trouble. Pour résumer, il est admis que le turnover de la noradrénaline est augmenté dans les situations de stress et qu'il est diminué par l'administration de benzodiazépines, tant au niveau du locus coeruleus que du système septohippocampique.

Cependant, ce seul fonctionnement catécholaminergique ne suffit pas à expliquer la genèse et la pérennisation du trouble anxieux. Les recherches récentes en neuro-anatomie et en neurobiologie ont permis de mettre en évidence la participation d'autres voies de neurotransmissions dans ce trouble et notamment le système sérotoninergique et le système gabaergique, dont nous serons amenés à détailler le fonctionnement ultérieurement.

Quoi qu'il en soit, cette forte libération de catécholamines a été retrouvée au cours des épisodes aigus d'anxiété de performance et dans les cas de phobies sociales. De même, dans les états de stress post-traumatique, on trouve une forte augmentation de la noradrénaline, augmentation qui est d'autant plus importante que le sujet avait déjà été sensibilisé par des stress antérieurs (62, 132).

En ce qui concerne les troubles obsessionnels compulsifs, il semble que ce soit essentiellement le système sérotoninergique, et éventuellement le système dopaminergique, qui interviennent dans la pathogénie de ce trouble.

Lorsque le trouble anxieux perdure, il va en général se compliquer (ou s'associer avec) des troubles dépressifs : la comorbidité avec des troubles affectifs est considérablement plus élevée chez les sujets présentant une anxiété généralisée depuis plus de six mois que chez ceux dont l'anxiété généralisée ne dépassait pas un mois. La perturbation des systèmes biologiques est alors encore plus complexe, venant mêler les perturbations biologiques de la dépression à celles de l'anxiété. C'est ainsi que l'on retrouve, par exemple, un taux élevé de sujets non répondeurs au test de la dexaméthasone (qui explore l'axe corticotrope) (53) chez les sujets présentant un trouble anxieux généralisé persistant. Il s'agit là de perturbations équivalentes à celles que nous allons retrouver dans la dépression.

## B — LES DÉCOMPENSATIONS DÉPRESSIVES

### 1 — LES PERTURBATIONS DE L'AXE HYPOTHALAMO-HYPOPHYSO-SURRÉNALIEN DANS LA DÉPRESSION

Un certain nombre de données, maintenant parfaitement documentées (6, 25, 88, 112) prouvent une perturbation du fonctionnement de l'axe hypothalamo-hypophyso-surrénalien dans la dépression, de la même manière que dans le stress chronique. Ces données sont les suivantes :

*L'hypercortisolémie*
Déjà mise en évidence en 1973 par Sachar, cette donnée est maintenant admise par tous. Toutefois, elle ne concerne pas tous les déprimés, mais simplement une majorité. Il n'est pas, à l'heure actuelle, possible de la corréler à un type particulier de dépression. Cette hypercortisolémie s'accompagne d'une modification du biorythme de sécrétion du cortisol avec une tendance à l'avance de phase et surtout un nombre de pics sécrétoires plus élevés. Quand cette hypercortisolémie est présente, elle est le plus souvent non freinable par le test à la dexaméthasone.

*L'hypercortisolurie*
Il s'agit là d'une donnée plus récente (57). La cortisolurie des 24 heures est augmentée de façon quasi constante, mais souvent avec une importance modérée. Cette hypercortisolurie persiste en général après la guérison clinique et précède vraisemblablement la dépression.

*Le CRF est augmenté*
Différentes études ont montré que le taux de CRF dans le liquide céphalo-rachidien est augmenté significativement par rapport aux témoins, et qu'il est corrélé positivement à l'hypercortisolémie. Signalons, par contre, que la sécrétion basale d'ACTH n'est pas systématiquement majorée.

*Hyperplasie des surrénales (92, 110)*

L'augmentation des surrénales dans la dépression a été retrouvée chez un tiers des patients déprimés. La taille des surrénales est environ 60 % plus grande chez ces déprimés que chez les témoins. Ces résultats ont été trouvés aussi bien au scanner et à la résonance magnétique nucléaire que lors d'études anatomo-pathologiques chez les suicidés. On considère que cette augmentation de volume se fait aux dépens de la cortico-surrénale et non de la médullo-surrénale, celle-ci représentant moins de 10 % du volume de la surrénale. Une autre étude, conduite par Rubin, visant à mesurer en IRM, chez 11 déprimés chroniques, le volume de la glande surrénale a mis en évidence que non seulement ce volume augmentait de 70 %, en moyenne, mais également qu'il revenait à une taille normale au sortir de la dépression.

*L'augmentation de volume de l'hypophyse dans la dépression*

Elle concerne également un tiers des déprimés (45, 79). Cette augmentation est en moyenne de 25 % par rapport aux témoins et elle s'accroît avec l'âge, ce qui tend à laisser penser que la taille de l'hypophyse a quelque chose à voir avec l'accumulation des stress et des dépressions de l'existence.

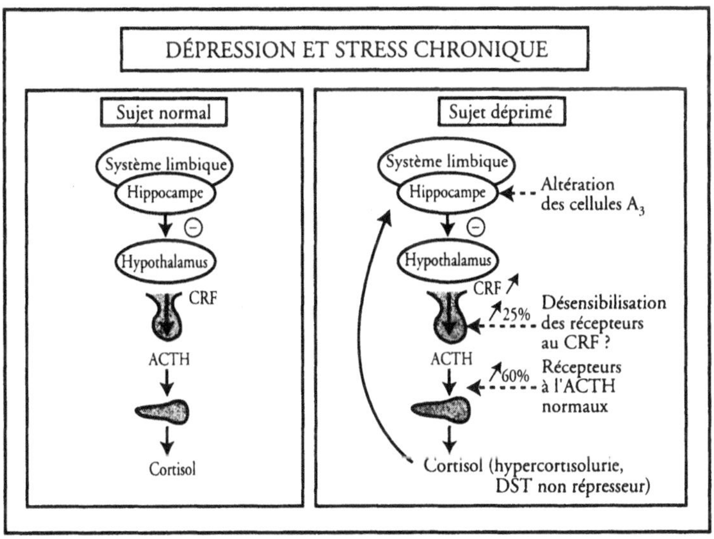


Schéma 19

*La diminution de volume de l'hippocampe dans la dépression*
Il est à peu près admis que l'hippocampe est un des sites de régulation principaux du feed-back des glucocorticoïdes (87, 111, 112). Il était logique de penser que la taille de l'hippocampe pouvait être diminuée dans certaines dépressions. Cela a été confirmé par un travail récent (8) qui a mis en évidence une corrélation négative entre la taille de l'hippocampe, mesurée par RMN, et le cortisol de 23 h, l'âge de début de la dépression et le nombre d'hospitalisations.

## 2 — LES HYPOTHÈSES EXPLICATIVES

Il est possible d'élaborer un schéma cohérent qui situe ces anomalies les unes par rapport aux autres et établit des liens entre le stress chronique et la dépression.

Dans un premier temps, une **hypersécrétion de CRF** entraîne une hypersécrétion d'ACTH et de cortisol, ensuite les surrénales s'hypertrophient, ce qui maintient l'hyper-cortisolémie (malgré la normalisation des taux d'ACTH). Rappelons que le stress augmente la teneur du cortex en CRF. On peut donc proposer le modèle suivant: chez un sujet prédisposé, des situations de stress survenant en fin d'adolescence ou à l'âge adulte sont à l'origine d'une sécrétion de CRF qui induit des comportements dysphoriques dont la durée dépasse celle des événements déclenchants. La répétition de ces épisodes (et donc de la sécrétion de CRF) aboutira progressivement à l'autonomisation du processus et à des réactions comportementales. Cette autonomie explique l'apparence de spontanéité que peuvent avoir les rechutes dépressives ultérieures. Lors des états dépressifs on pense que l'hypercortisolémie induite par le CRF désensibilise les récepteurs aux glucocorticoïdes, ce qui tend à pérenniser l'hypercortisolémie (glucocorticoïdes cascade hypothesis) (112). On aboutit à l'hypertrophie des surrénales évoquée ci-dessus. Soulignons également que l'ACTH n'est pas sécrétée seule, que les autres peptides qui dérivent comme elle du même précurseur (le POMC) jouent certainement un rôle. De plus, nous l'avons vu, l'axe hypothalamo-hypophyso-cortico-surrénalien est en interaction avec le locus coeruleus et le système noradrénergique et ces deux systèmes se renforcent mutuellement.

Quant à l'origine de cette sensibilité particulière au stress, nous l'avons évoquée lorsque nous avons parlé de la sensibilisation qu'induisent les événements de vie précoces néfastes, comme les carences affectives. Il a pu être démontré que les carences précoces induisent une sensibilité beaucoup plus grande aux stress ultérieurs avec une plus grande activation de l'axe corticotrope et de l'axe catécholaminergique. L'hypertrophie de l'hypophyse, sans qu'il y ait forcément d'augmentation de l'ACTH, résulterait de l'augmentation de sécrétion du CRF, le CRF étant un puissant facteur de croissance des cellules corticotropes de l'hypophyse. Cette sécrétion chronique aurait probablement désensibilisé les récepteurs au CRF de ces cellules corticotropes.

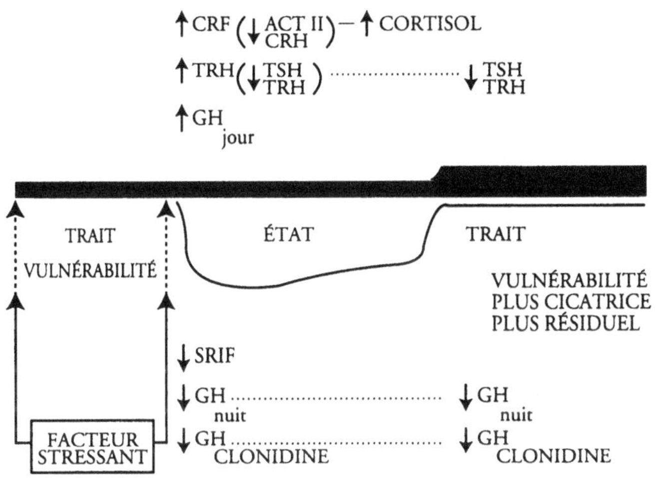


SRIF – Release Factor

Progression du phénomène état-trait au cours de l'évolution de la dépression récurrente (d'après Post)

Schéma 20

## 3 — HYPERSENSIBILISATION PROGRESSIVE ET EMBRASEMENT : LE MÉCANISME DU « KINDLING »

Un modèle assez proche a été développé par Post (103) pour tenter de trouver une explication physiologique à l'évolution relativement fréquente des troubles dépressifs vers une aggravation progressive de leurs récidives qui, d'une part, sont déclenchées par des événements extérieurs de moins en moins importants et finissent par se produire spontanément et, d'autre part, sont de plus en plus graves.

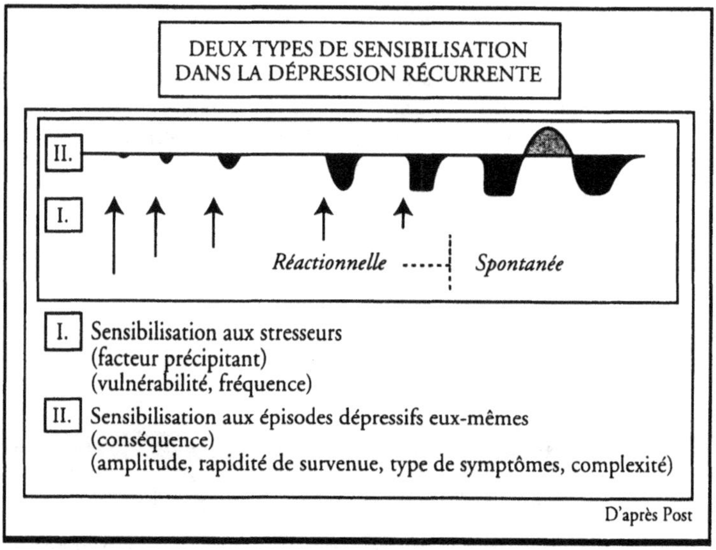


Schéma 21

Ce phénomène serait donc lié à une double sensibilisation aux stresseurs, dans un premier temps, puis aux épisodes dépressifs eux-mêmes. Il semble, en effet, que les épisodes dépressifs puissent être considérés comme des stresseurs. Dans une élaboration complexe s'appuyant par analogie sur le modèle du *kindling* (embrasement cérébral s'autoproduisant dans certaines formes d'épilepsies) et sur des expériences diverses démontrant l'effet du stress sur la transcription génique, Post avance que l'on peut ainsi rendre compte biologiquement de l'effet durable d'événements limités dans le temps, tels que les stress psychosociaux ou les épisodes dépressifs eux-mêmes. Dans cette construction, les modifications de la transcription génique commandent des altérations durables neuro-hormonales (hormones, neuropeptides, récepteurs) impliquées à la fois dans la prédisposition à la dépression et dans l'aggravation de cette vulnérabilité avec la répétition des stress et épisodes dépressifs.

## 4 — LES EFFETS DES GLUCOCORTICOÏDES SUR LA TRANSCRIPTION GÉNIQUE

Le stress répété active le système noradrénergique et entraîne des augmentations durables de la capacité de production de noradrénaline. Les glucocorticoïdes, supprimant la formation d'AMP cyclique induite par la noradrénaline, produisent une contre-régulation empêchant le système noradrénergique de s'emballer à la suite de stress répétés. Cette hypothèse s'intègre dans un modèle général des effets des glucocorticoïdes à l'échelle de l'organisme entier, effets visant à contrôler les réponses métaboliques inflammatoires et immunitaires primaires au stress, qui entraîneraient des lésions si elles n'étaient pas contrebalancées. Les récepteurs aux corticoïdes sont post-synaptiques et, une fois liés aux corticoïdes, passent par translocation dans le noyau cellulaire où ils se lient à l'ADN et activent sa transcription en ARN messager qui aboutira à l'augmentation de la synthèse d'autres protéines (neurotransmetteurs, récepteurs, neuropeptides). Cette action génomique des corticoïdes pourrait constituer la base neurobiologique du lien entre la prédisposition génétique connue de la dépression et les événements stressants de la vie (10, 12).

En plus d'une action directe sur le génome, des faits expérimentaux tendent à démontrer que les corticoïdes sont capables d'interagir dans certaines régions cérébrales avec des facteurs de transcription comme c-jun et c-fos. Cela peut donc expliquer l'action des corticoïdes sur la synthèse des protéines (7, 61).

Ainsi, la survenue d'un stress important ou répété pourrait induire, par l'intermédiaire de ces modifications génomiques, une sensibilisation biologique durable à la dépression ; cette sensibilisation pourra se révéler par une rechute dépressive à l'occasion d'événements stressants moins intenses que les événements sensibilisateurs. Ce modèle s'applique aussi bien aux événements stressants précoces qui viennent sensibiliser le sujet qu'à des événements plus tardifs susceptibles d'entraîner des états dépressifs qui, s'ils durent ou se répètent, viennent de la même manière sensibiliser le système nerveux.

## C — LES DÉCOMPENSATIONS PSYCHOSOMATIQUES

Les réactions neuro-hormonales, et notamment l'hypercortisolémie liée au stress chronique, ont des effets délétères sur de nombreux appareils, par exemple sur l'appareil cardio-vasculaire en favorisant la formation d'athérome ou sur le tissu graisseux et la masse musculaire, du fait de l'accumulation des graisses favorisant l'apparition d'un diabète et augmentant le risque de cardiopathies ischémiques. Ainsi l'élévation de la sécrétion du cortisol favorise l'hyperinsulinisme.

Les conséquences du stress ont été tout particulièrement étudiées sur les mécanismes immunitaires. Après avoir, dans un premier temps, pensé que le système immunitaire était autonome, on sait maintenant qu'il n'en est rien et qu'il faut plutôt parler de réseau psycho-neuro-endocrino-immunologique (29, 69, 77). Il existe, en effet, des récepteurs aux hormones et aux neurotransmetteurs sur les cellules de l'immunité qui ont un rôle modulateur, et à l'inverse, le système immunitaire fonctionne comme un organe neuro-endocrinien, lui-même capable de produire des hormones et des neuropeptides, qui à leur tour viendront moduler le fonctionnement du système neuro-endocrinien.

On constate, par exemple, à la suite ou simultanément à une dépression ou à une situation de deuil, des modifications des fonctions immunitaires. Certaines études ont montré que chez des étudiants soumis au stress des examens, l'appréciation du niveau de stress vécu pouvait prédire la survenue de petites infections des voies aériennes supérieures (29). De même, une baisse des défenses immunitaires a été trouvée chez les sujets vivant avec des proches atteints de la maladie d'Alzheimer.

Nous avions évoqué précédemment que la décompensation psychosomatique se fait préférentiellement sur les organes fragilisés, mais on peut même aller plus loin, car diverses études ont montré que l'on pouvait relier les décompensations sur le plan cardio-vasculaire, immunitaire ou cancéreux à des facteurs de prédisposition non seulement génétique, mais aussi « tempéramentale ». Il est ainsi une étude classique concernant la survenue d'une mononucléose infectieuse chez les cadets de West-Point qui a montré que, chez tous ces sujets soumis aux stress des examens, les plus sensibles aux virus étaient les individus qui alliaient un fort besoin d'affirmation et une grande ambition personnelle et des résultats relativement médiocres. De même, si les liens entre dépression et cancer sont complexes, une étude permet au moins d'affirmer que dépression et cancer sont liés lorsqu'il y a exposition au tabac. En d'autres termes, la dépression est prédictive de néoplasies liées à l'effet cancérigène du tabac.

Une autre étude a montré qu'en répartissant des sujets en fonction de leur style de relations interpersonnelles et en les suivant pendant dix ans, on pouvait prédire une mortalité nettement plus importante des sujets de type 1 par cancer, et des sujet de type 2 par affections cardio-vasculaires (29). Ce n'est sans doute pas par hasard si les individus les plus vulnérables au niveau immunitaire ou cardio-vasculaire ont des profils caractériels différents : ils s'accompagnent probablement de profils différents de réactions neuro-endocriniennes au stress, qui les exposent alors à des maladies différentes.

Nous détaillerons, dans la deuxième partie, les différentes pathologies psychosomatiques ainsi que les mécanismes qui mènent à ces pathologies dans leurs relations avec des profils de personnalité différents.

# Deuxième partie

# LA SOUFFRANCE PSYCHIQUE

# Chapitre 1

# Les différentes formes et appellations de la souffrance psychique

Les différentes manifestations de la souffrance psychique vont être décrites dans cette deuxième partie. Mais il apparaît utile de préciser, au préalable, les termes que nous allons utiliser pour la décrire, car chacun d'eux renvoie à une conception de la causalité de la maladie.

Alors qu'il pourrait sembler, en première analyse, n'y avoir rien de commun entre, d'une part, le stress, l'anxiété et la dépression et, d'autre part, les névroses, la clinique nous apprend que leurs interrelations sont, de fait, extrêmement étroites. Leur différenciation apparente est en effet artificiellement accentuée par le fait que ces termes sont essentiellement utilisés dans des champs scientifiques renvoyant à des modèles explicatifs différents de la maladie mentale.

## SI TOUT ÉTAIT SIMPLE

### *Le stress*

Un certain nombre de termes sont habituellement utilisés pour décrire cette souffrance psychique.

Le stress a d'abord été étudié par les physiologistes. Il correspond à une réponse globale de l'organisme à un agent stressant, le « stresseur ». Cette réaction physiologique d'adaptation peut devenir pathologique lorsqu'elle est prolongée et inadaptée.

Le concept de stress, défini à l'origine comme une réaction non spécifique, neuro-endocrinienne, à une agression physique, s'est ultérieurement élargi au « stress psychologique ». Ici, une agression psychique est susceptible d'entraîner des manifestations psychopathologiques diverses.

Cette conception simplifiée de la pathologie psychiatrique, ou psychosomatique, réactionnelle à un stimulus extérieur, a été très facilement — trop facilement — acceptée par le public. Cette définition a l'avantage, et le désavantage, de situer l'origine du trouble à l'extérieur de l'individu et non dans un dérèglement interne. Cette simplification évite d'affronter toutes les implications qu'apporte la prise en compte de la personnalité et de l'histoire du sujet dans la genèse de sa pathologie.

Cette conception « réactionnelle » de la maladie mentale a également des implications thérapeutiques dans le fait même que la « gestion du stress », l'action sur les phénomènes déclenchants et l'action sur les conséquences psychologiques et physiologiques de ceux-ci sont ici privilégiés.

### *Les névroses*

À l'inverse de la notion précédente, la notion de névrose ramène la genèse des troubles à l'intérieur de l'individu souffrant.

Étudiée, précisée et détaillée par les psychanalystes, la conception de la névrose a infiltré toute l'élaboration psychopathologique des troubles mentaux jusqu'à ces dernières années. Laplanche et Pontalis la définissent, dans leur *Dictionnaire de la psychanalyse*, comme une « affection psychogène où les symptômes sont l'expression symbolique d'un conflit psychique trouvant ses racines dans l'histoire infantile du sujet, et constituant des compromis entre le désir et la défense ».

À cette conception psychogène de la maladie mentale correspond tout naturellement une conception essentiellement psychothérapique du traitement de celle-ci. Freud définissait d'ailleurs la psychanalyse comme un système de compréhension des maladies mentales en même temps qu'un moyen de les traiter.

Notons que certaines conceptions, particulièrement rigides de la psychanalyse, donnant le primat à des structures fixées, ne peuvent que très difficilement intégrer les notions de changement ou de guérison.

À l'extrême, pour certains, lorsqu'ils affirment que « tout se joue avant cinq ans », le déterminisme psychogène peut être aussi rigide que le déterminisme « génétique ». La personnalité et ses failles, névrotiques ou psychotiques, s'organisent précocement et restent stables.

### *L'anxiété et la dépression*

Il s'agit, dans le modèle médical, des manifestations les plus habituelles de la souffrance psychique. La tendance médicale à l'objectivation s'est concrétisée dans le DSM III qui les a très clairement incluses dans l'axe I, axe des maladies. Elles sont définies, de façon apparemment objective, par un ensemble de symptômes qui ne tient compte ni de la personnalité, ni de l'histoire du sujet.

À cette conception médicale de la souffrance psychique correspond évidemment une conception médicale du traitement centrée avant tout sur le traitement biologique et chimiothérapique des désordres profonds.

## LA RÉALITÉ CLINIQUE EST D'UNE AUTRE NATURE

### *L'apogée des névroses*

Freud a fourni le premier modèle acceptable, et relativement complet, du fonctionnement psychique. Ce modèle a donc organisé la pensée psychiatrique, les modalités de compréhension et de traitement des maladies mentales et leur classification jusqu'au début des années 80.

L'opposition entre structure névrotique et structure psychotique était la règle. Par exemple, les dépressions étaient « névrotiques », psychogènes ou endogènes ; les différents états anxieux correspondaient aux manifestations aiguës d'une structure névrotique.

### *La disparition des névroses, le triomphe de la médicalisation*

Tout ce bel édifice s'est effondré au début des années 80 avec la parution du DSM III. Le terme même de « névrose » disparaît. Les Américains ont, en effet, décidé de séparer radicalement les maladies mentales, cotées sur l'axe I, et les troubles de la personnalité, cotés sur l'axe II. Il s'agissait là d'une révolution conceptuelle majeure : il n'y a plus, selon eux, de liens directs entre la pathologie mentale exprimée et la structure de personnalité sous-jacente.

On retrouvera donc ce qui était auparavant décrit comme une « névrose », soit dans les troubles anxieux, qui reprennent les anciennes névroses d'angoisse et névroses phobiques, obsessionnelles ou traumatiques, soit dans les troubles somatoformes et dissociatifs qui reprennent les différentes formes cliniques de l'hystérie. La névrose dépressive ou la dépression névrotique, quant à elles, ont laissé place à la dysthymie.

Les troubles de la personnalité étaient, quant à eux, clairement séparés des maladies. C'est ainsi que dans le chapitre 3 de la première partie, nous avons décrit les différentes personnalités.

La vieille conception « uniciste » des névroses, reposant sur un trouble profond de la structure de la personnalité, a donc disparu pour laisser la place à des symptômes séparés des troubles de la personnalité.

Alors que précédemment, toutes les pathologies de l'adulte étaient reliées à des carences dans l'organisation de sa personnalité, à partir des années 80, la médicalisation de la pensée psychiatrique a séparé les maladies de la personnalité.

Les enjeux thérapeutiques sont, nous l'avons évoqué, aisément compréhensibles. Dans le premier cas, l'abord psychothérapique cherche, pour soigner les troubles actuels, à mieux comprendre le passé. Dans le second cas, il s'agit avant tout de déterminer quels peuvent être les dérèglements biologiques et y remédier par un traitement chimiothérapique adapté.

## LE RETOUR DE LA COMPLEXITÉ

La réalité clinique s'est de nouveau imposée, face à ces nouvelles tentatives classificatoires, par deux biais différents.

### *La comorbidité*

Les comorbidités manifestent l'existence simultanée de plusieurs troubles. Ces comorbidités peuvent concerner :
— soit deux « pathologies » : la coexistence des troubles anxieux et dépressifs, très fréquente, en est la parfaite illustration ;
— soit une « pathologie » et un trouble de la personnalité : de très nombreux travaux ont mis en évidence, par exemple, les rapports étroits entre les personnalités évitantes et les troubles phobiques, entre les personnalités obsessionnelles et les troubles obsessionnels. En ce qui concerne la dépression, rappelons qu'Akiskal, le père de la dysthymie-maladie, tente actuellement de clarifier le concept de personnalité et même celui de tempérament dysthymique, retrouvant là l'ancienne « dépression névrotique » des psychanalystes. Le

problème qui se pose alors avec acuité est, plus qu'une simple occurrence comorbide, celui d'une personnalité prémorbide, véritable terrain de prédilection favorable à l'éclosion ultérieure de telle ou telle pathologie mentale. Il n'existe pas toutefois de lien formel entre une pathologie et une personnalité : diverses personnalités pathologiques, voire une personnalité normale, peuvent préexister aux diverses formes de dépression ou d'anxiété ;
– soit deux troubles de la personnalité entre eux. La plupart des sujets associent des traits différents de personnalité et présentent un profil de traits de personnalité plutôt qu'une personnalité se limitant à un des types précédemment décrits.

La complexité des liens reliant les pathologies entre elles, les personnalités entre elles, les personnalités et les pathologies, ainsi que la difficulté à différencier ce qui est de l'ordre de la comorbidité (coexistence de troubles sans lien direct de causalité), de la prémorbidité (terrain prédisposant) ou de la postmorbidité (conséquences durables dans le registre de la personnalité), ont amené l'individualisation, dans la *Classification internationale des maladies*, parue en 1993, d'états pathologiques intermédiaires :
– Le trouble anxieux et dépressif mixte, lorsque le sujet présente à la fois des symptômes anxieux et dépressifs accompagnés de manifestations neurovégétatives, sans que l'intensité des uns ou des autres soit suffisante pour justifier un diagnostic séparé.
– Le syndrome névrotique général qui se caractérise, selon Tyrer, par la co-occurrence de symptômes dépressifs et anxieux (en l'absence de maladie dépressive grave), le changement au cours du temps de la prééminence d'un de ces symptômes et la présence de traits pathologiques de la personnalité relevant soit de traits d'inhibition, soit de traits de dépendance, accompagnés de symptômes phobiques, obsessionnels, hypocondriaques ou d'anxiété paroxystiques et de durée relativement brève.
– Deux autres tableaux, celui de la dysthymie, dépression longue, d'intensité modérée, persistante, et celui de la personnalité dysthymique, permettent de décrire les états intermédiaires entre les dépressions franches, dites « majeures », et les troubles de la personnalité.

### *Le stress et les événements déclenchants*

Dans le chapitre 5 de la première partie, le rôle désormais certain et finalement très logique des situations ou des événements douloureux, pénibles et traumatisants dans le déclenchement des troubles psychiques, a été détaillé.

L'existence de troubles psychiatriques, secondaires à des stress ou à des perturbations importantes de l'environnement ou dans l'existence des sujets, a été reconnue et intégrée dans la dixième Classification internationale des maladies mentales. Il s'agit là des réactions aiguës au stress, des états de stress post-traumatiques et surtout des troubles de l'adaptation. Il est intéressant de noter que la communauté scientifique internationale a considéré que la plupart des pathologies psychiques, telles que l'anxiété et la dépression, mais aussi les perturbations des conduites et même les états délirants, pouvaient être déclenchés par des événements importants.

Rappelons à ce propos qu'un traumatisme majeur, ou l'installation d'une dépression grave, peuvent également modifier le fonctionnement même de la personnalité d'un individu en laissant des traces durables. Ces modifications de la personnalité correspondent, par exemple, aux personnalités traumato-névrotiques s'installant à la suite d'un stress grave, ou aux dysthymies secondaires, véritables « personnalités dépressives», apparaissant à la suite d'une dépression majeure.

Nous avons insisté, dans le chapitre 5 de la première partie, sur le rôle des facteurs précipitants, que l'on peut encore appeler facteurs déclenchants ou événements de vie stressants, dans l'apparition des pathologies anxieuses et dépressives. De même, les facteurs de vulnérabilité, que l'on peut encore appeler facteurs prédisposants, sont bien connus et correspondent en général à ce que l'on pourrait décrire comme étant une situation environnementale précoce et stressante. Il en est ainsi des pertes parentales, des séparations parentales, des carences de soins, des violences parentales qui viennent augmenter considérablement le risque de pathologie anxieuse ou dépressive et/ou un trouble de la personnalité. Nous avons longuement évoqué ces situations et leurs conséquences dans le deuxième chapitre.

## LA NÉCESSITÉ D'UNE CONCEPTION INTÉGRATIVE, BIO-PSYCHO-SOCIALE, DE LA SOUFFRANCE PSYCHIQUE

Il s'agit là, nous semble-t-il, de la façon la plus logique et la plus actuelle de concilier les notions de stress, de névroses, d'anxiété et de dépression. C'est aussi la manière la plus élégante d'intégrer les notions cliniques « intermédiaires » que nous avons détaillées ci-dessus (pré, co ou postmorbidité et rôle des événements stressants dans l'apparition des pathologies).

Le fonctionnement psychique est la résultante, à un moment donné, des potentialités génétiques, façonnées par l'environnement précoce, pour aboutir à une personnalité, modulée par l'entourage et les événements.

L'apparition d'une pathologie mentale, d'un trouble psychique, peut se comprendre en appliquant la même grille d'analyse. À l'évidence, lorsqu'un sujet présente une pathologie psychique, celle-ci est la résultante de sa fragilité génétique et de sa vulnérabilité acquise, et donc des caractéristiques et des failles de sa personnalité sur lesquelles viennent résonner les événements de la vie, plus ou moins traumatisants, susceptibles de jouer un rôle déclenchant plus ou moins net.

Là encore, c'est la valence, le poids de chacun de ces facteurs, qui est différent selon les individus. Chez certains sujets particulièrement vulnérables, les stress déclenchants peuvent être minimes ; chez d'autres, il peut sembler n'y avoir ni personnalité pathologique préexistante, ni facteurs déclenchants évoquant une endogénéité des troubles. Fréquemment, les différents facteurs sont clairement intriqués. Le mode de décompensation est alors intimement lié aux « lignes et failles » de chaque individu ; ses « zones de faiblesse » imprimeront l'allure clinique du tableau : à la suite d'un événement traumatisant, certains développeront un état dépressif, d'autres un état délirant, certains plongeront dans l'alcoolisme, d'autres décompenseront par une maladie psychosomatique.

Ces précisions nous semblaient nécessaires en préliminaires aux chapitres suivants. Nous avons choisi un ordre de présentation relativement arbitraire. En effet, nous aurions pu commencer par le stress, car la séquence stress-anxiété-dépression est désormais parfaitement connue. Il nous a paru plus clair de traiter les pathologies psychiatriques bien individualisées, le stress se confondant souvent avec l'événement stressant et l'angoisse qui en résulte.

À la limite de la souffrance psychique se trouvent les troubles psychosomatiques. Mais comme ceux-ci ne sont que la traduction d'une pathologie psychique, déclenchée par un événement traumatisant, le plus souvent répété, sur des personnalités particulières, ils nous paraissent être une manifestation à part entière, et particulièrement éclairante, de la souffrance psychique.

Nous aurions pu traiter, avec la même grille d'analyse, les conduites alcooliques et toxicomaniaques ou les états délirants. Dans un cas comme dans l'autre, des événements déclenchent, sur une personnalité prédisposée, une pathologie, traduction d'une souffrance psychique. Toutefois, parler d'alcoolisme ou de toxicomanies implique de tenir compte des particularités biologiques et sociales du toxique. D'un autre côté, les états délirants traduisent très vraisemblablement des particularités biologiques relativement rares à la différence des autres manifestations, beaucoup plus banales et impliquant donc plus immédiatement la réflexion du lecteur. Enfin, l'un d'entre nous a déjà commis, dans la même perspective bio-psycho-sociale, différents ouvrages sur ces deux sujets. Nous ne les détaillerons donc pas dans ce livre.

# Chapitre 2

# L'anxiété

Sous le terme d'anxiété, on désigne un affect, comparable à celui ressenti devant une réaction de danger, mais qui ne procède pas objectivement d'une menace externe déterminée. Il faut toutefois distinguer l'anxiété normale, facilement maîtrisée par le sujet, lui permettant de mieux mobiliser ses ressources, de l'anxiété pathologique laquelle, au contraire, retentit sur l'adaptation du sujet allant jusqu'à désorganiser totalement son comportement. Ainsi, l'anxiété pathologique débute lorsque les symptômes sont source de souffrance pour le patient.

Les termes « anxiété » et « angoisse », pratiquement interchangeables dans le langage courant, ont une signification plus précise dans le langage médical. L'anxiété désigne plutôt le vécu subjectif, et l'angoisse se rapporte aux diverses manifestations corporelles qui l'accompagnent.

Une distinction doit être cependant établie d'emblée entre l'anxiété-état, qui est transitoire, et l'anxiété-trait, qui représente une disposition de base de la personnalité avec une amplification péjorative des événements, une tendance à appréhender le monde de façon menaçante, et une plus grande vulnérabilité aux stress.

## LES MANIFESTATIONS HABITUELLES DE L'ANXIÉTÉ

L'anxiété peut associer trois types de manifestations (37, 39) :

1. Psychiques, avec un état de tension interne, une sensation de mort ou de catastrophe imminente, une peur d'avoir une syncope, une crise cardiaque, une peur de perdre la raison, de commettre un acte non contrôlé, l'inquiétude pour l'avenir, pour soi ou pour les autres, un état d'alerte et d'hyperéveil,

des difficultés de concentration, des troubles de la mémoire et une irritabilité.
2. Somatiques, avec des palpitations (tachycardie), des sensations d'étouffement (dyspnées) ou d'étranglement, des douleurs ou gênes thoraciques, des sueurs, bouffées vasomotrices et frissons, des tremblements et secousses musculaires, des manifestations digestives (nausées, diarrhées, spasmes), et des troubles urinaires (pollakiurie, dysurie).
3. Plus rarement, psychosensorielles, avec une sensation de déjà vu, un sentiment de dépersonnalisation, de déréalisation, une impression de modification de l'intensité lumineuse ou auditive, des fourmillements des mains et pieds (paresthésies), des étourdissements, des sensations d'instabilité ou des impressions d'évanouissement.

## LES CLASSIFICATIONS DES TROUBLES ANXIEUX

Rappelons la classification classique des troubles anxieux (24) qui les regroupait essentiellement dans le cadre des névroses, car elle est encore très présente dans les esprits.

1. Les états anxieux aigus : les états anxieux aigus ou « crises d'angoisse aiguë » correspondent à des réactions à un traumatisme psychique (événement) ou somatique (maladie).
2. Les états anxieux chroniques, névrotiques, pour lesquels on distingue, selon l'approche freudienne :
   – les névroses actuelles, liées aux difficultés immédiates du patient. Les symptômes n'ont pas de dimension symbolique. Ce sont les névroses d'angoisse, hypocondriaques ou traumatiques.
   – les névroses de transfert ou névroses structurées. Les symptômes ont ici une dimension symbolique se rapportant à l'évolution psycho-affective du patient. Ils apparaissent comme étant un compromis entre le désir et l'interdit. Cela concerne les névroses phobiques, hystériques et obsessionnelles.
3. Les états anxieux organiques : les états anxieux organiques sont directement liés à une maladie organique, par exemple, maladie de Basedow ou épilepsie temporale, à la prise d'une substance anxiogène médicamenteuse, alimentaire (café) ou toxique (LSD, amphétamines).

## *Les classifications récentes*

### CLASSIFICATION DES TROUBLES ANXIEUX

| DSM | Classique |
|---|---|
| Attaque de panique | Crise d'angoisse aiguë |
| Trouble panique :<br>– sans agoraphobie<br>– avec agoraphobie | Névrose d'angoisse |
| Agoraphobie sans trouble panique<br>Phobie sociale, phobies spécifiques et phobie simple | Névroses phobiques |
| Trouble obsessionnel compulsif | Névrose obsessionnelle |
| État de stress post-traumatique | Névrose traumatique |
| Anxiété généralisée | Fond anxieux de la névrose d'angoisse,<br>Personnalité anxieuse |

*La classification du DSM IV (1994)* (3).
Dans cette classification de l'Association américaine de psychiatrie (APA), l'anxiété aiguë, représentée par l'attaque de panique, est distinguée, à partir des études thérapeutiques initiées par Donald Klein (33), de l'anxiété durable représentée par l'anxiété généralisée. Il existe entre ces deux troubles non seulement une différence quantitative mais aussi qualitative. La crise d'angoisse aiguë, appelée attaque de panique, devient le noyau organisateur de la classification des troubles anxieux, proposée dans le manuel *Diagnostic et Statistique des troubles mentaux* dont vient de paraître la quatrième édition, DSM IV (1994).

On peut comparer, dans le tableau ci-dessus, cette classification avec les données classiques.

*La CIM 10, classification de l'OMS*

Cette classification de l'Organisation mondiale de la santé, plus proche des conceptions européennes traditionnelles, parue dans la dixième révision de la classification internationale des maladies mentales (CIM) est proche de la classification DSM III R mais sépare plus nettement les phobies des attaques de panique (48).

Elle distingue :

– les troubles anxieux phobiques : agoraphobie avec ou sans trouble panique, phobie sociale, phobie spécifique, autres troubles phobiques ;
– les autres troubles anxieux, dont le trouble panique et l'anxiété généralisée et le trouble anxio-dépressif ;
– les troubles obsessionnels compulsifs ;
– les réactions à des facteurs de stress importants et les troubles de l'adaptation — les troubles dissociatifs (de conversion) ;
– les troubles somatoformes dont le trouble hypocondriaque et le dysfonctionnement neurovégétatif ;
– les autres troubles névrotiques, dont la neurasthénie.

### *Épidémiologie : la fréquence des troubles anxieux*

La très grande fréquence des troubles anxieux apparaît nettement dans le tableau ci-dessous :

| PRÉVALENCE* DES TROUBLES ANXIEUX<br>DANS LA POPULATION GÉNÉRALE | | |
|---|---|---|
| **Prévalence à 6 mois (ECA)** | | |
| Tous troubles anxieux | 9 % | |
| Trouble panique | 0,9 % | |
| Agoraphobie | 3,4 % | |
| **Prévalence vie entière (Lépine, 1994)** | Hommes | Femmes |
| Trouble panique | 1,4 % | 3,3 % |
| Agoraphobie | 3,7 % | 9,9 % |
| Phobie sociale | 2,1 % | 5,4 % |
| Phobie simple | 10,5 % | 23,2 % |
| * Fréquence du trouble sur une période déterminée. | | |

## ATTAQUE ET TROUBLE PANIQUE (L'ANCIENNE NÉVROSE D'ANGOISSE)

### *L'attaque de panique (l'ancienne « crise d'angoisse aiguë »)*

L'attaque de panique est un phénomène d'anxiété paroxystique. Sa survenue est spontanée et imprévisible, son déclenchement est le plus souvent brutal. L'accès peut durer de quelques minutes à quelques heures, sa résolution est progressive et laisse place à une impression de fatigue et/ou de soulagement marquée (11).

La symptomatologie de l'attaque de panique est souvent dominée par les manifestations somatiques. Les symptômes cardio-vasculaires sont très fréquents : tachycardie, palpitations, sensations de chaud ou de froid plus ou moins accompagnées de modifications vasomotrices, de douleurs précordiales, de sensations d'oppression ou de gêne thoracique. Il en est de même pour les symptômes respiratoires : sensation d'étouffement, dyspnée. Enfin, d'autres symptômes peuvent s'ajouter (neurovégétatifs, digestifs ou urinaires) : tremblements, sensations d'étourdissement, de vertige, d'instabilité, voire d'évanouissement, sueurs, nausées, douleurs abdominales, crampes.

Peuvent aussi s'y associer des troubles psychosensoriels à type de dépersonnalisation, de déréalisation ou de distorsion des perceptions. Ces troubles se surajoutent souvent à des troubles de la conscience, baisse de la vigilance, arrêt ou accélération du cours de la pensée.

Les manifestations subjectives de la crise sont habituelles bien que parfois discrètes : sensation angoissante de perte de conscience ou d'entrée dans la « folie», crainte de se livrer à un acte dangereux ou socialement incongru, liée au sentiment de perte de contrôle.

La traduction comportementale des crises est le plus souvent discrète : le patient est inhibé et évite de révéler à son environnement son expérience émotionnelle tout en cherchant, le cas échéant, à quitter une situation considérée comme anxiogène et à trouver un recours dans un lieu familier ou auprès de personnes sécurisantes. On peut aussi voir se développer des états d'agitation ou d'agressivité avec des accès de colère.

### *Le trouble panique (l'ancienne « névrose d'angoisse»)*

L'attaque de panique peut rester isolée ou survenir de façon sporadique. Elle peut également se répéter, constituant alors le « trouble panique », ce qui est le cas chez moins d'un tiers des sujets ayant éprouvé des attaques de panique. Les premières attaques de panique apparaissent dans la très grande majorité des cas entre 20 et 30 ans (38), à la fin du printemps ou au cours de l'été et trois à quatre fois plus souvent le jour que la nuit.

Secondairement peut se développer une « peur d'avoir peur » qui se manifeste par une anxiété anticipatoire et une anxiété phobique (37). L'anxiété anticipatoire est liée à la crainte de voir se déclencher une nouvelle crise aiguë ; elle peut s'autonomiser et prendre la forme d'une anxiété généralisée. L'anxiété phobique est de type agoraphobique : le patient, sous l'influence de son anxiété anticipatoire, tend progressivement à éviter toutes les situations qui le laisseraient sans recours en cas de survenue d'une nouvelle attaque de panique, et se replie petit à petit chez lui.

### *Troubles de la personnalité et trouble panique*

La fréquence de leur association varie, selon les études, de 27 % à 58 %. Les traits les plus fréquemment retrouvés appartiennent au registre des personnalités dépendantes, évitantes, histrioniques et limites ; ils sont cependant peu spécifiques du trouble panique. De plus, pour certains auteurs, les patients présentant un trouble panique auraient moins de traits de personnalité pathologiques que d'autres patients consultant en psychiatrie pour des troubles divers (2, 45), une phobie sociale (51), un TOC (46) ou un trouble dysthymique (59).

### *Caractéristiques évolutives et retentissement social*

Bien que très variable, l'évolution paraît plutôt favorable pour une majorité de patients. Pour les autres, la symptomatologie a tendance à évoluer sur un mode chronique et fluctuant et reste soumise à l'influence des événements de la vie, souvent aggravants, mais aussi parfois bénéfiques. Les intervalles libres de symptômes sont cependant rares chez ces patients. En cas de rémission, les attaques de panique cèdent fréquemment la place à une symptomatologie résiduelle de type anxieux, phobique ou dépressif (32).

Les complications les plus fréquentes survenant dans l'évolution d'un trouble panique sont l'agoraphobie, dont la fréquence de survenue est mal cernée en raison des incertitudes diagnostiques qui persistent dans la délimitation de ces deux syndromes ; les conduites addictives représentent le second type de complication du trouble panique par la fréquence. L'abus d'alcool se développe chez 15 % à 16 % des patients anxieux (20, 64). L'abus de substances toxiques concerne essentiellement les tranquillisants. Les autres complications concernent certaines maladies organiques, en particulier l'ulcère gastro-duodénal et l'hypertension artérielle ; le suicide et les tentatives de suicide sont également fréquents, avec des chiffres comparables à ceux observés chez les déprimés. Enfin, une symptomatologie dépressive s'installe volontiers lorsque le trouble devient chronique, entraînant alors des difficultés relationnelles et sociales de plus en plus importantes.

### *Diagnostic différentiel*

Compte tenu du contexte d'urgence, notamment lors des premières attaques de panique, la crise d'angoisse aiguë ne peut être retenue qu'après avoir éliminé une atteinte organique. Il conviendra donc d'éliminer :

1. l'angor instable (ou angine de poitrine) : les douleurs d'allure cardiaque des attaques de panique n'apparaissent pas à l'effort et sont plus diffuses que celles de l'angor instable. En outre, elles ne répondent pas aux dérivés nitrés. Toutefois, comme on connaît l'importance de l'anxiété liée à une atteinte cardiaque organique, les examens complémentaires s'imposent au moindre doute.
2. L'hypoglycémie s'accompagne également de signes anxieux : la glycémie ou l'hyperglycémie provoquée devrait permettre de clarifier le diagnostic.
3. L' hyperthyroïdie, qui est généralement plus durable.
4. Un phéochromocytome dont les troubles végétatifs peuvent donner le change avec une attaque de panique, d'autant qu'existe souvent une anxiété secondaire à ce trouble endocrinien.
5. Le diagnostic d'épilepsie temporale doit être évoqué, en sachant que la durée d'une attaque de panique est beaucoup plus longue que celle d'une épilepsie. Mais si le doute persiste, l'électro-encéphalogramme et le scanner s'imposent.
6. La spasmophilie pour laquelle il est classique de dire que c'est une entité purement française. Ce syndrome tétaniforme, normocalcémique est encore sujet à controverse. Force est de reconnaître que son expression clinique est proche d'un trouble panique.
7. Le syndrome d'hyperventilation représente l'équivalent de la spasmophilie dans les pays anglo-saxons. Les dysrégulations métaboliques liées à l'hyperventilation entraînent différents symptômes, notamment ceux retrouvés dans l'attaque de panique sans qu'il soit possible, en toute logique, d'affirmer que cette dysrégulation est à l'origine de ce trouble anxieux, d'autant que celui-ci peut apparaître sans hyperventilation. Le contrôle de la ventilation excessive, tant dans la spasmophilie que dans le syndrome d'hyperventilation, notamment par la

respiration en air confiné (sac devant la bouche), entraîne une régression de la symptomatologie en coupant le cercle vicieux hyperventilation-crise d'angoisse.

## L'ANXIÉTÉ GÉNÉRALISÉE

Une fois l'anxiété aiguë repérée et décrite, l'anxiété moins intense et prolongée s'impose comme une entité spécifique. Cette forme est donc nommée « trouble anxiété généralisée ». Elle suscite de nombreuses discussions, compte tenu de ses limites imprécises et de son caractère hétérogène. Elle peut en effet recouvrir, en partie, le concept classique de personnalité anxieuse ou celui d'anxiété chronique.

### *Clinique et évolution*

L'anxiété généralisée, durable, s'exprime par quatre catégories de symptômes dont trois suffisent à assurer le diagnostic :

1. L'attente craintive, représentée par une inquiétude, des ruminations péjoratives concernant le sujet, sa famille ou sa situation professionnelle, est fréquente et s'accompagne souvent du signe suivant.
2. La tension motrice, s'exprimant au niveau du visage ou dans les gestes. Une asthénie et des douleurs fréquentes sont également décrites.
3. Les troubles neurovégétatifs sont habituels et analogues à ceux d'une crise aiguë d'angoisse *a minima*.
4. Enfin, l'hypervigilance concernant l'environnement se manifeste par une attention exagérée ou, à l'inverse, par une « distractibilité », de même que des difficultés de mémorisation, une irritabilité avec sentiment d'impatience et une insomnie.

Ces troubles sont intermittents et évoluent sur plusieurs mois, avec des recrudescences plus ou moins importantes qui n'atteignent toutefois pas l'intensité des crises aiguës d'angoisse (attaque de panique). Les rémissions sont plus ou mois partielles, rarement totales. Dans ce dernier cas, un sentiment de vulnérabilité persiste.

## *Pathologies associées*

L'anxiété généralisée se trouve très fréquemment associée à d'autres troubles mentaux et plus particulièrement aux autres troubles anxieux et aux troubles dépressifs.

### *Dépression et anxiété généralisée*

L'évolution du trouble d'anxiété généralisée est fréquemment compliquée d'épisodes dépressifs qu'il convient de distinguer des sentiments de frustration, de dégoût de la vie, de démoralisation et de désespoir souvent rencontrés chez ces patients (27). Cependant, si l'anxiété généralisée peut se compliquer de dépression (dans 37 % des cas) (4), elle peut également représenter un symptôme résiduel voire un symptôme précurseur d'un trouble de l'humeur.

### *Alcoolisme et anxiété généralisée*

Les études portant sur des populations d'alcooliques hospitalisés retrouvent une anxiété généralisée chez 2,4 % à 56,2 % des patients (13, 61, 53). Inversement, la prévalence de l'alcoolisme chez des patients présentant une anxiété généralisée est d'environ 10 % (57).

D'après Ross, le trouble anxieux apparaît après (51,1 % des cas) ou en même temps (10,3 % des cas) que les conduites alcooliques.

# LES ÉTATS PHOBIQUES

Les phobies sont définies par une anxiété déclenchée par un objet ou une situation phobogène spécifique. Cela entraîne des conduites d'évitement irrationnelles et incoercibles de l'objet ou de la situation phobogène. Le diagnostic de trouble phobique est justifié lorsque ces conduites d'évitement ont un retentissement social ou professionnel important.

Les phobies sont répertoriées en trois sous-groupes : l'agoraphobie, les phobies sociales et les phobies simples.

## *L'agoraphobie*

L'agoraphobie ne se limite pas à la peur des espaces découverts, comme elle a été décrite par Westphal en 1872 (62) ; elle désigne également un ensemble de phobies apparentées telles que la peur des foules, des magasins, des endroits publics, la peur de voyager seul dans les transports en commun (métro, train, autobus, avion), la peur de ne pas pouvoir quitter ou regagner son domicile.

La sévérité de l'anxiété phobique et la gravité des conduites d'évitement amènent certains sujets à s'invalider dans leur vie sociale, les confinant à leur domicile.

Le diagnostic d'agoraphobie associe donc la survenue d'une anxiété phobique dans au moins deux situations (foule, endroits publics, voyages, déplacements sans accompagnement), des symptômes anxieux, psychiques ou neurovégétatifs, directement liés à la confrontation ou à l'anticipation avec la situation phobogène ; enfin, l'évitement de la situation phobogène.

Dans le DSM III R, l'agoraphobie avec attaques de panique est répertoriée sous la rubrique « Troubles paniques ». L' ICD 10, au contraire, ne reconnaît pas l'agoraphobie avec attaques de panique comme une entité distincte de l'agoraphobie sans attaques de panique.

Les différentes études épidémiologiques retrouvent une nette prévalence féminine du trouble, évaluée à au moins deux tiers des cas. Le début du trouble survient le plus souvent chez l'adulte jeune, entre 18 et 35 ans. L'agoraphobie débuterait plus précocement chez les patients ayant eu des antécédents d'anxiété de séparation dans l'enfance (16), de phobie scolaire (10), de terreurs nocturnes (34, 44). Deux explications sont données : certains états anxieux de l'enfance favoriseraient une agoraphobie ultérieure ou alors les peurs infantiles et l'agoraphobie résulteraient d'une prédisposition générale du sujet à l'anxiété.

L'agoraphobie peut s'associer ou se compliquer soit d'un trouble panique, soit d'états dépressifs, soit enfin de phobies sociales ou d'autres symptômes névrotiques.

### *Les phobies sociales*

La phobie sociale apparaît habituellement à l'adolescence. Elle traduit la crainte d'être soumis à l'observation d'autrui dans des situations sociales habituelles : relation duelle (notamment avec une personne de sexe opposé), relation de groupe (lors de discussions, de repas, d'exposés oraux). La phobie sociale s'accompagne d'un sentiment de mésestime de soi, d'une peur d'être critiqué, d'une crainte envahissante de « perdre ses moyens », de « rougir », de bégayer, de ne pas pouvoir développer ses idées, d'avoir des troubles physiques, des nausées ou des envies impérieuses d'uriner. Des conduites d'évitement se développent en fonction des possibilités sociales, de la nature de la phobie et du contexte professionnel. Elle peut, dans la majorité des cas, entraîner des difficultés d'insertion sociale chez le sujet.

La phobie sociale peut être primaire : la crainte d'être humilié en public est apparue sans antécédents d'attaque de panique. Elle peut être secondaire, survenant après les attaques de panique. Elle se rapproche alors d'une agoraphobie avec la crainte d'avoir une crise d'angoisse aiguë et d'être reconnu comme vulnérable, « pas à la hauteur », d'être alors l'objet de railleries. Ces patients atteints d'un trouble secondaire sont rassurés par un proche, alors que les symptômes des patients atteints de phobies sociales primaires sont généralement aggravés par cette présence.

La phobie sociale non traitée est fréquemment chronique. Certains patients décrivent cependant un apprentissage des diverses situations phobogènes. La capacité d'y faire face, malgré l'anxiété, apparaît comme un des éléments d'une rémission progressive. L'évolution peut se faire également vers des attaques de panique, un trouble panique, un état dépressif ou des conduites toxicomaniaques médicamenteuses ou alcooliques.

### *L'anxiété liée au stress : l'anxiété de performance*

Ce que l'on appelle, en langage usuel, le « trac » se traduit par une anxiété qui apparaît le plus souvent lorsque le sujet doit exercer une activité en public (anxiété des acteurs, des musiciens, des sportifs). Elle peut également apparaître dans le cadre d'une situation plus individuelle, lorsque cette dernière est assimilée à une compétition ou lorsque le sujet a l'impression qu'un échec conduirait à une dévalorisation, examens ou relations intimes par exemple.

L'anxiété de performance a été intégrée aux phobies sociales dans le DSM IV, sans argument probant. Elle a été étudiée essentiellement chez les musiciens. On a pu retrouver une vulnérabilité biologique avec augmentation des processus d'éveil, mise en jeu excessive du système neurovégétatif dont témoigne l'accélération cardiaque. L'exacerbation des signes somatiques périphériques, comme les palpitations, la boule dans la gorge, est perçue de façon négative avec émergence d'un sentiment d'insécurité qui focalise les efforts du sujet au détriment de l'activité à mener, entraînant une baisse des performances.

L'anxiété de performance régresse souvent avec la poursuite de l'activité, lorsque le sujet est à même de s'y contraindre. Cette réalité confirme l'intérêt de la désensibilisation dans le cadre d'une exposition *in vivo* avec baisse ou extinction de la réponse conditionnée. Les médicaments et les psychothérapies visent le même objectif dans un laps de temps plus court. Différentes études ont mis en évidence l'intérêt de diminuer l'éprouvé corporel de la réaction excessive au stress. C'est dans cette optique qu'a été mis en valeur l'intérêt des bêtabloquants. Ces derniers n'entraînent pas de sédation et leur efficacité croît avec une prise en charge psychothérapique simultanée cognitivo-comportementale, incluant un apprentissage de la relaxation.

## *Les phobies simples*

Le troisième groupe de troubles phobiques est représenté par les phobies simples, limitées à un objet ou une situation phobogène très spécifique. Les plus courantes sont les phobies d'animaux, la phobie du sang, des soins dentaires ou de certains actes médicaux, celle d'utiliser les toilettes publiques, celle des hauteurs, des espaces clos, des voyages en avion ou de l'orage. Ces phobies sont généralement plus courantes chez la femme et surviennent habituellement à l'adolescence ou chez l'adulte jeune. Elles sont strictement isolées à l'objet ou à la situation phobogène et ne s'accompagnent pas de signes concomitants comme une anxiété généralisée, des attaques de panique spontanées ou une dépression. Leur évolution est non fluctuante et, sans traitement, elles persistent pendant des décennies.

Elles sont plus ou moins handicapantes en fonction du type de phobie et du degré de restriction de liberté lié à la conduite d'évitement de la situation phobogène. Les patients souffrant de phobie simple consultent tardivement parce qu'ils ont pu aménager leurs activités en évitant la situation phobogène. Toutefois, certaines phobies peuvent devenir envahissantes et invalidantes, comme la phobie des mouches ou des guêpes en été avec l'apparition d'une anxiété anticipatoire persistante.

Les phobies simples les plus fréquentes sont la claustrophobie, qui est la peur des lieux clos avec un sentiment d'étouffement; l'acrophobie, c'est-à-dire la crainte des lieux élevés avec pseudo-vertiges, la crainte de l'attirance du vide; la phobie spécifique des moyens de transport.

Mentionnons deux phobies assez particulières. La première est la zoophobie ou crainte des animaux. Elle débute entre 8 et 11 ans et se perpétue à l'âge adulte. Plusieurs facteurs favorisent l'aggravation de la phobie : l'omniprésence de l'animal phobogène, la crainte de transmettre cette phobie à son jeune enfant, une dépression intercurrente qui amplifie le symptôme phobique. Les accès de panique déclenchés par le stimulus phobogène sont très intenses.

La seconde est la phobie du sang, répandue chez 2 % à 4,5 % de la population et qui peut être la cause d'un handicap marqué, voire menacer la vie des patients (refus de gestes médicaux urgents ou d'interventions chirurgicales vitales). On ne retrouve pas de prépondérance féminine. Les patients situent le début de leur peur dans l'enfance (7 ans en moyenne selon Marks, 44). L'incidence familiale serait assez marquée. Ces phobies présentent une caractéristique clinique spécifique, elles s'accompagnent, en présence du stimulus phobogène, d'une réponse cardio-vasculaire diphasique. Dans un premier temps, le rythme cardiaque s'accélère légèrement en même temps que la pression artérielle augmente ; puis, quelques instants plus tard, se produit un ralentissement vagal du rythme cardiaque responsable d'un état nauséeux, de transpiration, voire d'une perte de connaissance.

## LES TROUBLES OBSESSIONNELS COMPULSIFS

Si la dénomination de trouble obsessionnel compulsif (TOC) est récente, puisqu'elle est apparue en 1982 dans le DSM III, les premières descriptions ont été faites au XVIe siècle. L'origine psychologique du trouble est reconnue depuis les travaux de Westphal qui en a donné, en 1878, une description toujours admise. Depuis les hypothèses psychopathologiques formulées par Janet, puis surtout par Freud, ce trouble était classé parmi les névroses : la classique « névrose obsessionnelle ».

Le TOC se caractérise par deux manifestations, les obsessions et les compulsions d'une part, et la gêne qu'elles induisent dans la vie quotidienne d'autre part.

### *Les obsessions*

Les obsessions sont des pensées persistantes et récurrentes qui envahissent la conscience du sujet en dehors de sa propre volonté. Ces idées sont de caractère irrationnel et, parfois, de contenu répugnant.

Il est classique d'en distinguer deux types :

1. Les obsessions idéatives correspondent à des ruminations métaphysiques, morales ou mystiques qui prennent souvent l'allure d'interrogations interminables que le sujet se pose à propos de ses actes.
2. Les obsessions phobiques sont classiquement opposées aux phobies simples car la crainte apparaît en dehors de la présence de l'objet phobogène.

Ces obsessions impulsives correspondent à une peur obsédante de commettre un acte « contre nature », immoral ou criminel ou de prononcer des paroles grossières dans un endroit incongru. L'exemple le plus classique est celui des sujets qui, par peur de prononcer des paroles blasphématoires dans un lieu de culte, soulagent leur anxiété en les proférant à voix basse. Ces symptômes génèrent constamment une lutte anxieuse mais le passage à l'acte est exceptionnel ou reste souvent à l'état d'ébauche, soulageant alors souvent le sujet.

### *Les compulsions*

Les compulsions ont pour but de lutter contre l'anxiété engendrée par les obsessions mais peuvent en être aussi l'équivalent comportemental. Quel que soit le symptôme obsessionnel, il a un caractère répétitif, stéréotypé et reconnu comme absurde. Ces symptômes sont vécus comme des contraintes internes et les désirs de résistance sont générateurs d'une lutte anxieuse, soulagée par l'accomplissement du geste compulsif. Ces patients s'imposent des superstitions personnelles absurdes, auxquelles ils ne peuvent résister sous peine de déclencher, pensent-ils, des catastrophes pour eux-mêmes ou pour leur entourage. Les compulsions peuvent être séparées en rites de vérifications d'une part, et de lavages d'autre part. Ces gestes, souvent utilisés par les patients pour lutter contre les obsessions, peuvent aussi se développer de manière indépendante et revêtir, en eux-mêmes, un caractère obsédant. Pour lutter contre leurs obsessions, les patients mettent en place des rituels, véritables stratégies mentales ou comportementales, dans un enchaînement sans fin et d'autant plus contraignant que toute résistance fait immédiatement renaître l'angoisse.

Divers regroupements syndromiques associent, de façon plus ou moins logique, les obsessions et les compulsions chez certains patients. Les idées de contamination par la saleté ou les microbes sont souvent associées à des compulsions de nettoyage, les obsessions du doute sont fréquemment liées aux vérifications multiples. D'autres sujets décrivent une lenteur excessive qui peut donner le change pour une symptomatologie dépressive. Cette forme clinique est en fait celle qui a été décrite par Janet (1903) sous le nom de psychasthénie. Ces patients consultent moins que les autres et sont souvent difficiles à distinguer de certains malades dépressifs.

### *Les personnalités obsessionnelles*

Il existe aussi des personnalités obsessionnelles qui peuvent donner le change tant que ne transparaît aucune angoisse. Ces sujets, méticuleux et rigides, organisent leur existence d'une manière stéréotypée de telle façon qu'aucune incertitude, aucun doute, ne puisse émerger. D'autres types de personnalités, psychasthéniques, organisées autour de la même structure obsessionnelle, semblent plus fragiles. Ces sujets sont perfectionnistes, très sensibles à l'opinion des autres et à leur propre jugement. Ils ne sont pas toujours manifestement anxieux, mais se plaignent surtout d'une asthénie chronique.

Le diagnostic de TOC est souvent tardivement posé du fait même des réticences des patients à parler de ces symptômes qu'ils considèrent comme honteux. C'est donc souvent lors de l'apparition de complications dépressives et dans un contexte d'épuisement que le praticien est confronté à ce tableau clinique.

L'évaluation de la gêne est alors indispensable car elle détermine le pronostic thérapeutique ultérieur. Comme pour les autres troubles anxieux, il semble que l'association de traitements chimiothérapiques et cognitivo-comportementaux constitue le garant d'une bonne efficacité thérapeutique.

## LES RÉACTIONS ANXIEUSES PATHOLOGIQUES À UN ÉVÉNEMENT TRAUMATIQUE

Elles recoupent, en grande partie, ce qui est décrit dans le chapitre consacré au stress.

# LES BASES BIOLOGIQUES

## A — LA NEUROPHYSIOLOGIE DE L'ANXIÉTÉ

L'anxiété, qu'elle soit normale comme la peur en situation de danger, ou pathologique, coexiste avec la mise en jeu du système nerveux autonome à dominance sympathique (système catécholaminergique), mais aussi du système sérotoninergique et du système GABAergique. L'activation du système nerveux autonome permet l'état d'éveil du système nerveux central qui va alors « chercher » la réponse ou l'action la plus adaptée à la situation nouvelle.

La réponse adaptée, qu'elle soit comportementale (fuite ou lutte), ou plus élaborée, cognitivo-affective (action sur la situation anxiogène ou mise à distance de l'affect : par exemple, une gestion adaptée de l'anxiété de séparation se traduit par la mise en place d'un substitut maternel, l'étayage sur une relation affective rassurante) permet un retour à la normale, à l'homéostasie.

L'anxiété pathologique diffère des émotions normales par l'absence de mise en place d'actions adaptatives spécifiques, par exemple dans l'anxiété généralisée, ou par des tentatives de réponses inadaptées et insuffisantes, dont la précarité et l'absence de résultats réellement efficaces sont elles-mêmes génératrices d'anxiété. C'est le cas, par exemple, avec les mécanismes de défenses phobiques (évitement d'un objet ou d'une situation angoissante) ou obsessionnelles (pensées obsédantes ou rituels compulsifs) : la perception par le sujet de l'inefficacité de ses mécanismes de défenses, censés pourtant contenir l'angoisse, vient encore renforcer son angoisse. À partir de là, un véritable « cercle vicieux » se met en place.

Cette approche étiopathogénique de l'anxiété est d'autant plus intéressante qu'elle permet de rapprocher les différentes théories psychodynamiques et biologiques qui ont été envisagées dans l'explication des troubles anxieux. En effet, le mode d'entrée dans la « spirale anxieuse » peut se faire à différents niveaux :

– L'activation des voies catécholaminergiques et/ou sérotoninergiques peut se faire par voie « haute », corticolimbique : tout individu est en permanence engagé dans des plans d'action qui se succèdent harmonieusement les uns aux autres. L'anxiété apparaît lorsqu'une surcharge d'informations entraîne une rupture de ce processus, une interruption des plans d'action (63) : c'est ce « vide cognitif », cette impossibilité d'adaptation à la situation qui est génératrice d'angoisse. Selon le modèle développé par Gray (28, 29), c'est le système septohippocampique, élément du système limbique, qui traite les stimuli ressentis en fonction de l'expérience apprise. Le système septohippocampique, capable de stocker un grand nombre d'associations stimuli-sensations, peut donc comparer les situations nouvelles aux réponses antérieures. Selon ce modèle, ce serait soit l'impossibilité de trouver une réponse, soit la similitude avec une situation anxiogène préalable qui entraînerait l'apparition de l'état anxieux.

On sait, par ailleurs, que ce système septohippocampique est en relation étroite avec le locus coeruleus (et donc avec les voies noradrénergiques) et avec les noyaux du raphé sérotoninergiques. Ces connections permettent donc de faire le lien avec les mécanismes neurobiologiques de l'anxiété.

– L'activation des voies catécholaminergiques et/ou sérotoninergiques peut également se faire par voie « basse » : c'est ainsi que l'hyperventilation, entraînant une alcalose respiratoire et une baisse de la pression de $CO_2$, stimule, par la mise en jeu des chémorécepteurs bulbaires, l'activité sécrétoire du locus coeruleus et entraîne des attaques de panique. De même, la perception de manifestations périphériques habituellement liées à l'angoisse, telles que les palpitations, entraîne l'attaque de panique.

Des agents chimiques divers peuvent également provoquer des crises d'angoisse par leur action sur ces systèmes : ceci se retrouve avec des perfusions de lactate, ou en cas d'administration de yohimbine ou de stimulants noradrénergiques. À l'inverse, l'effet anxiolytique de produits à tropisme sérotoninergique, tels que la Buspirone (Buspar®), la clomipramine (Anafranil®) ou la fluoxetine (Prozac®), est maintenant bien connu.

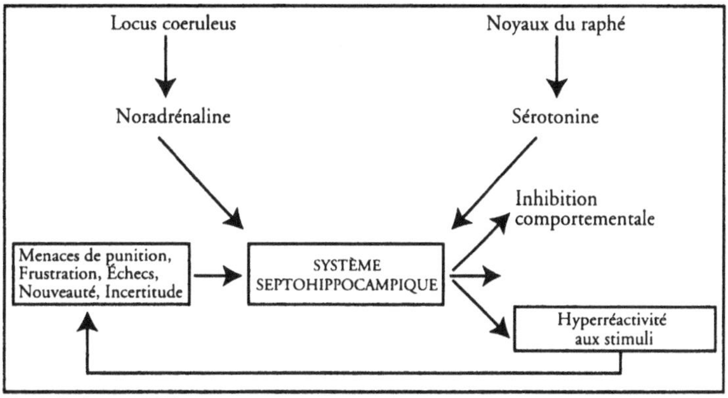


(d'après Boulanger - 1987).

Schéma 22

## B — LA NEUROBIOCHIMIE DE L'ANXIÉTÉ

Bien qu'étroitement liée à la neurophysiologie précédemment décrite, nous la présenterons séparément, dans la mesure où les méthodes d'études sont spécifiques, essentiellement pharmacologiques.

### 1 — RÔLE DU SYSTÈME CATÉCHOLAMINERGIQUE

Les symptômes ressentis par les sujets présentant une crise d'angoisse (palpitations, polypnée, envie d'uriner, etc.) sont les mêmes que ceux provoqués par une hyperactivité du système nerveux autonome. Dans le même ordre d'idée, la yohimbine, antagoniste des récepteurs adrénergiques, induisant une décharge massive de catécholamines, est un puissant panicogène.

Le locus coeruleus est un des noyaux le plus importants du système catécholaminergique central, contenant la moitié des corps cellulaires des neurones noradrénergiques centraux. Il présente de multiples efférences, notamment corticales, limbiques et thalamiques. Les substances stimulant les centres noradrénergiques, et notamment le locus coeruleus, ont maintes fois montré leur pouvoir anxiogène, parallèle à l'augmentation des catécholamines au niveau central. À l'inverse, certains psychotropes, dont le seul point commun est de diminuer l'activité du locus coeruleus, ont des propriétés anxiolytiques, retrouvées tant chez l'animal que chez l'homme : il en est ainsi de la clonidine, de la clomipramine, et de la morphine.

Cependant, ce seul dysfonctionnement catécholaminergique ne suffit pas à expliquer la genèse et la pérennisation des troubles. D'autres voies de neuro-transmission sont impliquées.

## 2 — RÔLE DU SYSTÈME SÉROTONINERGIQUE

L'implication de ce système dans l'anxiété a été suggérée par les résultats des études de pharmacologie expérimentale. En effet, certains auteurs ont montré que la stimulation, chimique ou électrique, des voies sérotoninergiques ascendantes augmentait les réponses « d'anxiété » dans des tests utilisés chez l'animal (55).

Les voies sérotoninergiques centrales sont actuellement relativement bien connues. Les corps neuronaux sont situés dans les noyaux du raphé, au niveau du mésencéphale. Les neurones des noyaux dorsaux et médians se projettent et se recouvrent sur le cortex antérieur, sur les ganglions de la base, sur les structures limbiques et sur l'hypothalamus. En fait, le noyau médian est la « source » principale des neurones sérotoninergiques et ses afférences sont particulièrement importantes vers l'hippocampe, le cortex préfrontal et la cingula.

Chez l'homme, quatre types de récepteurs, les 5-HT1 A, 5-HT1C, 5-HT2 et 5-HT3, ont été mis en évidence. Il est probable que les récepteurs 5-HT1C et 5-HT2 sont des activateurs de la transmission sérotoninergique alors que les 5-HT1 A moduleraient cette activité. L'intervention des mécanismes sérotoninergiques dans les phénomènes anxieux est donc difficile à interpréter et n'est certainement pas univoque.

La théorie avancée par Gray (28, 29) pourrait réconcilier les hypothèses noradrénergiques et sérotoninergiques quant à l'origine du trouble panique. Pour cet auteur, le système sérotoninergique aurait un rôle inhibiteur tant sur le locus coeruleus que sur les noyaux septohippocampiques. Par ailleurs, l'administration de lactate induirait une intense recapture de sérotonine, entraînant une levée du frein apposé sur les centres noradrénergiques. Cette brusque levée d'inhibition et la « décharge catécholaminergique », qui en est la conséquence, pourraient contribuer à déclencher l'attaque de panique, qui, en renforçant les effets de la sérotonine, agirait indirectement en diminuant l'activité d'un système catécholaminergique hypersensible.

## 3 — RÔLE DU SYSTÈME GABAERGIQUE

Les récepteurs aux benzodiazépines, médicaments puissamment anxiolytiques, ont été découverts en 1977 (56). Ils sont localisés au niveau des synapses GABAergiques et sont couplés au site de fixation de ce neurotransmetteur. Le récepteur aux benzodiazépines est associé à un canal chlore et au récepteur GABA dans un complexe supramoléculaire.

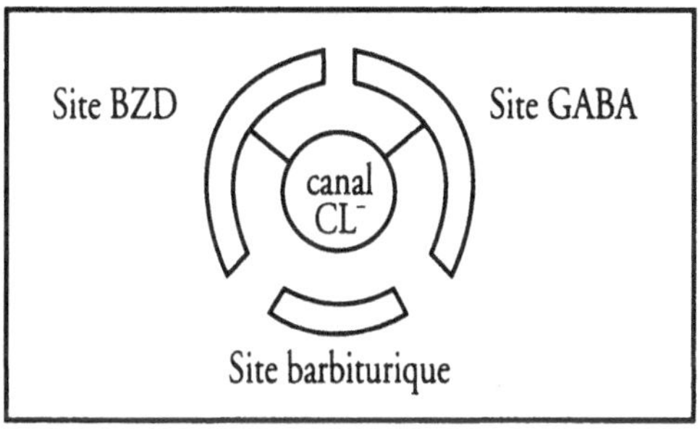


Le récepteur au GABA Vue supérieure
Schéma 23

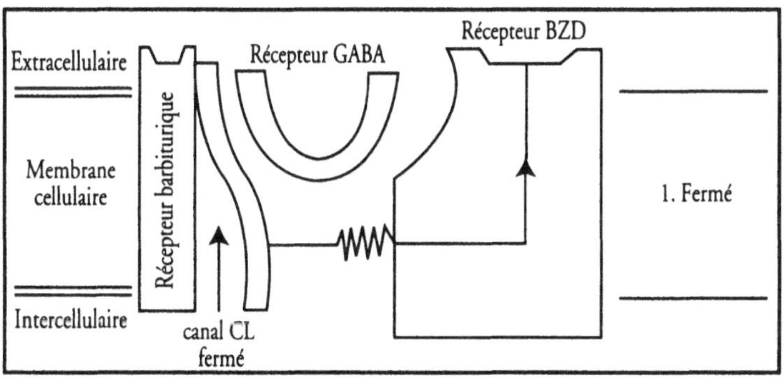


Vue transversale, en coupe
Schéma 24

Schématiquement, la fixation du GABA sur son site permet son activation et l'ouverture du canal chlore. Le site de fixation du GABA peut fixer des antagonistes, entre autres, des épileptogènes ou des agonistes qui sont, en quelque sorte, des anxiolytiques et des anticonvulsivants : c'est le cas des benzodiazépines ou des barbituriques.

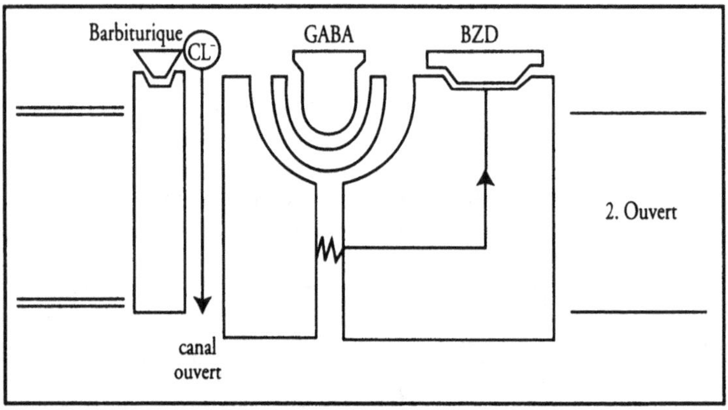


Le récepteur au GABA :
ouvert par le GABA ou des agonistes
(benzodiazépines, barbituriques)
Schéma 25

Contrairement à ce qui a été décrit pendant des années, les récepteurs GABA ne sont pas représentés par un type unique de site pharmacologique. La nomenclature internationale préfère cependant actuellement les noms de ω1, ω2 à ceux de BZ1, BZ2 et BZP pour éviter une équivoque quant à la fonction des récepteurs. En effet, il existe actuellement d'autres molécules agonistes GABA que les benzodiazépines.

Le GABA est un neuromodulateur qui vient agir sur 30 % des synapses, ce qui donne une idée de son importance.

Diverses données de pharmacologie animale suggèrent que l'activation des systèmes GABAergiques serait un phénomène compensateur induit par la situation anxiogène. Toutefois, si la mise en situation est répétée, cette « stimulation » GABAergique peut s'accompagner, par un phénomène d'autorégulation, d'une désensibilisation des récepteurs GABA, qui peut conduire à un dysfonctionnement chronique du système.

L'anxiété serait alors la conséquence de cet état de désensibilisation.

Tout comme les récepteurs sérotoninergiques, les sites de fixation GABAergiques semblent être un ensemble hétérogène. Les fonctions de tous les sous-groupes de récepteurs sont certainement différentes mais ne sont actuellement pas toutes élucidées. Il est probable que les dysfonctionnements de chacun de ces sous-types de récepteurs n'ont pas la même traduction clinique, ce qui pourrait, en partie, expliquer la constatation de propriétés thérapeutiques distinctes des différents agonistes appartenant ou non à la même classe thérapeutique. Il devient ainsi possible de mieux séparer les propriétés anxiolytiques, sédatives ou anticonvulsivantes.

Il semble donc que l'anxiété ne résulte pas du dysfonctionnement d'un seul système de neurotransmission mais soit en fait associée à une dysrégulation globale de ces voies. Malgré leur diversité apparente, les modifications neurobiochimiques observées dans les troubles anxieux présentent une certaine cohérence. En effet, le système GABAergique contrôle l'activité de nombreux autres systèmes neuronaux dont les voies sérotoninergiques et noradrénergiques.

# Chapitre 3

# La dépression

La dépression se cache sous de multiples masques. Ainsi, la description classique du déprimé, avec son faciès torturé, ses sourcils pathétiques, ses yeux embués ou vides de larmes, son attitude prostrée et immobile, son débit verbal ralenti, monotone et pauvre, son discours coupable, autodépréciatif et auto-accusateur, ne représente-t-elle que la forme la plus aisément évidente et facile à diagnostiquer. En effet, certains déprimés cachent leur désarroi derrière un sourire. D'autres, bien loin d'être ralentis, parce qu'assaillis par une angoisse extrême, s'agitent autant dans l'espace que dans leur discours. D'autres encore, les plus nombreux peut-être, colmatent leur désarroi émotif derrière des préoccupations physiques et hantent, sans y trouver de soulagement, les cabinets de consultations des généralistes. Certains travaux ont mis en évidence que trois déprimés sur quatre consultent d'abord leur médecin qui, dans 80 % des cas, pose un diagnostic de maladie physique.

La dépression se caractérise d'abord par un changement plus ou moins radical de l'humeur. Habituellement actif, le sujet est aboulique, inhibé, inquiet. Elle est parfois plus difficile à diagnostiquer lorsqu'elle se traduit par une aggravation de traits de personnalité antérieurs — aggravation souvent mal perçue et minimisée par l'entourage — ou par des plaintes corporelles diverses.

## L'ÉTAT DÉPRESSIF

Il s'agit d'un syndrome, traduisant une triple atteinte, affective, intellectuelle et somatique, constitué principalement de quatre symptômes qui sont l'humeur dépressive, la perte de l'élan vital, le ralentissement psychomoteur, ainsi que les troubles des régulations physiologiques : troubles du sommeil, de l'appétit, du poids, de la sexualité (16, 17, 18, 41, 42, 43).

### *L'humeur dépressive*

La tristesse est le symptôme majeur de la dépression. Elle a un caractère inexorable et irréductible à quelque raison que ce soit. Cette tristesse s'exprime diversement. Ainsi, le malade se plaint d'ennui, de sentiment de chagrin sans motif ou disproportionné. L'existence a perdu sa saveur. Des crises de larmes apparaissent fréquemment ou, parfois, le besoin de pleurer se fait pressant et le malade ne peut le satisfaire : « Si, au moins, je pouvais pleurer ». Cette tristesse se reflète objectivement dans le masque, les larmes, le discours pessimiste et l'abattement. On constate ici à la fois une variation dans le temps et selon les circonstances. Plus prononcée le matin, elle s'estompe quelque peu en fin de journée, atténuée par la pression des impératifs sociaux. Elle atteint son paroxysme au décours de la nuit d'où, parfois, les risques de conduite suicidaire.

La tristesse se traduit par un vécu pessimiste avec de nombreux sentiments d'insatisfaction, de dévalorisation et d'autodépréciation qui peuvent aller jusqu'aux idées d'indignité, de culpabilité et d'incurabilité.

L'humeur triste n'est pas la seule modalité de la dépression. Parfois, l'agressivité domine, allant de l'irritation au refus, voire à la violence. L'humeur indifférente est aussi une modalité de la dépression. Enfin, un sentiment d'anxiété et d'angoisse accompagne presque toujours cet état de malaise physique et psychique.

### *La perte de l'élan vital (encore appelée « l'anhédonie »)*

Ce symptôme se caractérise par une perte de l'énergie : le sujet se sent sans ressort, toute activité lui paraît au-dessus de ses forces, il est très vite fatigué ; une perte de l'envie d'agir : aucun projet ne le stimule, tout lui paraît inutile ; une perte des intérêts habituels pour le travail, la vie familiale, les loisirs ; une perte de la capacité à éprouver du plaisir : qu'il soit alimentaire, sexuel, intellectuel, ou esthétique.

### *Le ralentissement psychomoteur*

Le ralentissement psychique, véritable inhibition, est douloureusement ressenti par le patient. Le cours de la pensée est pénible, les capacités d'association sont entravées. Il y a un appauvrissement des thèmes et leur développement est difficile. Le patient éprouve des difficultés pour se concentrer, pour rassembler ses idées et soutenir son attention pour la lecture ou la conversation.

Le ralentissement est également moteur. Le comportement évoque l'abattement, l'apathie et la lenteur motrice, avec pauvreté et lenteur gestuelle, mimique inexpressive et regard terne, voix basse et monotone, parole ralentie, vieillissement apparent.

### *Les troubles des régulations physiologiques*

Les troubles du sommeil, tels qu'insomnie « des petites heures » du matin, de l'appétit et du poids, de la sexualité et de la menstruation, la fréquence des troubles digestifs, allant de la « langue chargée » aux désordres du transit intestinal, voire même les douleurs sans substrat (psychalgies), sont particulièrement évocateurs.

Ces quatre caractéristiques de base de l'état dépressif peuvent être diversement associées et leur intensité plus ou moins importante, ce qui donne un grande variété tant dans les tableaux cliniques que dans la gravité.

## LES FACTEURS ENTRANT EN JEU DANS LE DÉCLENCHEMENT D'UN ÉTAT DÉPRESSIF

On séparait, jusqu'à une époque récente, les « dépressions endogènes » des « dépressions psychogènes ». Les facteurs endogènes et psychogènes sont, en fait, le plus souvent associés ; il convient alors d'évaluer le poids de chacun et de tenir compte des facteurs suivants :

1. L'organisation biologique cérébrale — neurotransmetteurs, synchronisation des rythmes biologiques et bagage génétique — permet d'évaluer le poids des facteurs endogènes.
2. L'organisation psychologique du sujet — personnalité, biographie infantile et événements récents — détermine le poids des facteurs psychogènes.

Trois types de dépressions ont pu être ainsi décrites.

1. Dans les **dépressions « endogènes »** il n'y a pas de circonstances déclenchantes ni sur le plan physique, ni sur le plan psychologique (circonstance pouvant tenir lieu de cause psychologiquement explicable). Il y a des antécédents dépressifs personnels et surtout familiaux. Le trouble dépressif endogène se retrouve préférentiellement dans le cadre de l'évolution d'une maladie maniaco-dépressive.

La sémiologie associe, de façon caractéristique, trois éléments qui sont l'inhibition, qui est importante ; l'insomnie, qui se caractérise par un éveil matinal anxieux ; l'aggravation matinale de l'humeur et l'amélioration dans la soirée.

2. Dans les **dépressions « psychogènes »** sont décrits des facteurs déclenchants, tels que ruptures, conflits, pouvant tenir lieu de cause capable d'expliquer psychologiquement le trouble.

La sémiologie se caractérise par la sensibilité de l'humeur aux conditions ambiantes, l'insomnie d'endormissement et la tendance à l'aggravation vespérale du trouble.

On regroupait sous ce vocable à la fois les dépressions « **réactionnelles** » liées à des événements traumatisants (la dépression réactionnelle est secondaire à un ou plusieurs traumatismes psychologiques repérables) ainsi que les **dépressions « névrotiques » ou les « névroses dépressives »**, survenant chez des sujets présentant des troubles de la personnalité anciens.

Nous renvoyons le lecteur au schéma de la page qui montre que l'on considère, à l'heure actuelle, que ces éléments sont intriqués, mais avec un poids différent selon chaque individu.

3. Restent les **dépressions secondaires** à une atteinte somatique : celle-ci peut toucher soit le système nerveux central, lors d'atteintes organiques cérébrales : démence sénile, artériopathique ou post-traumatique, tumeur cérébrale, épilepsie, maladies de Parkinson, paralysie générale ; soit l'organisme entier : atteinte dite symptomatique d'une affection systémique (hépatite, hypothyroïdie, diabète...), ou d'une atteinte toxique : sevrage alcoolique ou amphétaminique, prise de corticoïdes, de contraceptifs ou de certains hypotenseurs.

## QUELQUES FORMES PARTICULIÈRES OU TROMPEUSES DE LA DÉPRESSION

Certaines formes nous paraissent intéressantes à décrire, car elles peuvent être particulièrement trompeuses.

### *Les dépressions masquées*

Il s'agit d'états dépressifs pour lesquels les symptômes dépressifs proprement dits ne sont pas au premier plan du tableau clinique, voire peuvent être inapparents, les plaintes se situant avant tout dans le domaine somatique. Ce type de dépression atteindrait environ 3 % de la population générale et représenterait 20 % des cas hospitalisés en médecine générale.

Ces patients viennent le plus souvent consulter en médecine générale pour des symptômes somatiques. Leurs plaintes sont extrêmement variées, parfois localisées, plus souvent multiples et diffuses. Elles concernent surtout le système nerveux central, le système cardio-vasculaire, le tube digestif ainsi que le système respiratoire.

Tous les phénomènes douloureux peuvent constituer des manifestations somatiques de la dépression. Ainsi, par exemple, les céphalées sont fréquemment rencontrées. De par leurs caractéristiques cliniques, elles peuvent à elles seules orienter le diagnostic. De sièges très variables, décrites de façon très imprécises par les patients, elles sont la plupart du temps rebelles à tout traitement antalgique classique. Enfin, elles sont souvent associées à des éléments anxieux.

Toutes les autres douleurs peuvent intéresser des régions aussi diverses que la région dorso-lombaire, la région abdominale ou la région thoracique. Là encore, les douleurs doivent faire évoquer le diagnostic devant la grande imprécision de phénomènes décrits par les patients.

La fatigue et l'insomnie sont fréquemment évoquées, mais au deuxième plan, derrière les autres plaintes somatiques et cela va souvent contribuer à tromper les cliniciens.

Le diagnostic reposera essentiellement sur la mise en évidence d'un noyau dépressif dominé par l'inhibition, les troubles du sommeil, les troubles de la libido et la perte de l'élan vital.

Dans la dépression masquée, l'examen somatique est négatif, il existe pour le moins un décalage entre les plaintes alléguées par le patient et les données de l'examen. Parfois, et de façon également trompeuse, le tableau somatique sous-jacent est réellement sévère, tout au moins initialement. Ces patients, qui ont subi une affection somatique grave mais dont l'évolution clinique est objectivement favorable, continuent pourtant à présenter une symptomatologie proche de l'accident initial. C'est dans des suites d'affections somatiques (infarctus, cancer...) qu'il faudra être particulièrement attentif pour rechercher les éléments de la série dépressive (inhibition, trouble du sommeil, perte de l'élan vital) qui sont quasi constants dans un tel tableau clinique.

## *Les dépressions hostiles*

Chez certains sujets, c'est l'hostilité qui peut prendre le devant du tableau clinique, venant prendre la place de la tristesse ou la masquer (19).

Cette humeur hostile se traduit par de l'irascibilité, de la bouderie, de la rancœur et de la colère. Elle n'a de valeur symptomatique que lorsqu'elle se démarque nettement du mode d'être antérieur du sujet. Cette hostilité peut être latente, camouflée, déguisée, retenue, mais aussi manifeste, intentionnelle, amorcée ou agie dans des comportements d'agression.

La « mauvaise » ou « méchante » humeur caractérise certains mélancoliques dès les prodromes de l'accès. Habituellement affables, sociables et disponibles, ces patients se rétractent, évitent les contacts ou y réagissent avec défiance. Souvent profondément inhibés, ces mélancoliques adoptent des attitudes de refus, de non-coopération susceptibles de susciter chez leurs proches des mouvements affectifs négatifs souvent violents.

Une des originalités de ces dépressions hostiles périodiques tient en la guérison simultanée de la double dimension dépressive et agressive. Le sujet ne garde souvent aucun souvenir de sa phase de « très mauvaise humeur » et des dommages relationnels qu'elle a pu provoquer.

La dépression passive-agressive du sujet âgé mérite une mention particulière. Il est en effet important de rechercher chez tout sujet âgé, présentant une symptomatologie caractérielle avec agressivité, une évolution dépressive. On connaît aussi de nombreux sujets âgés chez lesquels la dépendance captatrice et tyrannique à l'égard des proches est dominante et s'exprime par une hargne coléreuse et une régression corporelle et hypocondriaque très angoissantes et culpabilisantes pour l'entourage. Des syndromes oppositionnels à note agressive sont également décrits, marqués par la clinophilie, la bouderie, la colère lors des stimulations, le mutisme, le refus de se lever et de marcher.

## *Les dépressions saisonnières*

Les troubles affectifs saisonniers (32, 33) représentent un sous-groupe des troubles dépressifs. Ils réunissent certaines caractéristiques habituelles des dépressions, mais on peut y observer une sémiologie particulière. Il faut noter que ces dépressions répondent aussi favorablement à la photothérapie.

La majorité des malades est composée de femmes d'environ 35 ans. L'âge de début des troubles est de 23 ans en moyenne, avec une aggravation progressive des symptômes avec l'âge. Les épisodes dépressifs commencent habituellement entre octobre et décembre et durent environ trois à quatre mois. Certains sujets signalent une anxiété anticipatoire en juillet-août. Les malades rapportent un sentiment de tristesse et un ralentissement psychomoteur avec une fatigue souvent importante, la symptomatologie se caractérisant par l'association d'une hypersomnie et d'une hyperphagie avec prise de poids. Il s'agit d'un besoin compulsif de manger afin de « retrouver plus d'énergie ». Au printemps ou en été, les sujets ont un regain d'énergie et d'activité, voire une hypomanie.

Le retentissement de ces dépressions est en général modéré, mais patent. Les malades décrivent des difficultés professionnelles dues essentiellement à un trouble de la concentration. La plupart des sujets rapportent l'effet bénéfique sur leur humeur des voyages pendant l'hiver en direction de l'Équateur ; les séjours en pays nordiques sont, quant à eux, source d'aggravation des troubles durant l'hiver.

Pour plusieurs auteurs, les troubles affectifs saisonniers doivent être isolés comme étant une catégorie clinique à part entière, du fait de la spécificité de la sémiologie, de leurs caractéristiques épidémiologiques et de leur réponse thérapeutique. En effet, ce type de déprimés se caractériserait par l'association de la triade symptomatologique suivante : hypersomnie, hyperphagie, prise de poids.

Contrairement à la psychose maniaco-dépressive, il existe une nette prédominance féminine. Enfin, la latitude, par des variations saisonnières de la durée d'éclairement journalière, serait un facteur étiopathogénique spécifique. La nouvelle classification du DSM III R, sans considérer les troubles affectifs saisonniers comme une entité diagnostique autonome, en propose des critères fondés essentiellement sur la notion de récurrence saisonnière.

## LES FORMES ÉVOLUTIVES

Si la plupart des épisodes dépressifs guérissent sous l'effet d'un traitement antidépresseur et psychothérapique bien conduit, il ne faut pas perdre de vue que 50 % des sujets ayant fait un épisode dépressif rechuteront dans les deux ans. De plus, un certain nombre d'états dépressifs peuvent s'installer dans la chronicité. Nous les classerons en deux groupes : les dysthymies (ou névroses dépressives) et les dépressions résistantes.

### *Les dysthymies (ou névroses dépressives)*

Nous connaissons tous bon nombre de sujets dont l'humeur est triste de tout temps, facilement moroses ; ils ne prennent plaisir à rien et se sentent incapables de réussir. Foncièrement pessimistes, ils ont une psychologie de vaincus, un sentiment d'impuissance constitutionnelle. À cette faible estime de soi s'ajoutent des troubles du sommeil, des difficultés à prendre des décisions, une fatigabilité chronique et variable. Ce tableau avait été décrit en 1938 sous le nom de « dépression constitutionnelle », en insistant sur l'« instinct du malheur » que montrent ces patients. On peut le retrouver, selon les auteurs, sous des vocables de « neurasthénie », « psychasthénie », « névrose dépressive ». On est en droit, devant ces états dans lesquels le vécu dépressif est durable et permanent, de se poser la question de savoir s'il s'agit d'une maladie ou d'une personnalité.

Cette controverse, aussi ancienne que la psychiatrie, s'est réactualisée, comme vient le démontrer l'évolution récente des idées concernant ce sujet.

Ainsi, dans les années 70, la dépression névrotique était clairement différenciée de la dépression endogène. On ne prescrivait pas, dans ce cas, d'antidépresseurs. Bien au contraire, dépression névrotique et personnalité dépressive constituaient des indications préférentielles des psychothérapies et notamment de la psychanalyse.

On a vu s'inverser et basculer la tendance dans les années 80 avec le concept de dysthymie. Hagop Akiskal (1, 2), qui fut le père de ce concept, fit de la dysthymie une maladie solidement campée sur l'axe I, l'axe des maladies, du DSM III. Si cette position est actuellement retenue dans les classifications internationales, il est clair qu'il s'agit là d'une simplification et que ce trouble est la traduction de l'intrication de facteurs génétiques, de facteurs dus à la personnalité et d'éléments dus à la maladie. Nous avons d'ailleurs évoqué la dysthymie dans la première partie de cet ouvrage, analysant la composante génétique des tempéraments ainsi que les différents types de personnalité.

Quoi qu'il en soit, la description de la dysthymie est la suivante (3). Il s'agit de sujets présentant une dépression chronique, d'intensité peu importante, mais durable. La fréquence et la durée des périodes individuelles de dépression légère et des périodes intermédiaires d'humeur relativement normale sont très variables. Les sujets présentent habituellement des périodes de quelques jours ou de quelques semaines pendant lesquels ils se sentent bien, mais la plupart du temps, souvent pendant plusieurs mois consécutifs, ils se sentent fatigués et déprimés. Tout leur coûte et rien ne leur est agréable. Ils ruminent et se plaignent, dorment mal et perdent confiance en eux-mêmes, mais restent habituellement capables de faire face aux exigences élémentaires de la vie quotidienne.

La Classification internationale des maladies vient bien confirmer la difficulté à classer parfaitement cet état en précisant : « la dysthymie présente de nombreux points communs avec les concepts de "névrose dépressive" et de "dépression névrotique" ».

Il y a là, cependant, un retournement complet du concept de névrose. En effet, les traits de caractère décrits ci-dessus ne sont plus la traduction d'une personnalité de base, mais, tout au contraire, la conséquence d'un trouble de l'humeur. Ces particularités de caractère sont secondaires à des épisodes pathologiques dépressifs anciens, pouvant dater de l'enfance et répétés ; chaque épisode ayant laissé des séquelles caractérologiques qui ont aggravé les traits de la personnalité dépressive.

En essayant d'affiner la classification des dysthymies et de préciser celles qui répondent à un traitement antidépresseur, Akiskal considérera qu'il existe trois types de dysthymies : les dysthymies subaffectives, qui appartiendraient réellement au spectre de la maladie dépressive, les dysthymies caractérielles et anxio-dépressives. Les dysthymies subaffectives sont les plus fréquentes (70 % des dysthymies) et seraient, elles, sensibles aux traitements antidépresseurs.

Cet état peut soit débuter dans l'enfance, et cela rejoindra le tableau classique de la « névrose dépressive », soit à l'âge adulte, à la suite, le plus souvent, d'un épisode dépressif plus franc. Ce trouble dysthymique se complique souvent d'épisodes dépressifs plus importants, amenant à parler désormais de « double dépression ». Il s'agit là d'états particulièrement difficiles à traiter, nécessitant absolument un double abord chimio et psychothérapique.

### *Les dépressions résistantes* (43)

La fréquence des dépressions résistantes est difficile à mesurer. La plupart des auteurs s'accordent néanmoins à évaluer à près de 20 % le pourcentage de déprimés réfractaires aux traitements usuels de la dépression. C'est ainsi le chiffre avancé par Ayd en 1983 dans une des premières revues publiées sur cette question. Ce chiffre se rapproche de ceux proposés par Kielholz en 1984 (15 % à 30 %) ou par Keller, également en 1984, qui avançait le chiffre de 25 % d'échecs au cours de dépressions majeures, après deux ans de traitement. La fréquence réelle des dépressions résistantes reste toutefois extrêmement difficile à évaluer de façon précise car elle dépend, d'une part, des critères retenus pour définir ce type particulier de trouble dépressif et, d'autre part, de la pertinence des traitements proposés à ce groupe de déprimés. En effet, diverses études ont montré que 75 % de ces patients dits résistants avaient été insuffisamment ou mal traités. En définitive, après un traitement systématiquement conduit en milieu hospitalier, il ne resterait que 7 % de patients réellement résistants.

On ne peut donc parler de dépression authentiquement résistante qu'après avoir répondu aux questions suivantes :

– Le traitement proposé était-il adapté au type de dépression ?
– Le traitement a-t-il été conduit selon un protocole rigoureux ?

### *Le type de dépression résistante*

En effet, **l'existence de troubles associés** à la dépression influence considérablement la réponse au traitement médicamenteux. Ainsi, l'existence d'une pathologie psychiatrique et/ou organique associée est un facteur fréquent de résistance au traitement des dépressions. Les états dépressifs secondaires aux pathologies névrotiques et psychotiques ou à un trouble de la personnalité sont le plus souvent rebelles aux traitements. Parmi les facteurs organiques, il faut citer avant tout l'alcoolisme chronique, puis les affections du système nerveux central et les endocrinopathies. Donc, devant une résistance inexpliquée, il faut rechercher une pathologie tumorale, une atteinte du système nerveux central, un Parkinson, une hypothyroïdie, une maladie de Cushing ou d'Addison, une hypokaliémie, une carence en vitamine B12 ou en acide folique. Enfin, il faut recenser minutieusement les traitements à visée somatique pris par le patient déprimé chronique, certains produits pouvant induire ou pérenniser un état dépressif.

Cette étape effectuée, il convient d'adapter le traitement proposé aux différentes formes de dépressions. Les **dépressions délirantes** ont été bien étudiées depuis plusieurs années, ainsi les déprimés délirants sont habituellement de mauvais répondeurs aux antidépresseurs utilisés seuls. Lorsqu'ils y répondent, c'est souvent tardivement, parfois plus de deux mois après le début du traitement. Tous les auteurs s'accordent à considérer que les déprimés délirants répondent préférentiellement soit à l'association antidépresseur/neuroleptique, soit à la sismothérapie.

Les **dépressions atypiques** ont été plus particulièrement étudiées par les auteurs anglais et surtout américains. Cette notion recouvre un ensemble de troubles caractérisés par la persistance d'une certaine réactivité de l'humeur, les patients restant capables de réagir positivement aux événements agréables ; une sensibilité particulière au rejet ; une expression théâtrale de la souffrance (« dysphorie hystéroïde » de Klein) ; des symptômes végétatifs dits inversés (hypersomnie, hyperphagie avec crises de boulimie) ; une sensation de fatigue intense (« paralysie de plomb » des auteurs anglo-saxons) ; une symptomatologie anxieuse concomitante fréquente. Ces dépressions particulières répondraient préférentiellement aux IMAO.

Les **dépressions doubles** correspondent à la survenue d'un épisode dépressif majeur sur un fond dysthymique ancien. La réponse au traitement médicamenteux est ici souvent dissociée, l'épisode dépressif majeur réagissant dans les conditions habituelles alors que le fond dysthymique répond beaucoup moins bien au traitement antidépresseur et contribue à la résistance apparente de ces dépressions.

Enfin, certaines formes de dépression paraissent présenter une résistance relative aux antidépresseurs et nécessitent des traitements spécifiques. Il s'agit des **dépressions saisonnières**, ainsi que des dépressions accompagnant certaines **apnées du sommeil**.

### *La conduite rigoureuse du protocole thérapeutique*

Il convient, en premier lieu, d'**améliorer l'observance** : on estime que 30 % à 70 % des patients adhèrent imparfaitement à leur traitement antidépresseur. Cette mauvaise observance paraît liée à de multiples facteurs qui relèvent de la nature de la maladie dépressive, de la conception que se fait le malade de sa pathologie, des effets secondaires des traitements et de la qualité de la relation médecin-malade.

En deuxième lieu, il convient de **prescrire un antidépresseur à dose suffisante**. Chez un déprimé chronique, on ne peut considérer un produit comme efficace qu'après l'avoir prescrit à la posologie maximale recommandée. Les taux plasmatiques d'antidépresseurs devraient être contrôlés ; ainsi, pour les tricycliques, des fourchettes d'efficacité ont été définies.

La **durée du traitement** est très importante. Le délai d'action des antidépresseurs est le plus souvent d'environ quatorze jours. Toutefois, la réponse au traitement peut, dans certains cas, être différée, notamment chez les déprimés difficiles, pour qui la plupart des auteurs recommandent une durée de traitement d'au moins quatre à six semaines avant de conclure à l'inefficacité éventuelle du produit.

Il faut savoir **remplacer l'antidépresseur inefficace** par un autre antidépresseur de mécanisme d'action différent. Une telle stratégie reste toutefois empirique. Théoriquement, les antidépresseurs à impact neurobiochimique sélectif vrai sont rares et conduiraient, en traitement chronique, à des effets neurochimiques voisins, quel que soit le point d'impact initial. De plus, les relations qui peuvent être proposées entre perturbations neurobiochimiques et symptomatologie dépressive restent du domaine des hypothèses de travail. Toutefois, cette attitude pragmatique est souvent couronnée de succès.

Le stade suivant du programme thérapeutique d'un déprimé résistant consiste à associer l'antidépresseur à une substance potentialisatrice. L'**association antidépresseur-lithium** a été tout particulièrement étudiée depuis les travaux initiaux de l'équipe de De Montigny, il y a une dizaine d'années. L'efficacité de cette association est bien documentée. Suivant les études, le taux de bonnes réponses varie assez fortement de 20 % à 80 %. Initialement, De Montigny insistait sur le caractère extrêmement rapide de l'amélioration lors de l'ajout de lithium au traitement antidépresseur chez les déprimés résistants, effet qualifié de « starter » qui peut parfois amener une amélioration spectaculaire de l'état du sujet dans les 48 heures qui suivent. Plusieurs autres études ont toutefois montré que l'amélioration pouvait ne survenir qu'à partir de la quatrième semaine de traitement.

D'autres auteurs ont, dans la même perspective, proposé l'**association antidépresseur-hormones thyroïdiennes**. Les résultats de cette association sont très variables suivant les études, les pourcentages de bons répondeurs allant de 30 % à 90 %. En pratique, il semblerait que la T3 soit plus efficace en association à l'antidépresseur que la tyroxine T4. La plupart des auteurs recommandent des doses quotidiennes de 25 mg à 50 mg de T3 introduites après quatre à six semaines de traitement antidépresseur inefficace. En cas d'inefficacité, il ne faut pas hésiter à prescrire un **IMAO non sélectif irréversible.**

En cas d'échec de ces tentatives successives de traitements médicamenteux, le recours à la **sismothérapie** s'impose. Il faut toutefois rappeler qu'il existe apparemment un profil de bons répondeurs à la sismothérapie, caractérisé par l'existence de symptômes endogènes de dépression, à savoir réveil matinal précoce, amaigrissement, variations circadiennes de l'humeur avec aggravation matinale. Les conditions de réalisation de la sismothérapie sont importantes, notamment la quantité de courant délivré et le nombre de séances. Plusieurs auteurs soulignent ainsi que des patients apparemment réfractaires à la sismothérapie s'améliorent en fait lorsque ces deux paramètres sont contrôlés. Les recommandations actuelles sont la réalisation d'un minimum de douze séances, dont six au moins en bilatéral.

## DÉPRESSION UNIPOLAIRE ET BIPOLAIRE

Nous avons longuement décrit les diverses formes cliniques de dépressions. Il convient maintenant de bien individualiser une pathologie particulière, les troubles bipolaires (9), associant aux épisodes dépressifs des épisodes de manie ou d'hypomanie.

On décrit ainsi trois niveaux de gravité dans le spectre de maladies de l'humeur :

1. La pathologie majeure des épisodes thymiques francs : manie et état dépressif majeur.
2. Les formes atténuées et prolongées : dysthymie, hypomanie pure et cyclothymie.
3. La pathologie « subsyndromique » de la personnalité ou « tempéraments affectifs ».

Les dérèglements de l'humeur peuvent ainsi être répartis en deux grandes catégories : les troubles bipolaires (BP) et les troubles unipolaires (UP). Ces deux catégories sont elles-mêmes subdivisées en sous-catégories : BP I-BP II-BP III pour le trouble bipolaire, caractérisé par l'existence d'épisodes maniaques, qu'il y ait ou non phase dépressive, ou hypomaniaque. Quant au trouble unipolaire, caractérisé par l'existence unique de manifestations dépressives, ses limites sont plus floues.

La validité de la séparation des troubles de l'humeur en troubles unipolaires et bipolaires a été attestée par de nombreuses études génétiques et épidémiologiques. Ces troubles bipolaires correspondent à ce que l'on appelait antérieurement la « psychose maniaco-dépressive » ou la « maladie maniaco-dépressive ». Il nous faut donc décrire précisément les éléments cliniques qui vont permettre de considérer qu'un patient dépressif peut être intégré au groupe des troubles affectifs bipolaires.

### *L'épisode maniaque*

La caractéristique essentielle d'un épisode maniaque est l'existence d'une période distincte durant laquelle l'humeur prédominante est exaltée, gaie, expansive ou irritable. L'humeur exaltée peut être décrite comme euphorique, inhabituellement bonne, joyeuse ou gaie, souvent contagieuse pour un observateur neutre, mais reconnue comme excessive par ceux qui connaissent bien la personne. La qualité expansive de ce trouble de l'humeur est caractérisée par un enthousiasme incessant et non sélectif ; ainsi le patient se mêle aux autres et désire participer aux diverses situations. Parfois, l'exaltation euphorique de l'humeur peut faire place à une irritabilité mise surtout en évidence lorsque le patient est contrarié.

Typiquement, on retrouve également une augmentation de l'estime de soi. Celle-ci va d'une confiance aveugle en soi-même jusqu'à une folie des grandeurs caractérisée, parfois franchement délirante. Par exemple, le malade peut donner son avis sur des sujets pour lesquels il n'a aucune compétence particulière, comme la façon de diriger un hôpital psychiatrique ou les Nations unies. D'autres fois, malgré l'absence de tout talent particulier, il peut commencer un roman, composer de la musique ou se plonger dans des inventions irréalistes. Des idées délirantes de relations privilégiées à Dieu ou à des personnages illustres, politiques, religieux ou du monde du spectacle, sont communes.

La réduction du besoin de sommeil est particulièrement frappante. Le patient se réveille plusieurs heures avant son heure habituelle, plein d'énergie. Parfois, en cas d'épisode sévère, il peut rester plusieurs jours sans dormir et sans se sentir fatigué.

L'expression verbale du sujet maniaque est typiquement très sonore, rapide et difficile à interrompre, riche en blagues, calembours, jeux de mots et en cocasseries inadaptées. La fuite des idées est fréquente. Dans un flot presque continu d'un discours rapide, on assiste à de brusques changements de sujets reposant habituellement sur des associations compréhensibles, sur divers stimuli représentant des sources de distraction ou sur des jeux de mots. Lorsque la fuite des idées est importante, le discours peut devenir désorganisé et incohérent.

La distractibilité est habituelle et se signale par ces changements rapides du discours ou d'activité, conséquences de différents stimuli extérieurs de peu d'importance, comme un bruit de fond, des signes ou des images sur un mur.

L'hyperactivité entraîne souvent des projets excessifs et une participation à de multiples activités, sexuelles, professionnelles, politiques ou religieuses. On assiste presque invariablement à une sociabilité accrue ; des efforts sont faits pour renouer avec d'anciennes relations ; le sujet peut téléphoner à ses amis à toute heure de la nuit. Il ne reconnaît pas la nature importune, tyrannique et exigeante de ces intrusions. L'expansivité, l'optimisme injustifié, la surestimation de soi, les erreurs de jugement conduisent fréquemment à des achats inconsidérés, à une conduite imprudente au volant, à des investissements commerciaux insensés et à un comportement sexuel inhabituel pour le patient. Les activités sont désorganisées, spectaculaires ou bizarres comme le fait de s'habiller de vêtements colorés ou étranges, de se maquiller de façon maladroite et excessive, de distribuer des bonbons, de l'argent ou des conseils à des passants.

### *L'épisode hypomaniaque*

Il se caractérise par l'existence d'une période nette où l'humeur prédominante est exaltée, expansive ou irritable et où le sommeil est diminué. Toutefois, ce trouble n'est pas assez sévère pour entraîner un handicap du fonctionnement social et professionnel ou pour nécessiter une hospitalisation.

À un degré moindre, il convient de décrire **les tempéraments hypomanes ou cyclothymiques**. La survenue d'un état dépressif sur ce type de personnalité permet alors de le rattacher aux troubles bipolaires de l'humeur. Ce n'est souvent que l'interrogation de l'entourage qui permettra de mettre en évidence ces traits de personnalité ou ces épisodes d'excitation.

LES TROUBLES DE L'HUMEUR

| **Les troubles unipolaires** | **Les troubles bipolaires** |
|---|---|
| * les états dépressifs majeurs | * les désordres bipolaires I : alternance d'épisodes dépressifs et d'épisodes maniaques<br>* les désordres bipolaires II : épisodes dépressifs majeurs et hypomanie |
| * les dysthymies et les dépressions non spécifiques (la dépression récurrente brève) | * les troubles cyclothymiques : alternance fréquente d'épisode d'hypomanie et de dépressions légères |
| * les tempéraments dysthymiques | * les tempéraments cyclothymiques |

Il importe de bien différencier les troubles bipolaires des dépressions unipolaires car l'attitude thérapeutique est différente. En effet, l'existence d'un trouble bipolaire implique un traitement de base par les thymorégulateurs, et notamment par les sels de lithium.

# LES BASES BIOLOGIQUES DE LA DÉPRESSION

Il est désormais à peu près admis que l'on retrouve trois types de perturbations biologiques chez les sujets déprimés, des perturbations des systèmes monoaminergiques, des perturbations neuro-endocriniennes ainsi que des perturbations des rythmes biologiques (35, 44, 45).

Il faut signaler d'emblée que si ces différents types de troubles sont bien documentés, les explications proposées pour comprendre comment ils se relient entre eux restent encore hypothétiques. Enfin, les corrélations entre ces perturbations et les formes cliniques, la gravité ou l'évolution des états dépressifs ne sont pas encore suffisamment éclaircies.

Ces deux réserves permettent de comprendre pourquoi nous ne disposons pas actuellement d'un modèle psychobiologique de la dépression parfaitement cohérent et satisfaisant. Les données sont encore fragmentaires, insuffisamment reliées entre elles et insuffisamment reliées à la clinique de la dépression.

## A — LES PERTURBATIONS DES SYSTÈMES MONOAMINERGIQUES

La quasi-totalité des théories sur les dépressions implique une réduction fonctionnelle des systèmes de neurotransmission monoaminergiques (26). La plupart des hypothèses concernant les étiologies des dépressions ont jusqu'à présent privilégié tel ou tel système de neurotransmission. Toutefois, la progression des connaissances de chacun de ces systèmes et des nombreuses interactions entre les différentes entités de neurotransmission et de neuromodulation impose l'adoption d'une approche multi-factorielle afin de tenter d'élucider les processus physiopathologiques sous-tendant les syndromes dépressifs.

Les premières théories sur la physiopathologie de la dépression datent du milieu des années 60 (55, 13). Elles étaient centrées sur le **système noradrénergique** (NA), essentiellement parce que la première génération d'antidépresseurs tricycliques (ADT) et d'inhibiteurs de l'activité monoamine-oxydasique (IMAO) modifiait surtout les taux de ce neurotransmetteur.

On a pu montrer que les patients déprimés, et plus particulièrement les déprimés unipolaires mélancoliques, avaient des taux de noradrénaline plus élevés que les témoins et une augmentation des récepteurs B-adrénergiques post-synaptiques.

Il a ensuite été démontré que la plupart de ces antidépresseurs entraînaient une diminution du nombre apparent des récepteurs β-adrénergiques post-synaptiques. D'ailleurs, les deux à trois semaines généralement nécessaires avant de constater un début d'amélioration des symptômes cliniques avec la plupart de ces antidépresseurs correspondent au temps nécessaire à l'induction de cette *down-regulation* des récepteurs. Ces données ont joué un rôle majeur dans la modification de la théorie qui, d'un simple déficit noradrénergique, s'est transformée en une dysrégulation du système noradrénergique, mettant l'accent sur un déséquilibre entre les processus pré-synaptiques stimuli-dépendants et les changements au niveau des récepteurs post-synaptiques (58).

Le seul système β-adrénergique s'est cependant révélé trop étroit et d'autres systèmes noradrénergiques ont dû être pris en compte. Le fait que les récepteurs α2-adrénergiques pré-synaptiques inhibent l'activité noradrénergique (31) et que leur nombre apparent soit accru chez les déprimés (21) renforce la nécessité de considérer le système noradrénergique dans son ensemble.

En outre, il a été démontré que noradrénaline et sérotonine (5-hydroxytryptamine, 5-HT) présentent des innervations parallèles. Un traitement chronique par les antidépresseurs tricycliques entraîne d'ailleurs, parallèlement à l'amélioration clinique, une *down-regulation* non seulement des récepteurs adrénergiques mais aussi des récepteurs 5-HT2 (62).

Il semble donc de plus en plus probable que les interactions entre systèmes noradrénergique et sérotoninergique jouent un rôle crucial dans la régulation de l'humeur et du comportement et que les modifications de ces interactions soient impliquées dans la survenue des symptômes dépressifs. D'ailleurs, certains travaux sur les premiers IMAO et antidépresseurs tricycliques indiquaient que ces produits affectaient non seulement le système noradrénergique mais aussi le système sérotoninergique.

Plus récemment, le **système sérotoninergique** a été privilégié dans la recherche et le traitement de la dépression au point d'occuper actuellement une position centrale.

En dépit du nombre toujours croissant de récepteurs sérotoninergiques, ils sont actuellement considérés comme des cibles potentielles pour de nouveaux antidépresseurs. De fait, il a été montré que la buspirone et la gépirone, présentées comme des agonistes spécifiques 5-HT1 A, possèdent des propriétés antidépressives.

En ce qui concerne le **système dopaminergique** (DA), la diminution dans le liquide céphalo-rachidien du taux d'HVA, le principal catabolite de la dopamine, semble être le reflet du ralentissement psychomoteur souvent associé à la dépression. Bien que le système dopaminergique ne soit généralement pas considéré comme directement affecté par la plupart des antidépresseurs (antidépresseurs tricycliques et sérotoninergiques en particulier), ceux-ci sont néanmoins susceptibles, en cas de traitement chronique, d'accroître la réponse des récepteurs dopaminergiques du système mésolimbique dont l'implication majeure dans les processus de motivation/récompense est maintenant établie (12).

Les **neurotransmetteurs régulant le système hypothalamo-hypophysaire** en contrôlant la libération des facteurs hypothalamiques, les modifications neuro-endocriniennes observées chez les déprimés peuvent être le reflet du dysfonctionnement des neurotransmetteurs. Les interactions bidirectionnelles existent et bon nombre d'hormones au sens strict du terme ont un effet comportemental soit du fait d'actions directes au niveau central, soit en régulant des mécanismes de neuro-transmission.

Deux hypothèses permettent de tenter d'expliquer **les interrelations entre ces trois systèmes monoaminergiques** :

– L'une concerne la mobilisation successive, en cascade, des trois systèmes, ce qui expliquerait peut-être le délai d'action des antidépresseurs ; l'efficacité clinique des antidépresseurs étant corrélée à la désensibilisation des récepteurs β1-adrénergiques corticaux (ces récepteurs sont extrêmement sensibles aux modifications de la transmission noradrénergique), une réactivation noradrénergique semble nécessaire à la levée de la dépression. Diverses données (64) suggèrent qu'une réactivation de la transmission sérotoninergique facilite cette réactivation noradrénergique, qui a ultérieurement des conséquences sur la transmission dopaminergique.

– L'autre propose d'essayer de comprendre les différents symptômes de l'état dépressif à partir des fonctionnalités attribuées à chacun des systèmes monoaminergiques (67) :

• le système de plaisir et de récompense serait à médiation noradrénergique et dopaminergique : il s'inverse dans les phases maniaques et dépressives, faisant alterner le plaisir et l'anhédonie, le désintérêt ;

• le système de régulation de la souffrance serait à médiation sérotoninergique (et cholinergique) : chez le déprimé, les stimuli externes ou internes sont interprétés comme douloureux, négatifs, entraînant des sentiments d'incompétence, de dévalorisation, de honte. La réduction de l'activité sérotoninergique augmente la réponse aux stimuli aversifs et à la douleur ;

• le système de régulation psychomotrice serait sous dépendance dopaminergique (et cholinergique). Ainsi s'expliquerait le ralentissement du déprimé et l'hyperactivité et l'insomnie du maniaque.

Le tableau suivant récapitule les fonctions des trois systèmes monoaminergiques sur les grands systèmes fonctionnels.

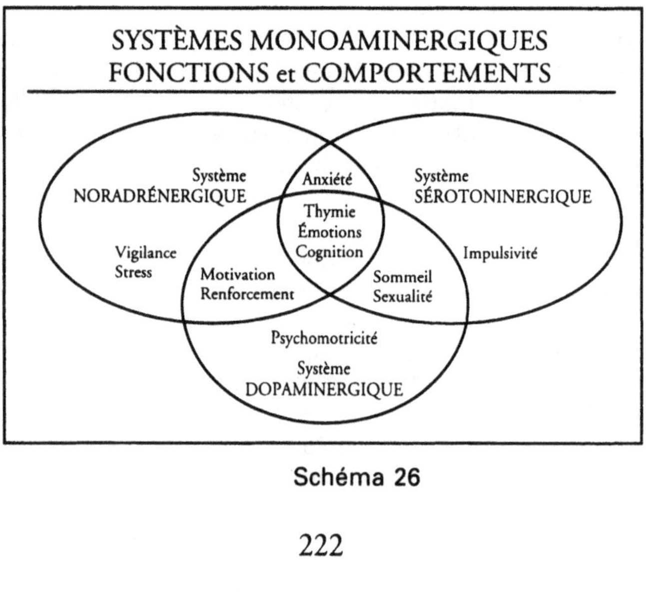


Schéma 26

Ces systèmes monoaminergiques pourraient être impliqués indépendamment ou en même temps, ce qui pourrait expliquer certaines différences dans la clinique des dépressions (prédominance plus ou moins nette du désintérêt, de la souffrance morale, de l'anxiété, du ralentissement).

## B — LES PERTURBATIONS DES AUTRES NEUROTRANSMETTEURS

Le GABA, neurotransmetteur inhibiteur qui dessert environ le tiers des neurones, a également été impliqué dans la physiopathologie de la dépression, puisque les déprimés unipolaires présentent des taux diminués de GABA, tant au niveau du plasma que du LCR. En outre, après administration d'antidépresseurs ou électrothérapie, les modifications les plus classiques observées au niveau des récepteurs sont une *down-regulation* des récepteurs β-adrénergiques (cf. ci-dessus) et une *up-regulation* des récepteurs GABA-B, situés sur certaines fibres NA ou 5-HT (Browery et al., 1980). Tout cela, ainsi que les propriétés à la fois antidépressives et anxiolytiques de certains agonistes 5-HTIA (Buspirone, Gepirone, par exemple) laisse clairement penser que les interactions entre NA, 5-HT et GABA sont impliquées dans les processus dépressifs.

Le système cholinergique a également été examiné dans la dépression (Dilsaver et Coffman, 1989). De fait, les déprimés présentent une hypersensibilité physiologique et comportementale aux cholinomimétiques.

## C — LES PERTURBATIONS NEURO-ENDOCRINIENNES

Nous avons longuement détaillé précédemment (voir page118 et suivantes) les perturbations de l'axe hypothalamo-hypophyso-surrénalien, ainsi que celles des neurohormones. En effet, ces perturbations (hypercortisolémie, augmentation de la sécrétion de CRF) (22, 23, 25, 26, 30, 51, 57) pourraient s'inscrire dans un modèle explicatif de la dépression, faisant intervenir les relations de l'individu aux difficultés actuelles de sa vie et sa sensibilisation précoce (modèle de Post page156).

Cette piste de recherche s'est d'abord développée de façon autonome. On peut désormais la relier à ce que l'on sait des perturbations neurochimiques dans la dépression.

On peut en effet considérer que les neurotransmetteurs régulant le système hypothalamo-hypophysaire en contrôlant la libération des facteurs hypothalamiques, les modifications neuro-endocriniennes observées chez les déprimés peuvent être le reflet du dysfonctionnement des neurotransmetteurs. Ou, à l'inverse, on peut considérer que les perturbations neuro-endocriniennes de la dépression viennent modifier ultérieurement les systèmes de neurotransmission.

Enfin, une troisième hypothèse est possible : des interactions bidirectionnelles existent et bon nombre d'hormones au sens strict du terme ont un effet comportemental soit du fait d'actions directes au niveau central, soit en régulant des mécanismes de neurotransmission.

## D — LES PERTURBATIONS DES RYTHMES BIOLOGIQUES

### 1 — LES RYTHMES BIOLOGIQUES

L'ensemble des organismes vivants est soumis à des rythmes biologiques dont les périodes varient de quelques minutes à plusieurs mois. Du point de vue phénoménologique, ces rythmes sont considérés comme une fonction d'adaptation des organismes à leur environnement : grâce à un système interne de mesure du temps, les organismes vivants anticipent les changements périodiques de l'environnement.

Certains rythmes ont une origine endogène : ce sont les rythmes « forts » de la température, du cortisol, du sommeil paradoxal : ils mettent deux à trois semaines pour se désynchroniser. Les rythmes « faibles », eux, sont très influencés par les phénomènes externes : c'est le cas, par exemple, du rythme veille-sommeil et des sécrétions hormonales liées à ce dernier (l'hormone de croissance par exemple). On considère que ces rythmes sont engendrés par des « oscillateurs », forts ou faibles, véritables horloges biologiques internes (24, 28).

## 2 — LE NOYAU SUPRACHIASMATIQUE

Le siège de ces « oscillateurs», de cette horloge biologique interne se situerait dans le noyau suprachiasmatique, noyau de l'hypothalamus antérieur, bilatéral, situé juste au-dessus du chiasma optique (49).

Le noyau suprachiasmatique reçoit des informations de l'environnement lui permettant d'ajuster sa fréquence. Du point de vue fonctionnel, ces synchroniseurs sont variés : interactions sociales, horaires de repas, etc. Chez l'homme, la démonstration de l'action de la lumière comme synchroniseur est récente.

L'entraînement du noyau suprachiasmatique est également sous la dépendance des noyaux du raphé (par le biais des neurones sérotoninergiques). Enfin, les oscillateurs du noyau suprachiasmatique sont régulés et synchronisés par la mélatonine.

Si le noyau suprachiasmatique apparaît comme le « chef d'orchestre » des rythmes nycthéméraux, des oscillateurs secondaires participent vraisemblablement à leur genèse, comme le suggère, par exemple, la persistance de certains d'entre eux après lésions du noyau suprachiasmatique.

Les oscillateurs « forts » et « faibles » sont partiellement couplés. Ainsi, le cycle veille-sommeil dépend, pour partie, des rythmes endogènes et, pour partie, des stimulations externes. La mélatonine aurait vraisemblablement un rôle de modulation et de coordination des rythmes physiologiques (52).

## 3 — LEURS PERTURBATIONS CHEZ LE SUJET DÉPRIMÉ (7)

### *a – En ce qui concerne le cortisol*

La valeur moyenne du cortisol est plus élevée avec, parfois, une avance de phase. Nous retrouvons là l'hypercortisolémie déjà évoquée à maintes reprises dans la biologie des états dépressifs.

Il existe une augmentation du nombre de sécrétions qui passe de 7 à 9 chez le déprimé et qui surviennent dans les périodes habituellement basses du sujet sain (18 heures et 2-3 heures du matin). De plus, la concentration et la longueur des épisodes sécrétoires sont augmentées, ce qui peut aboutir à un rythme désorganisé (53).

Voici des courbes qui résument la chronobiologie du cortisol chez le sujet normal et chez le sujet dépressif (Linkowski, 1985-34).

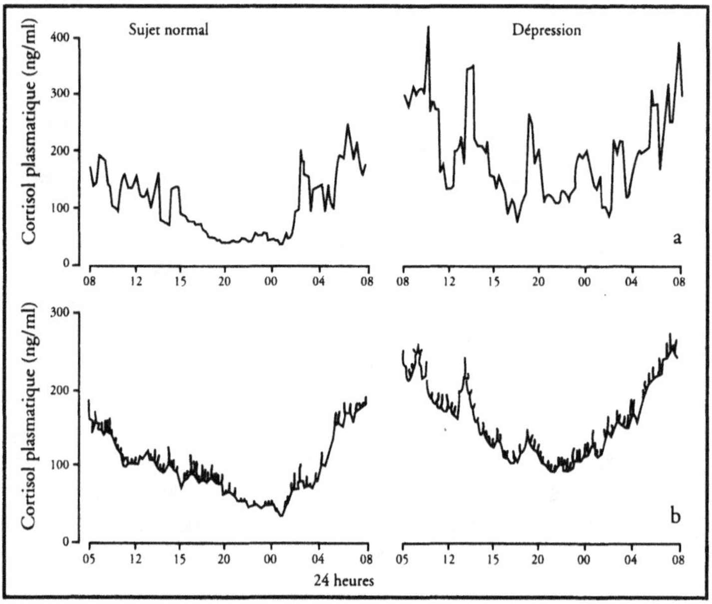


Schéma 27

La partie supérieure gauche montre un profil de cortisol plasmatique chez un sujet masculin normal âgé de 57 ans : le cortisol présente un maximum matinal, décroît progressivement tout au long de la journée pour atteindre en début de soirée une période dite quiescente, pendant laquelle les concentrations sont fréquemment proches de la limite inférieure de détection du dosage. Deux à trois heures après l'endormissement, une élévation rapide se produit et les concentrations culminent peu après le réveil matinal. Cette variation circadienne ne se produit pas de manière continue mais résulte de la modulation de l'amplitude des épisodes sécrétoires qui surviennent environ toutes les quatre-vingt-dix minutes.

Chez un homme de 62 ans, souffrant de dépression endogène, de type bipolaire avant traitement, on remarque que les taux de cortisol sont anormalement élevés tout au long du nycthémère. La période quiescente est inexistante, et les concentrations cessent de décroître dès le début de la soirée, alors que chez le sujet normal, le déclin se poursuit jusqu'à minuit. Ces anomalies sont typiques de l'état dépressif grave, plus particulièrement chez les sujets atteints de dépression de type unipolaire.

La partie inférieure de la figure illustre les profils moyens observés chez un groupe de volontaires masculins normaux et chez un groupe de sujets en phase de dépression aiguë.

Notons qu'il existerait une corrélation inverse entre la latence du sommeil paradoxal et la concentration plasmatique moyenne du cortisol chez les patients non hospitalisés avec une dépression majeure (Poland et al., 1992). Plus la latence du sommeil paradoxal est courte, plus le cortisol est élevé.

### *b - En ce qui concerne la température*

Ce rythme a été beaucoup étudié, rappelons qu'il est en théorie soumis au même oscillateur hypothalamique « X » que le rythme du sommeil paradoxal. La perturbation majeure est la réduction de l'amplitude du rythme de la température (59, 60). L'avance de la position du minimum thermique, qui se situerait chez le dépressif en milieu de nuit, c'est-à-dire au moment de l'éveil précoce, est beaucoup plus discutée car rarement significative.

### *c - En ce qui concerne la fréquence cardiaque*

On peut retrouver ici une diminution de l'amplitude du rythme, et chez certains patients, la perte totale de la rythmicité circadienne avec rythme désynchronisé.

### *d - En ce qui concerne la TSH*

Diverses études ont mis en évidence que le rythme circadien de la TSH (qui présente normalement un pic sécrétoire nocturne) a une amplitude très réduite due à l'absence de sécrétion nocturne alors que le niveau moyen de sécrétion reste normal (60).

## E — LES PERTURBATIONS DU SOMMEIL CHEZ LE DÉPRIMÉ

Les patients déprimés se plaignent tantôt d'insomnie, tantôt mais plus rarement, d'hypersomnolence diurne. La plainte la plus fréquente concernant le sommeil est classiquement celle d'un réveil trop précoce mais des difficultés d'endormissement et des réveils intercurrents sont également fréquents (56, 24).

Les enregistrements polygraphiques de sommeil objectivent les difficultés d'endormissement, les fréquents changements de stade (le sommeil est plus instable), l'augmentation de la veille intercurrente. Le temps total de sommeil est diminué plutôt qu'augmenté. Le réveil précoce, qui est la plainte subjective habituelle, est souvent remplacé par un important morcellement du sommeil en fin de nuit, avec de multiples éveils et des phases paradoxales très morcelées, donnant l'impression de ne pas dormir. Le sommeil lent profond (stades 3 et 4) est nettement diminué. Le sommeil paradoxal peut être diminué, normal ou augmenté. Parmi les modifications les plus typiques de la dépression, on insistera sur la précocité d'apparition du sommeil paradoxal dans la nuit et sur la diminution du sommeil lent profond.

Pour résumer, les données de la littérature ne montrent qu'inconstamment une avance de phase significative des différents rythmes, mais en revanche, le plus souvent, une réduction de l'amplitude des rythmes (température, fréquence cardiaque, TSH et mélatonine). Cela plaiderait en faveur non pas d'une avance de phase, mais plutôt d'un mauvais entraînement des différentes horloges circadiennes par l'environnement, ou entre elles par mauvais couplage.

Ces dérèglements des rythmes peuvent être éventuellement liés à des perturbations endogènes correspondant à une désynchronisation interne, ou à un entraînement secondaire à des causes externes : par exemple des situations de stress peuvent dérégler les rythmes veille-sommeil, puis le rythme du cortisol.

Une application théorique et pratique peut être éprouvée dans les dépressions saisonnières : il est tout à fait concevable que l'état dépressif induise une sensibilité psychologique à ces désynchronisations qui peuvent, par ailleurs, être bien supportées par un bon nombre de sujets. À l'inverse, chez quelques patients, la désynchronisation pourrait être un processus primaire, nécessaire mais insuffisant en lui-même.

# Chapitre 4

# Le stress

Le concept de stress introduit par Hans Selye, dans les années 50 (17), a pris une place importante en médecine et en psychiatrie. Il paraît d'abord utile de préciser la définition du stress, afin de dénoncer les erreurs sémantiques fréquentes.

**Le stress est une réponse adaptative de l'organisme à une agression physique ou psycho-émotionnelle. Lorsque les capacités d'adaptation d'un individu sont submergées, le stress devient pathogène** (4, **10**). Les manifestations pathologiques peuvent être **aiguës**, soit **immédiates**, soit différées à court terme ; elles peuvent être **retardées**, et se présentent alors le plus souvent sous la forme d'une **névrose autonome** qu'on appelle la névrose traumatique et qui est sensiblement identique à l'état de stress post-traumatique (défini ultérieurement par les Américains dans le DSM III) ou parfois sous la forme d'états **séquellaires divers (14)**.

## DÉFINITIONS

Le stress est une notion courante, aussi bien dans le langage médical que dans le langage populaire où le terme a subi une extension considérable, souvent abusive. Une certaine ambiguïté tient d'abord au sens variable du terme, qui désigne tantôt l'agent stressant — « le stress des villes » —, tantôt la réponse du sujet : « je suis stressé » (13).

Hans Selye, qui a introduit le concept de stress dans les années 50, participa lui-même à cette approximation sémantique. En effet, il définit d'abord le stress comme l'agression, puis comme la réponse du sujet, l'agression devenant le « stressor », et enfin en 1951, comme l'interaction entre agression et réaction. Cette réponse univoque et non spécifique, appelée désormais « **syndrome général**

**d'adaptation** » (16), est dominée par la mise en jeu de l'axe corticotrope lors d'une agression aiguë étudiée chez l'animal. Elle se déroule en trois phases successives.

1. La phase d'alarme, ou réaction aiguë d'alarme, pendant laquelle il se produit une mobilisation immédiate de toutes les ressources, sur le plan de l'énergie, sur le plan nerveux, sur le plan biologique. Cette phase est brève mais peut être dramatique si l'organisme auquel elle s'adresse n'a pas une certaine capacité de réponse.
2. La phase de résistance, ou réaction d'adaptation, apparaît ensuite car aucun être biologique ne peut demeurer de façon continue dans cet état d'alarme, trop coûteux et nocif pour l'organisme. Il s'agit maintenant, au contraire, d'une période de compensation avec recharge des moyens de défense utilisés dans la mobilisation d'alarme par exemple, au niveau endocrinien et sanguin.
3. La phase d'épuisement, ou phase de décompensation, au cours de laquelle les mécanismes d'adaptation cèdent parce que les réserves ne sont plus suffisantes pour que l'organisme puisse résister.

La réaction de stress est donc une **réponse normale d'adaptation physique et psychique**. Si elle comporte des éléments communs, elle est singulière selon les sujets et variable dans le temps pour un même sujet. Elle dépend en grande partie de l'appréciation subjective de la situation de stress, des possibilités d'y faire face, de l'espérance de résultat. Cette réponse s'inscrit dans un modèle transactionnel entre le sujet et son milieu, quand apparaît la rupture d'un équilibre, avec tentative d'ajustement pour retrouver une nouvelle homéostasie (12, 15).

Les **capacités d'adaptation peuvent être submergées**, soit par la virulence de l'agent stressant, soit par le terrain sur lequel il se manifeste ou le moment où il surgit, **le stress n'est plus adaptatif mais devient alors pathogène.**

La notion de stress, étudiée par les physiologistes, recoupe celle de traumatisme psychique, dérivé de la psychanalyse (11, 14). Le traumatisme psychique se réfère au vécu psychologique qui accompagne le traumatisme physique avec peur de la mort, de la souffrance, crainte pour l'intégrité du corps ou de la personne. D'une manière plus générale, il se réfère à toute frayeur, à toute émotion violente, à tout conflit intense représentant une agression ou une menace. L'expérience clinique a montré que les psychotraumatismes ne se limitaient pas seulement aux événements explicitement agressifs ou menaçants mais qu'ils pouvaient concerner aussi des événements sociaux ou des joies intenses, bouleversant l'équilibre habituel de l'individu.

Dans la pratique, les traumatismes les plus souvent mentionnés comme étant à l'origine des névroses traumatiques impliquent agression ou menace, accident, catastrophe, terrorisme, guerre, enlèvement, viol. Parfois, la menace est plus subtile et concerne l'équilibre moral de l'individu sous un aspect conflictuel. Par exemple, un rescapé indemne, mais se sentant responsable de la mort d'autrui, peut développer une névrose sévère à l'occasion de ce traumatisme culpabilisant. Le traumatisme n'est pas constitué nécessairement par un événement unique. Plusieurs événements concomitants peuvent réaliser une convergence traumatisante. Des agressions ou des conflits minimes répétés peuvent s'additionner en un total traumatisant qui dépasse le seuil de tolérance de l'individu. Enfin, un événement en apparence anodin, s'il réveille un traumatisme ancien, peut prendre un pouvoir traumatisant.

## CLINIQUE ET PATHOLOGIE DU STRESS

### *Le stress adaptatif* (13, 14)

Le stress adaptatif est une réaction utile, salvatrice. Il est réussi au prix d'une mobilisation d'énergie physique et psychique et au prix des symptômes neurovégétatifs le plus souvent gênants. Il doit cependant aboutir normalement à une prise de décision adaptative, à un choix qui permette au sujet de faire face à une situation de menace et de la supporter. Le stress se déroule dans un climat de tension anxieuse. Quand il aboutit à une bonne solution, il débouche sur une sensation ambiguë d'épuisement et de soulagement euphorique.

Pendant le stress adaptatif, le sujet réagit par une hypervigilance (focalisation de l'attention) qui stimule les possibilités physiques et intellectuelles, notamment en ce qui concerne l'attention et le jugement (mobilisation des capacités). Ces possibilités participent à l'évaluation de la situation et à l'élaboration d'une stratégie (incitation à l'action).

## *Le stress non adaptatif, aigu ou durable* (13, 14)

### *Le stress aigu*

La forme clinique la plus habituelle est le **stress aigu dépassé immédiat**. Le sujet est ici submergé, au décours d'un événement stressant dont l'impact émotif est important, par une **crise d'angoisse aiguë** avec crainte incontrôlée, impression de devenir fou, associées à une symptomatologie neurovégétative majeure. Cette crise d'angoisse aiguë avec sidération, agitation inefficace ou fuite panique, dure plusieurs minutes, parfois plusieurs heures. Elle est écourtée par la présence rassurante d'un tiers et se termine par un soulagement avec discrète euphorie.

Les sujets déjà anxieux, hystériques ou phobiques ont une réaction de stress teintée par leur manière d'agir habituelle, réactions névrotiques, hystériques ou phobiques.

Exceptionnellement, ce stress dépassé peut prendre la forme d'une **réaction confusionnelle délirante aiguë**. Rare, elle apparaît au décours d'un événement exceptionnel et ne dépasse pas trois jours. Elle peut s'exprimer sous forme d'état confusionnel, de bouffée délirante brève, d'épisode d'allure maniaque ou mélancolique où domine alors la prostration. Le sujet ne sait plus se protéger, devient dangereux pour lui-même et pour les autres. Cette réaction nécessite une aide bienveillante et une surveillance adaptée.

Parfois aussi, la **réaction émotionnelle est différée**. C'est alors une manifestation brève. Le sujet, lors d'une situation de catastrophe, présente un comportement adapté, se dépense sans compter, puis brusquement, alors que le danger est écarté, il décompense, « craque » et développe une réaction anxieuse aiguë classique qui dure habituellement quelques heures. Cette décharge peut être utile. Elle a valeur de catharsis.

### *Le stress durable*

Après une crise d'angoisse initiale, une angoisse récurrente peut apparaître parfois à la suite d'une situation stressante exceptionnelle, telle qu'un accident, mais aussi lors de difficultés quotidiennes, de conflits permanents dans le travail ou la vie conjugale, d'agressions physiques répétées (lumière, son, vibrations), d'épuisement par les déplacements, le travail, les soucis.

Le sujet développe peu à peu une réaction de stress permanent qui le rend sensible au moindre stimulus. Les crises d'angoisse répétitives sont spontanées mais plus volontiers liées à l'évocation du traumatisme initial ou à l'anticipation ou à la présence des difficultés relationnelles persistantes. Le patient présente des signes sensoriels (céphalées, vertiges), une sensation de fatigue (fatigue physique, sexuelle, psychologique), et une « rumination mentale » sur la situation dont il ne peut sortir, avec perte d'appétit, insomnie surtout au moment de l'endormissement. Le symptôme pathognomonique de ce stress durable est la perte du contrôle émotionnel (pleurs, tremblements), accompagné d'une anxiété psychique et physique avec striction laryngée, oppression thoracique, sueurs, tremblements.

Si la situation perdure, le sujet devient triste, découragé, dépressif, démotivé, sans volonté. Il perd l'intérêt pour ses occupations habituelles de loisir et de travail, il devient irritable, impulsif, replié jusqu'au retrait social. Conscient de la morbidité de son trouble, il ne peut faire évoluer la situation et finit par exprimer une pathologie dépressive manifeste.

Nous retrouvons ici la séquence stress-anxiété-dépression, désormais classique, et détaillée dans le chapitre 5 de la première partie.

## *États séquellaires du stress* (6, 10, 14)

Le stress aigu dépassé, immédiat ou différé à court terme, constitue une réaction pathologique mais éphémère et, en principe, sans séquelles. Le stress durable réactive la réaction émotionnelle mais il ne s'agit pas de séquelles proprement dites. Cependant, il existe des séquelles tardives du stress, sur le plan psychique, séquelles plus ou moins graves allant jusqu'à la constitution d'une névrose traumatique : syndrome psychotraumatique en France, *post traumatic stress disorder* aux États-Unis (PTSD).

### *Historique* (5, 7, 14)

La description d'états psychopathologiques dus à des chocs moraux remonte assez loin dans la tradition clinique et surtout littéraire (Hérodote et la bataille de Marathon).

En 1811, aux États-Unis, Putman et Walton décrivent, sous le nom de *railway brain syndrom*, un état névrotique de symptomatologie hystériforme survenant chez des victimes d'accident de chemin de fer, sans qu'il y ait eu « lésion ou commotion encéphalique, ni blessure de toute autre partie du corps ». Peu après, Oppenheim et Thomson publient un mémoire concluant à l'opportunité de distinguer ces états névrotiques de l'hystérie et de les reconnaître comme entité nosographique sous le nom de « **névrose traumatique** » : *traumatishe neurosen* (archives médicales de Westphalie).

En 1888-1889, dans ses « leçons du mardi », professées à la Salpêtrière, Charcot s'élève contre cette thèse, identifiant, dans les divers tableaux cliniques présentés, des « variétés cliniques » de l'**hystérie** ou de la neurasthénie.

Freud, dans ses premières études sur l'hystérie (Freud & Breuer, 1895) n'accorde pas une place à part aux névroses traumatiques. Il développe cependant ensuite sa théorie des névroses et distingue radicalement la névrose traumatique, produite par l'intrusion d'un événement extérieur dans les défenses de la personnalité, des névroses actuelles, expression directe sous forme d'angoisse des stimulations internes et du conflit pulsionnel présent, et des psychonévroses, expression médiate et symbolique du conflit névrotique perpétué depuis l'enfance par le canal des mécanismes de défense aboutissant à une solution de « compromis » entre satisfaction et sécurité. Malgré cette distinction, les descriptions psychanalytiques de la névrose traumatique demeurent imprécises et après la Première Guerre mondiale, Abraham (1) et Ferenczi (9) rattachent encore la névrose traumatique de guerre à l'hystérie.

L'histoire de la névrose traumatique se confond ensuite avec celle de la « **névrose de guerre** » (2) (variété étiologique particulière des névroses traumatiques) étudiée par les psychiatres, à la suite des deux guerres mondiales, des conflits de Corée, d'Indochine et d'Algérie. Le terme de « névrose traumatique » tombe alors dans l'oubli dans la pratique psychiatrique du temps de paix.

Sous le vocable d'« **état de stress post-traumatique** » (*post-traumatic stress disorder* ou PTSD), le système nosographique américain DSM III, puis sa mise à jour de 1987 (DSM III R) (8), puis le DSM IV (8), ont réhabilité en quelque sorte l'entité « **névrose traumatique** » qui avait disparu des nosographies européennes au lendemain de la Seconde Guerre mondiale. L'incidence importante des troubles séquellaires de la guerre du Viêt-nam a certainement joué un rôle dans l'avènement du concept de PTSD (3).

Les symptômes que le DSM III cite et décrit dans le tableau clinique de l'état de stress post-traumatique figurent déjà dans les descriptions classiques de la névrose traumatique faites par Freud puis par Fénichel.

En consacrant l'entité « état de stress post-traumatique », le système américain DSM III a attiré l'attention des cliniciens sur une pathologie plus fréquente que l'on ne le supposait. Avec ses critères précis et rigoureux, il a introduit de la clarté et de l'ordre dans un domaine de la pathologie où, par imprécision ou abus de langage, l'habitude avait laissé s'installer des flous et des chevauchements nosographiques. Face aux tableaux cliniques de séquelles psychiques durables d'un psychotraumatisme, les praticiens utilisaient les termes vagues d'« état anxieux réactionnel », sans préciser le caractère psychotraumatique de l'étiopathogénie, ce qui introduisait un amalgame entre la pathologie « psychotraumatique » et la pathologie « situationnelle », « frustrationnelle » ou « conflictuelle » de la vie courante. Le terme de névrose post-traumatique était parfois utilisé pour désigner des états névrotiques consécutifs à un traumatisme physique, accidents du travail ou de la circulation et, dans ce cas, tantôt il désignait une pathologie correspondant réellement à l'expérience vécue psychotraumatique de l'accident, tantôt il désignait les développements dépressifs, hypocondriaques ou sinistrosiques nés des conséquences psychologiques et sociales de l'accident, et tantôt enfin il désignait une pathologie crânienne « post-commotionnelle » employée alors comme synonyme du « syndrome subjectif des traumatisés du crâne » de Pierre Marie.

### *La névrose traumatique – l'état de stress post-traumatique* (6, 14)

La névrose traumatique représente une réaction de stress retardée qui progressivement s'organise, en l'absence de guérison spontanée, en une névrose autonome. C'est un état névrotique organisé et durable provoqué par un traumatisme psychique. En comparaison des névroses actuelles et des psychonévroses, le **syndrome spécifique de la névrose traumatique est le syndrome de répétition**. Derrière ce syndrome, quel que soit l'enrichissement du tableau clinique par des symptômes non spécifiques (anxiété, inhibition), il y a une réorganisation de la personnalité (5).

La névrose traumatique ne s'installe pas immédiatement après un événement stressant exceptionnel à fort impact émotionnel. Les premiers symptômes apparaissent toujours après un **temps de latence** appelé temps d'« incubation », de « méditation », de « contemplation », de « rumination » par les anciens auteurs tels que Charcot et Janet. Ce temps correspond au délai nécessaire à l'organisme pour mettre en place un nouveau système de défenses psychiques venant suppléer celui qui a été surpris et débordé. Ce temps de latence varie selon les personnalités concernées et suivant la conjoncture accompagnant ou suivant le traumatisme. Cette phase de latence dure de quelques jours à plusieurs mois. Sur le plan clinique, elle n'est pas silencieuse et, devant un comportement de retrait social, de ruminations perplexes, voire d'euphorie paradoxale, le clinicien devra suspecter la préparation d'une névrose traumatique.

À la fin de la période de latence apparaît le symptôme spécifique qu'est le **syndrome de répétition** dans lequel le patient revit le traumatisme initial, et le revit dans ce qu'il a de violent, de traumatisant. Ce syndrome se manifeste sous plusieurs formes :

1. Des visions quasi hallucinatoires : brutalement la scène de l'événement ou une scène équivalente apparaît devant les yeux. Elle est le plus souvent visuelle mais peut être auditive, olfactive ou tactile.
2. Des souvenirs forcés : avec une insistance très anxiogène, le souvenir de l'événement traumatisant revient en mémoire, chassant les autres pensées ; il s'agit d'un souvenir plus mental que visuel.
3. Des ruminations mentales sur les conséquences de l'événement, conséquences physiques, sociales et psychologiques. Dans le DSM III, les Américains parlent de « vécus comme si » ; le sujet, alors qu'il semble apaisé, se trouve brusquement plongé dans un état affectif de pressentiment de danger imminent comme si l'événement allait se reproduire. Parmi ces « vécus comme si » se trouvent les états dits « dissociatifs » qui sont en fait plutôt des états seconds de déréalisation, dépersonnalisation.
4. Des jeux répétitifs chez l'enfant, attirance pour les spectacles violents. La répétition se manifeste par le besoin de parler du traumatisme, de le gérer par procuration en lisant des livres sur la violence ou par des films.
5. Des cauchemars qui sont l'expression très fréquente du syndrome de répétition. Le sujet s'endort le soir et se réveille brutalement, agité par un cauchemar dans lequel il revit plus la scène qu'il ne la revoit. Ce cauchemar est accompagné de cris, d'agitation, de sueurs, voire d'agressivité. Ces cauchemars sont régis par les mêmes lois que le rêve, phénomènes de déplacement, totalisation, condensation, symbolisation.
6. Des sursauts : le syndrome de répétition peut se manifester uniquement par le sursaut. Le traumatisme a complètement échappé à la conscience du sujet et, dans la journée, il a un sursaut qui est la répétition de l'attitude qu'il aurait dû adopter quand le traumatisme est survenu.

Toutes ces manifestations, pendant lesquelles le patient revit le traumatisme initial, sont le plus souvent spontanées mais quelquefois provoquées par un stimulus : film, affiche ou odeur. Ces répétitions sont vécues avec une angoisse intense accompagnée d'un orage neurovégétatif, transpiration du visage, bouffées de chaleur, tremblements, tachycardie, et sont vécus comme s'il s'agissait d'un stress aigu ; on constate également un raidissement de l'attitude motrice : sidération ou esquisse de fuite ou de défense.

Des **symptômes névrotiques non spécifiques** viennent compléter ce tableau : anxiété psychique et somatique survenant par accès, asthénie physique et psychique avec atteinte de la sexualité et difficulté de concentration intellectuelle. En fonction de la personnalité antérieure peuvent s'y ajouter des symptômes tels que conversion et dramatisation hystérique, phobies, rassurements et évitements phobiques, voire idées fixes, vérifications, rituels et mises à distance obsessionnels.

Les **troubles psychosomatiques** figurent parfois dans le tableau clinique des névroses traumatiques.

Des **troubles caractériels** non spécifiques sont souvent présents dans les névroses traumatiques. Ils se manifestent sous forme de conduites impulsives et incontrôlées qui reproduisent l'atmosphère violente et dramatique du traumatisme initial : crises de larmes, crises excitomotrices, crises clastiques ou agressives, accès de colère, fugues et conduites suicidaires mais également conduites orales de boulimie, de tabagisme, d'alcoolisme, de toxicomanie et conduites asociales à type de marginalité, vagabondage et délinquance.

Le deuxième caractère spécifique de la névrose traumatique se situe au niveau de la personnalité. La **personnalité « traumato-névrotique »** (5, 6, 7, 14) n'est pas une personnalité constitutionnelle comme la personnalité anxieuse, ni une personnalité constituée depuis l'enfance comme le sont les personnalités hystérique, phobique ou obsessionnelle. Elle est ce qu'est devenue la personnalité après l'impact du traumatisme : craintive, pusillanime, régressive, égocentrique, dépendante et « fixée au trauma » selon l'expression de Freud. Elle a réorganisé ses défenses sur un nouveau mode de rapport avec le monde, privilégiant la répétition fantasmée du traumatisme au détriment de l'insertion dans le réel et le présent. Bloquant ses fonctions de filtration de l'environnement, elle se tient hypervigilante et hypersensible aux stimuli ; bloquant ses fonctions de présence, elle délaisse ses pôles d'intérêt antérieurs, ne prend plus d'initiatives et réduit ses activités ; bloquant ses fonctions libidinales (ou de relation affective à autrui), elle monopolise tout son amour pour sa propre consolation et devient captatrice insatiable de l'amour d'autrui, s'estimant sans cesse incomprise et délaissée (Fénichel) : d'où les conduites de prospection anxieuse de l'environnement et la résistance à l'endormissement (s'abandonner au sommeil, c'est relâcher sa vigilance), le désintérêt pour les loisirs et les occupations antérieures, l'impression d'un avenir bouché, le sentiment de ne pas pouvoir aimer les autres et l'impression d'être délaissé par eux, ainsi que l'amertume et l'agressivité envers la société.

Sur le plan du profil évolutif, la névrose traumatique est un état constitué et durable. Son évolution est chronique, sous-tendue par l'altération permanente de la personnalité — réorganisée sur un mode pathologique, après le trauma — et rythmée par les manifestations de répétition, qui semblent cependant s'atténuer avec le temps. Mais, non traitée, une névrose traumatique ne guérit pas et peut durer toute la vie du patient.

Si la névrose traumatique est un état organisé, durable et chronique, le diagnostic de PTSD requiert que les troubles correspondant aux critères exigibles persistent au moins un mois. Certains patients présentent cependant un tableau de névrose traumatique ou de PTSD pendant une durée plus courte. P. Bouthillon (1986) rapporte dans sa thèse sur les victimes d'attentats terroristes des cas où les victimes, après une phase de latence de dix jours, ont souffert transitoirement (trois semaines) des symptômes pathognomoniques de névrose traumatique, ce qui permet de différencier ces états de la réaction de stress différée, puis ces troubles ont cessé spontanément et, semble-t-il, sans récidive ni séquelle. Manifestement, ces sujets ont souffert, pendant une période limitée, d'un état pathologique consécutif au psychotraumatisme.

# Chapitre 5

# Les troubles psychosomatiques

## HISTORIQUE

Le terme de « psychosomatique », créé au début du XIXe siècle par le psychiatre allemand Heinroth, désigne ce pouvoir de l'esprit sur le corps qui peut, selon les circonstances, permettre la guérison ou provoquer la maladie (2).

Deux types d'approche de la psychosomatique ont été décrites.

### *L'approche psychologique* (1, 6, 13)

Le mouvement psychosomatique est né dans la foulée du mouvement psychanalytique. Freud, dans ses premiers travaux sur l'hystérie, insiste déjà sur la liaison psyché-soma. Georg Groddeck, son contemporain, va plus loin et soutient que le « ça » (l'inconscient) est le principe formateur de tous les processus physiques, normaux ou pathologiques. Il existerait aussi une symbolique des maladies somatiques, un véritable « langage des organes » qu'il s'agit de décoder pour les soigner.

Les américains Flanders Dunbar et Franz Alexanders, psychanalystes également, réfutent cette conception. Pour eux, les troubles psychosomatiques sont plutôt la conséquence d'états de tension nerveuse, engendrés par des émotions inappropriées ou exprimées de façon inadéquate.

Pour Dunbar, chaque émotion a une traduction spécifique au niveau somatique. Ainsi, par exemple, les manifestations physiques qui accompagnent la colère sont différentes de celles qui accompagnent l'angoisse. De même, la personnalité des sujets atteints d'ulcère gastroduodénal est différente de celle des sujets présentant des maladies coronariennes. Il devient donc possible de prévoir quel type de pathologie développera un individu donné, mais également d'en modifier le risque d'apparition en agissant sur les facteurs psychologiques. Dans les années 30, Franz Alexander et l'école de

Chicago privilégient, non pas la personnalité du malade, mais le conflit psychique dont il est l'objet. Ce conflit va créer les conditions favorables au développement de troubles psychosomatiques. Alexander identifie deux types de conflits caractéristiques ou spécifiques, renvoyant eux-mêmes à deux catégories de maladies. La première est l'expression de tendances hostiles, agressives ou bloquées, c'est-à-dire non exprimées dans un comportement manifeste donnant, par exemple, des affections dermatologiques avec lésions de grattage et migraine qui témoignent du retournement contre le sujet lui-même de pulsions agressives liées à des sentiments de culpabilité. La seconde est l'expression de tendances à la dépendance et à la recherche d'appui qui sont habituellement inhibées. Ainsi, l'ulcéreux s'oblige à être actif, s'interdisant toute expression d'un besoin de dépendance.

Le groupe de Chicago décrit les constellations psychodynamiques spécifiques de sept maladies dites psychosomatiques : ulcère gastroduodénal, rectocolite ulcéro-hémorragique, asthme, hypertension artérielle, hyperthyroïdie, polyarthrite rhumatoïde et eczéma. La maladie n'apparaît pas seulement à la suite d'une situation conflictuelle spécifique, deux autres conditions doivent être réunies, à savoir d'abord une **vulnérabilité constitutionnelle ou acquise** de l'organe cible, il s'agit du facteur X ; ensuite une **situation de déclenchement**, dite « situation de vie », telle que deuil ou contrariété soudaine.

## *La personnalité psychosomatique* (1, 6)

Au début des années 60, l'école psychosomatique de Paris (Marty), s'appuyant sur des pratiques de cures analytiques chez des patients atteints d'affections psychosomatiques, propose la notion de « personnalité traumatique » pour définir leur fonctionnement psychique particulier, marqué par une carence de la mentalisation. Le mode de **pensée** de ces patients est dit **opératoire**, c'est-à-dire accroché au concept, à la matérialité des faits et centré sur le présent.

Les fantasmes apparaissent pauvres, les capacités de symbolisation réduites. Seuls émergent, dans la cure, des contenus factuels raisonnables ; le patient voit l'autre comme un double stéréotypé de lui-même. Ce mode d'organisation psychique, s'il favorise l'adaptation sociale, rend le sujet très sensible aux différents traumatismes de l'existence, deuils ou blessures narcissiques. Ceux-ci peuvent induire une désorganisation profonde de l'être, avec des conséquences somatiques directes. Le corps est ainsi soumis à l'impact des forces pulsionnelles qui sont normalement canalisées par des mécanismes de défense plus névrotiques.

P.E. Sifneos, psychiatre à Boston, crée en 1972 le terme d'**alexithymie** pour désigner un phénomène assez voisin. Le patient alexithymique éprouve de grandes difficultés pour décrire ses états affectifs, il présente une vie affective pauvre ainsi qu'un hypercontrôle de ses émotions. Pour ce psychiatre, comme pour les psychanalystes de l'école de Paris, tout se passe comme si le corps s'exprimait, à défaut d'une adaptation possible de l'appareil psychique.

### *L'approche biologique* (1, 6)

Cette approche consiste à cerner les modifications physiologiques liées aux phénomènes psychologiques et aux stimuli émotionnels. Walter Cannon a été le premier à repérer que les états affectifs activent les fonctions physiologiques qui préparent l'organisme à une réponse adaptée. Ainsi, la peur ou la colère stimulent les surrénales qui elles-mêmes initient des réactions de fuite ou d'attaque.

Selye décrit, à la même époque, le **syndrome général d'adaptation**, qui est la réponse de l'organisme à un stimulus physique ou psychique, lorsque la contrainte ou la demande est trop importante, mettant en jeu l'axe hypothalamo-hypophysaire.

Henri Laborit donne un regain d'actualité à ce **syndrome général d'adaptation** par ses travaux sur le système inhibiteur de l'action. Pour lui, le comportement résulte de l'interaction entre deux systèmes de commande : un système activateur de l'action, à l'origine des réactions de fuite et de lutte, et un système inhibiteur de l'action, à l'origine des comportements liés à une punition ou à l'absence d'une récompense attendue. Ces deux systèmes correspondent à un ensemble de structures nerveuses organisées verticalement qui appartiennent aussi bien à l'hypothalamus qu'au système limbique ou au néocortex. C'est l'hyperactivité d'un de ces systèmes qui peut être pathogène. Selon cette hypothèse, les maladies psychosomatiques sont des maladies de l'inhibition de l'action.

Pavlov et son école montrent l'importance des conditionnements physiologiques de l'organisme (réflexes conditionnels) sous l'effet de stimuli. Leurs travaux sont à l'origine d'une modélisation de la pathologie corticoviscérale où les organes, soumis aux influences extérieures par le biais du système nerveux autonome, jouent eux-mêmes, en retour, le rôle d'un stimulus conditionnel.

D'une manière générale, les recherches des physiologistes montrent qu'une émotion ou un état mental, ne constituent pas un phénomène limité à la sphère psychique, mais qu'ils ont des répercussions sur le corps entraînant des modifications organiques. En retour, la réaction physiologique est l'intermédiaire par lequel un conflit psychique non résolu retentit sur la sphère organique. La détresse psychologique induit une activation neuro-hormonale qui provoque des altérations fonctionnelles au niveau de l'organe cible et débouche sur une pathologie constituée.

En résumé, à l'heure actuelle, le **modèle** qui prévaut est celui **du pluridéterminisme**. Les facteurs psychologiques, pertes réelles ou symboliques, changement de mode de vie, viennent renforcer les facteurs biologiques, prédisposition génétique, facteurs infectieux, toxiques ou immunité, pour déclencher des troubles somatiques liés à des perturbations du système de sécurité de l'individu.

J. de Butler, en 1985, note la convergence des conséquences neuro-endocriniennes du stress sur les différents organes effecteurs avec l'observation chronique des affections considérées comme psychosomatiques : variation du rythme cardiaque, augmentation de la tension artérielle, hyperglycémie, hypersudation, hyposialhorrée, accroissement de la vigilance avec trouble du sommeil, bronchodilatation, vasodilatation musculaire, vasoconstriction cutanée. Ce rapprochement l'amène à proposer le modèle suivant.

La survenue, persistance ou réactivation, d'un événement déclenchant potentialisé par un conflit intrapsychique (ou tonus émotionnel excessif) stimule les réactions du système général d'adaptation. Celles-ci peuvent dépasser leur but et induire, dans un premier temps, des troubles fonctionnels étendus, de manière variable, aux fonctions végétatives et métaboliques. Ces troubles fonctionnels aboutissent à une pathologie lésionnelle aiguë (ulcère gastroduodénal) ou chronique (athérome), dont la gravité et la réversibilité dépendent de la sensibilité particulière du tissu, de l'organe ou de la fonction concernés. Cette sensibilité de la cible est déterminée par ses caractéristiques propres (innées) ainsi que par sa fragilité acquise à la suite d'agressions spécifiques antérieures.

Les informations stressantes sont transmises à l'hypothalamus, clef de voûte avec l'hypophyse, du fonctionnement et du contrôle de toutes les activités neuro-endocriniennes de l'organisme. Le stress déclenchant peut être minime et transitoire mais, vite amplifié et prolongé dans ses effets, il peut devenir, à l'extrême, strictement intrapsychique (15).

## CLINIQUE (1, 6)

Un trouble est dit psychosomatique lorsqu'il comporte, dans son déterminisme, un facteur psychologique intervenant non pas de façon contingente, mais par une contribution essentielle à la genèse et à l'entretien de la maladie.

À partir de cette définition, les entités cliniques suivantes entrent dans la pathologie psychosomatique : les maladies psychosomatiques proprement dites, les troubles fonctionnels, l'hystérie et l'hypocondrie.

### *Les maladies psychosomatiques*

Elles s'accompagnent d'**altérations anatomocliniques ou biologiques objectivables**. Citons l'ulcère gastroduodénal, l'asthme bronchique, la rectocolite ulcéro-hémorragique, l'eczéma, l'urticaire, la migraine vraie, l'alopécie, l'hypertension artérielle, le diabète insulinodépendant et certaines affections malignes.

Le déclenchement, l'aggravation ou la rechute de telles affections semblent modulés par des facteurs psychologiques au premier rang desquels on trouve les événements de la vie affective et matérielle des patients : changement de travail, licenciement, maladie d'un proche, deuil, accident, peur subite, etc.

Les observations qui montrent l'importance de la vie mentale dans l'évolution et le pronostic de ces maladies sont devenues banales. Le désir de guérison, le « moral » du malade, le climat familial, tous ces éléments pèsent lourdement sur l'efficacité du traitement médical. Parfois, l'état psycho-affectif du patient semble annoncer, à brève échéance, l'irruption d'une maladie qui ne paraît pas fortuite.

### *Les troubles fonctionnels* (1, 6)

Ce sont des manifestations pathologiques, **sans lésion organique** sous-jacente, qui peuvent résulter du dérèglement de certaines fonctions vitales :
– au niveau de l'appareil digestif avec diarrhées, constipations, coliques, nausées, vomissement, dyspepsie ;
– au niveau de l'appareil urogénital : dysurie, pollakiurie, brûlures mictionnelles, impuissance, frigidité, éjaculation précoce, dyspareunie, vaginisme ;

– au niveau de l'appareil cardio-vasculaire, elles provoquent palpitations, précordialgies, lipothymies, syncopes vaso-vagales, certaines dyspnées et crises d'hyperventilation, vertiges et/ou céphalées.

La réalité de ces troubles ne peut être mise en doute, malgré l'absence de lésion anatomique ou biologique décelable lors de l'investigation. Les liens qui unissent leur apparition et leur évolution avec les différents stress psychiques sont évidents.

### *L'hystérie de conversion* (1, 6)

Elle s'inclut désormais dans les troubles dissociatifs. Les divers troubles dissociatifs (ou de conversion) ont en commun une perte partielle ou complète des fonctions normales d'intégration des souvenirs, de la conscience de l'identité ou des sensations immédiates et du contrôle des mouvements corporels.

On admet que les troubles dissociatifs sont « psychogènes », dans la mesure où ils surviennent en relation temporelle étroite avec des événements traumatiques, des problèmes insolubles et insupportables ou des relations interpersonnelles difficiles. De ce fait, il est souvent possible d'élaborer des interprétations et des hypothèses sur les moyens que le patient utilise pour affronter un facteur de stress intolérable.

L'installation et la résolution des états dissociatifs sont souvent brusques, mais on assiste rarement à ces moments privilégiés, sauf au cours de certaines interactions ou lors de l'emploi de techniques particulières comme, par exemple, l'hypnose ou les situations d'abréaction. Les modifications ou la disparition de l'état dissociatif peuvent se limiter à la durée de ces procédures. Les différents états dissociatifs s'améliorent habituellement en quelques semaines ou quelques mois, en particulier lorsque leur survenue est associée à un événement traumatisant. Certains états dissociatifs, en particulier ceux qui comportent des paralysies ou des anesthésies, ont parfois une évolution plus prolongée (et un début plus progressif) quand leur survenue est associée à des problèmes ou à des difficultés interpersonnelles insolubles.

Ce que l'on appelait « l'hystérie de conversion » recouvre des troubles qui se caractérisent, en général, par une perte ou une altération de la motricité, de la sensibilité ou des fonctions sensorielles (une paralysie ou anesthésie d'un membre, la perte de la vision d'un œil) suggérant un trouble physique, sans qu'il puisse être rattaché à une affection somatique connue. Les **lésions présentées ne correspondent pas aux lois anatomiques et physiologiques.** Enfin, il apparaît souvent à l'observateur que le handicap présenté aide le patient à éviter un conflit désagréable (« bénéfice secondaire » des psychanalystes).

Ces troubles correspondent également à une forme particulière d'amnésie. La caractéristique essentielle de l'amnésie dissociative est qu'elle concerne habituellement des événements importants récents, sans qu'un trouble mental organique puisse être évoqué. De même, elle est trop importante pour être mise sur le compte d'une simple « mauvaise mémoire » ou d'une fatigue. L'amnésie concerne habituellement des événements traumatisants, tels que des accidents ou des deuils imprévus ; elle est le plus souvent partielle et sélective.

### *Les troubles hypocondriaques*

Enfin, il faut citer, à la limite des pathologies psychosomatiques, les différents troubles hypocondriaques, qui se caractérisent par une crainte non fondée d'être atteint par une **maladie grave et évolutive**. Des sensations et des signes physiques normaux ou anodins sont souvent interprétés par le sujet comme étant anormaux ou pénibles. L'attention du sujet se focalise habituellement sur un ou deux organes ou systèmes. Dans certains cas, le sujet précise la maladie physique ou l'anomalie redoutée. Cependant, sa conviction d'être atteint de cette maladie, ou d'être atteint de telle maladie plutôt que de telle autre, peut varier d'une consultation à l'autre. Ces patients refusent, en général, les propos rassurants des différents médecins qu'ils consultent de manière répétitive.

## *Y a-t-il des liens entre ces différentes formes de pathologie psychosomatique ?*

Si certains états cliniques apparaissent bien tranchés, des recoupements multiples entre ces troubles peuvent être décrits. On peut ainsi considérer, de façon schématique, que ce qui est commun à ces troubles est constitué par la façon qu'a chaque sujet, selon ses spécificités, de métaboliser les différents facteurs de stress, l'anxiété et la dépression.

Classiquement, l'hystérie de conversion, névrose typique pour les psychanalystes, constitue un compromis entre un désir et son interdiction. Le désir refoulé fait retour de manière déguisée en se projetant symboliquement sur un territoire corporel, qui sera choisi en vertu d'un lien de signification établi inconsciemment (12). Le mobile psychologique, qui est cause du symptôme physique, est inconscient car maintenu refoulé, d'où une méconnaissance systématique du patient à l'égard de son trouble (« la belle indifférence ») en même temps que son maintien. Ces troubles hystériques surviennent classiquement sur des personnalités histrioniques et dépendantes.

À l'inverse, dans les maladies psychosomatiques, le symptôme n'a pas de sens puisqu'il est lié à une carence de l'activité de symbolisation. De plus, il existe une véritable lésion organique. Ces troubles psychosomatiques traduisent une mauvaise gestion de l'angoisse chez des sujets montrant des traits de personnalité qui seront détaillés plus loin.

Souvent, les choses ne sont pas si simples. Les pathologies hystériques et psychosomatiques peuvent survenir chez des sujets n'ayant pas de caractères de personnalité aussi affinés. L'existence de bénéfices secondaires est tout à fait fréquente chez les sujets atteints de troubles psychosomatiques. Les formes nouvelles de conversion, chez des sujets à personnalité apparemment hystérique, sont actuellement de plus en plus de type psychosomatique avec, par exemple, tétanie, spasmophilie, règles douloureuses, dyspareunie. Avec un abord plus psychiatrique, on peut considérer que les crises de tétanie correspondent à des crises de panique. Enfin, l'apparition et l'intensité des manifestations psychosomatiques sont très souvent en relation étroite avec l'existence d'un syndrome dépressif.

## LES DIFFÉRENTS TYPES DE PATHOLOGIE

### *Appareil musculaire et ostéo-articulaire*

À ce niveau, les affections psychosomatiques se traduisent fréquemment par des rachialgies ou des douleurs ostéo-articulaires.

#### *Les rachialgies* (4)

Dorsalgies et lombalgies représentent la manifestation la plus fréquente des troubles psychofonctionnels. La douleur, symptôme essentiel, a un caractère particulier : elle ne siège pas en un point précis, mais irradie sur une large zone. Permanente pendant la journée, elle s'atténue pendant le repos et pendant les vacances. Elle est décrite de manière prolixe avec des expressions percutantes.

Les origines multiples des rachialgies chroniques retardent souvent l'abord psychosomatique de celles-ci. La gravité attachée à certaines étiologies incite souvent à la multiplication des examens, alors qu'une simple radiographie permettrait de rassurer le patient.

Une activité professionnelle prédisposante comme, par exemple, la position penchée en avant des secrétaires, montre que des facteurs mécaniques peuvent déclencher la mise en contracture douloureuse des muscles dorsaux. Cependant, ces facteurs ne semblent pouvoir intervenir que sur un certain terrain psychologique, soulignant le lien étroit entre vie musculaire et vie affective, à savoir la survenue de tensions musculaires en fonction de l'état émotionnel du sujet.

Ces rachialgies peuvent entraîner un handicap douloureux encore souvent compatible avec une vie personnelle et socioprofessionnelle acceptable. Mais cet état d'équilibre peut parfois se décompenser, la douleur ne peut plus être utilisée dans la vie affective et relationnelle, ce qui risque d'entraver une insertion familiale et sociale.

### *Rhumatologie : dépression, hypercortisolémie et ostéoporose* (14)

Au-delà des douleurs musculaires, l'existence de liens entre douleurs ostéo-articulaires et état psychique est connue de longue date. Un travail récent pourrait bien livrer quelques-unes des clefs permettant de modéliser les raisons de telles intrications. Ainsi, il est bien établi, même si certaines constatations restent contradictoires, qu'il existe chez le déprimé un « hypercortisolisme ». Les auteurs ont essayé de savoir si ce dernier était responsable de modification de la minéralisation osseuse, comme dans la maladie de Cushing, ou lors de la prise de traitements corticostéroïdes. Ils ont donc mesuré, à l'aide d'un tomodensitographe quantitatif numérisé, la densité osseuse des trois premières vertèbres lombaires de 80 patients, de plus de 40 ans, souffrant d'une dépression majeure selon les critères du DSM III R.

Les résultats paraissent tout à fait éloquents. Ainsi, seuls deux critères sont statistiquement associés à l'ostéoporose : l'âge et le diagnostic de trouble de l'humeur. La correction par d'autres facteurs n'a pas modifié cette constatation. Poids, taille, nombre d'épisodes dépressifs, âge de début, durée totale de la maladie, antécédents médicaux, tabagisme, vie active ou sédentaire, traitement œstrogénique sont indépendants de la déminéralisation. De plus, la différence de la densité osseuse moyenne est de 15 % entre le groupe de patients et celui des témoins, ce qui élimine une ostéoporose aiguë liée à l'accès en cours.

Si les mécanismes exacts de ce remaniement osseux restent à explorer, la dépression majeure pourrait d'ores et déjà être considérée comme un facteur de risque d'ostéoporose.

### *Les possibilités thérapeutiques*

Il est important de rechercher un possible vécu dépressif du patient pour lequel l'association des thérapeutiques chimiques et psychologiques, y compris la relaxation, est indispensable. La relation médecin-malade ne doit pas aboutir à une transformation du problème de la douleur physique en un problème relationnel avec agressivité, reproches, jugements négatifs réciproques entraînant la pérennisation du trouble. La recherche des moyens d'action prend ici une importance particulière. L'action doit porter sur les facteurs de risques physiques, professionnels et environnementaux, sur les facteurs liés à l'état de maladie (recherche des bénéfices secondaires) et, après analyse de ceux-ci, sur les facteurs entrant en jeu dans la relation médecin-malade (efforts conjoints, tolérance mutuelle).

## *L'appareil digestif*

### *Pathologie fonctionnelle sans lésion anatomique*

Elles apparaissent préférentiellement chez des sujets jeunes, inquiets, hyperactifs, méticuleux, parfois obsessionnels. C'est ainsi que l'on peut observer :
– **au niveau œsophagien**, soit une sensation de boule dans la gorge, impression de corps étranger, disparaissant après déglutition de la salive ; soit des douleurs rétrosternales violentes (spasmes) ;
– **au niveau gastrique**, une aérophagie, traduction d'une plénitude gastrique ameliorée par des éructations : la dyspepsie ;
– **au niveau hépatobiliaire**, des « crises de foie » évoquées par la présence de vomissements bilieux et de douleurs de l'hypocondre droit. En réalité, la « crise de foie » est une migraine amputée de sa phase céphalalgique ;
– **au niveau intestinal et colique**, le syndrome de l'intestin irritable qui entraîne des douleurs abdominales, des ballonnements et des anomalies du transit : c'est ce qu'on appelle la colopathie fonctionnelle.

Le diagnostic de troubles fonctionnels implique évidemment d'avoir éliminé une origine organique grâce aux explorations endoscopiques.

Nous allons détailler les deux troubles les plus fréquents et les plus élaborés.

*La dyspepsie* (4, 11)
Elle survient à tous les âges de la vie et se traduit par une sensation de plénitude gastrique avec lenteur à la digestion, des ballonnements et des douleurs épigastriques ou rétrosternales. 40 % des dyspeptiques présentent des troubles moteurs gastro-intestinaux. Si les agressions et les émotions s'accompagnent d'un retard à l'évacuation de l'estomac, on ne peut toutefois inférer que la dyspepsie trouve là son explication finale.

Si la dyspepsie appartient au domaine psychofonctionnel, on ne retrouve une structure « psychosomatique » que chez 60 % des patients présentant ce type de trouble. Un certain nombre de cas se situe dans le registre des maladies psychosomatiques, et plus particulièrement, des personnalités ulcéreuses de type compétitif hyperactif. Certains cas, en raison de l'importance des vomissements, évoquent plutôt des anorexiques mentaux.

*Les colopathies fonctionnelles* (4, 11)
Elles fournissent 30 % des patients en médecine générale et 50 % des patients en gastro-entérologie. De plus, 20 % des colopathes se reconnaissent comme « souffrant » mais n'éprouvent pas la nécessité de consulter.

La symptomatologie se manifeste dans trois domaines essentiels :
1. Des douleurs abdominales.
Elles sont diurnes et surtout nocturnes (deuxième partie de la nuit surtout), affectant tout ou partie de l'abdomen, en suivant le cadre colique. Si la douleur est limitée, elle peut faire croire à une affection d'un autre organe. Elle peut être intense, jusqu'à faire suspecter une occlusion, un cancer colique.

Pour le patient, l'abdomen douloureux est un objet de plainte mais aussi de communication, par la richesse de description des symptômes, par ses exigences de soulagement difficiles à combler, par l'angoisse qu'il manifeste à son sujet. La palpation est souvent difficile parce que le malade se protège de ses mains et le moindre effleurement déclenche une mimique de douleur extrême. Ce trop-plein symptomatique est évocateur de colopathie fonctionnelle.
2. Des anomalies des selles.
Les diarrhées alternent avec la constipation. Ce phénomène s'étale sur quelques jours ou quelques semaines. La défécation soulage passagèrement la douleur. La constipation est psychologiquement mal

supportée. La diarrhée est une fausse diarrhée sans accélération du transit intestinal. Les selles sont liquides parce que diluées par une sécrétion intestinale d'irritation.

Ces anomalies des selles constituent également un moyen de communication essentiel pour le colopathe, que ce soit à l'intérieur du couple, de la famille ou avec le médecin.

3. Le contexte psychologique est un élément important de diagnostic positif de la colopathie fonctionnelle.

Les structures psychologiques les plus souvent rencontrées sont la structure compulsive et la structure hystérophobique. Il s'agit assez souvent d'une femme jeune à une étape importante de sa vie (jeune adulte, jeune mariée, mère récente, célibataire ambitieuse). Chez l'homme, les manifestations sont plus tardives (promotion sociale, approche de la retraite). Chez eux, la structure compulsive domine, avec souvent manifestation de traits agressifs envers la société et le médecin.

Le contexte psychologique permet de tenter de comprendre comment certains événements (l'action directe de l'environnement, la réaction à des tensions intérieures) peuvent déterminer un réveil ou une exacerbation de la colopathie fonctionnelle.

La maladie des laxatifs représente la frange pathologique de ces structures psychologiques. L'exonération fécale devient un tel impératif qu'il est impossible d'attendre, d'où le recours aux laxatifs qui entraîne un état d'accoutumance et de dépendance conduisant à augmenter les doses. Il en résulte une perte de potassium avec contractures musculaires, une déshydratation, une carence vitaminique. Le symptôme induit, la diarrhée devient le seul échange possible.

L'altération ou la disparition des complexes moteurs migrants interdigestifs sous l'action d'un stress, anomalies qui, paradoxalement, se situent au niveau du grêle et non du côlon, représente le critère objectivable le plus remarquable des colopathies fonctionnelles.

## *Pathologie psychosomatique avec lésion anatomique*

### *L'ulcère gastroduodénal* (4, 11)

Les douleurs épigastriques, symptôme d'appel des affections de l'estomac, sont très fréquentes ; 10 % des Français, sur un an, consultent pour ce type de douleurs. 25 % des patients soumis à une fibroscopie, pour une épigastralgie, présentent un ulcère du duodénum.

Le substratum anatomique de l'ulcère gastroduodénal est une perte de substance de la muqueuse et de la sous-muqueuse duodénale et gastrique, entraînant perforation, hémorragies, douleurs (déséquilibre entre agression acidopeptique et moyens de défense de la muqueuse).

L'aspect le plus fréquent est l'ulcère duodénal de l'homme jeune, éventuellement familial, avec hypersécrétion acide franche.

Dans l'ulcère aigu de stress, les lésions sont souvent superficielles, ce sont plutôt des ulcérations que de véritables ulcères, siégeant au niveau de la région fundique et apparaissant dans des conditions bien particulières : grands brûlés, polytraumatisés, réanimation lourde. Les hémorragies digestives sont souvent révélatrices de l'ulcère. L'installation intragastrique régulière de substances antiacides, permettant de maintenir un pH gastrique supérieur à 5, est un bon moyen de prévention.

L'ulcère gastroduodénal a une propension à la récidive, devenant ainsi ulcère chronique récidivant. Certains facteurs précis ont pu être mis en évidence : carence des processus inhibiteurs de la sécrétion, carence des processus de protection de la paroi digestive, action de micro-organismes saprophytes. La présence d'une sécrétion acidopeptique suffisante, et pas forcément excessive, reste au centre des hypothèses car l'administration, à dose importante, d'antisécrétoires gastriques supprime la lésion.

*Les dimensions psychologiques de l'ulcère*

Les travaux d'Alexander, repris et étendus par l'équipe de l'hôpital Bichat (8), montrent que les relations affectives de l'ulcéreux, aussi bien dans son monde intérieur que dans l'environnement qui lui est imposé, se singularisent par l'oscillation adaptative entre, d'une part, des tendances actives et, d'autre part, des tendances passives réceptives. Les tendances actives s'expriment par un besoin de responsabilité, de compétition plus ou moins agressive, une revendication de liberté, d'indépendance. Cette oscillation entre un pôle où la dépendance est acceptée et un pôle où la dépendance est refusée se retrouve chez tout psychosomatique et même chez les sujets normaux, mais elle est plus marquée chez l'ulcéreux.

Les situations de stress psychologique peuvent induire des récidives ou des poussées évolutives. Cependant, l'ulcère n'est pas uniquement et obligatoirement une maladie psychogène. Le vécu des événements stressants semble essentiel. Différents profils psychologiques d'ulcéreux ont été décrits :

1. Le type I, hyperactif (25 % des ulcéreux). Le profil type est celui d'un homme jeune, hyperactif, en perpétuelle compétition, voulant faire tout, seul, avec une vie familiale inexistante.
2. Le type II, équilibré (50 % des ulcéreux). Il correspond à un homme de plus de 30 ans, ayant une vie simple, équilibrée entre une activité professionnelle stable peu compétitive et une vie familiale passive auprès d'une femme maternelle à la fois douce et dominatrice.
3. Le type III, instable (10 % des ulcéreux). Celui-ci se caractérise par l'instabilité sociale et la carence de la vie conjugale.
4. Le type IV, passif (15 % des ulcéreux). Ce type présente un état de dépendance très marqué vis-à-vis de la société, de l'environnement.

Les ulcéreux hyperactifs (type I) se manifestent par la fréquence et la netteté des hypersécrétions, s'opposant aux ulcéreux passifs (type IV), caractérisés par la rareté des hypersécrétions et par des valeurs nettement inférieures des paramètres sécrétoires.

Les ulcéreux équilibrés (type II) se situent, en général, autour de la moyenne des valeurs obtenues dans l'étude de S. Bonfils. Pour un sujet « normal », l'action augmente la sécrétion gastrique, alors qu'un manque d'entrain ou une humeur dépressive la diminuent. Pour l'ulcéreux, le mécanisme est différent, il ne s'agit pas chez lui d'états psychiques transitoires mais de dispositions psychiques durables s'intégrant à la personnalité. L'état fondamental de l'ulcéreux est marqué par le conflit activité-passivité, mais la prédominance d'un des pôles ou leur mise en équilibre définit le type de personnalité.

La rupture d'adaptation intervenant dans le déclenchement de la poussée ulcéreuse se produit préférentiellement sous l'action de facteurs environnementaux venant perturber l'aménagement établi.

Il faut toutefois noter que la mise sur le marché d'antisécrétoires efficaces et surtout le rôle de la bactérie *campylobacter pylori* ont diminué l'intérêt porté aux relations entre état psychologique et maladie ulcéreuse gastroduodénale.

### *Colite ulcéreuse (rectocolite ulcéro-hémorragique, maladie de Crohn)* (4, 11)

Il s'agit d'une maladie inflammatoire chronique touchant soit uniquement le côlon (RCUH), soit indifféremment le côlon et/ou le grêle (Crohn), caractérisée par la présence de lésions anatomiques ulcérées, hémorragiques, purulentes ou même abcédées.

Après avoir connu un pic de fréquence dans les années 60-70, la RCUH est actuellement relativement rare. Elle a depuis été détrônée par la maladie de Crohn (inconnue en France avant 1950). La proximité des deux affections par l'intervention d'altérations de l'immunité est indiscutable. Il est probable que la prévalence de l'une a remplacé la prévalence de l'autre.

Souvent, après une date repère de début, la colite s'installe de manière progressive, par la réitération d'épisodes de diarrhée sanglante. L'importance des pertes fécales, jointe à l'abondance du sang qu'elles renferment, peut entraîner des poussées évolutives sévères, avec déshydration, anémie et même risque vital dans un tableau d'allure infectieuse.

La rectocolite ulcéro-hémorragique et la maladie de Crohn se manifestent différemment. À l'exploration, alors que la radiographie met en évidence une image tubulée au niveau des zones atteintes par la rectocolite ulcéro-hémorragique, on retrouve, dans la maladie de Crohn, des granulomes caractéristiques. De plus, le grêle, qui est normal dans la rectocolite ulcéro-hémorragique, est atteint dans la maladie de Crohn.

*Les paramètres psychologiques*

La structure psychologique est celle des maladies psychosomatiques avec une pensée fortement opératoire. Ce qui domine, en fait, c'est l'ambivalence.

La régression de la personnalité vers des mécanismes archaïques est observée (peluches, énurésie, encoprésie) dans une grande proximité avec les états de dépression endogène ; parfois la tonalité est nettement autodestructrice.

Le déclenchement de la maladie, ou des poussées évolutives, paraît relié à l'état de grande vulnérabilité que crée l'ambivalence, c'est-à-dire l'impossibilité pour le sujet de distinguer, de prime abord, ce qui lui est favorable de ce qui lui est défavorable. L'équilibre n'est souvent obtenu que par la présence d'une personne clé. Son absence ou son éloignement laisse le malade démuni, sensible à tous les à-coups de l'existence. Cette vulnérabilité entraîne la survenue facile du sentiment d'autodépréciation, déclenchée, par exemple, par une blessure narcissique.

Les facteurs psychologiques interviennent pour beaucoup dans l'évolution et le pronostic de la colite ulcéreuse. La prise en charge psychologique est essentielle et peut compenser les conséquences des perturbations structurelles, parfois par la mise en place d'un nouveau personnage clé. La rectocolite n'est pas une maladie purement psychosomatique. Cependant, quantité de données précises indiquent qu'il faut largement tenir compte de cette dimension.

Ceci est d'autant plus nécessaire que la suppression chirurgicale du côlon est une solution thérapeutique souvent préconisée, et le vécu du patient, aussi bien face à l'acte lui-même qu'à ses conséquences, pose toujours des problèmes sévères d'ordre somatique (diarrhée, incontinence, impuissance sexuelle) et psychologique (états dépressifs, hypomanie).

### *Communautés et différences entre rectocolite ulcéro-hémorragique et colopathie fonctionnelle*

Dans les colopathies fonctionnelles, l'exclusivité symptomatique colique n'existe pas. Le trouble est souvent associé à des symptômes extradigestifs tels que migraines, palpitations, algies diverses. L'investissement colique a l'avantage de fournir un langage de communication particulièrement riche et aisé à manipuler. La rapidité d'apparition des symptômes, à la suite d'un stress vécu comme une agression, montre les commodités de ce langage et la non-nécessité d'une situation symboliquement pénalisante pour qu'il s'exprime.

La rectocolite ulcéro-hémorragique apparaît comme une affection purement colique si l'on exclut le retentissement secondaire d'ordre infectieux et immunitaire (Crohn et grêle). Les structures de personnalité archaïque ou émotive de ces patients se sont élaborées au moment où les fonctions sphinctériennes anales ont fourni à l'individu les éléments de son autonomie physique et psychologique. L'investissement d'organe est ici plus étroit que dans le cas des colopathies fonctionnelles.

Le stress, le surmenage, les événements de la vie interagissent probablement sur l'appareil digestif.

Une meilleure connaissance du soi corporel, notamment grâce à la relaxation (training autogène de Schultz), peut constituer un appoint thérapeutique important, notamment chez les patients souffrant de côlon irritable ou de formes basses de rectocolite.

## *Les maladies cutanées*

La coexistence de maladies de la peau et de perturbations psychiques s'observe avec une grande fréquence. La plus courante de ces maladies est le **psoriasis**, caractérisé par la spécificité des lésions par ailleurs inesthétiques, leur large extension et la fréquence de la chronicisation. L'**eczéma**, certains **lichens plans**, de nombreux **prurits** et, très souvent, la **pelade** sont également décrits (4).

Les perturbations de l'environnement, en fonction de la structure psychologique du patient, peuvent-elles être responsables d'affections cutanées ? Comme dans tous les états pathologiques psychosomatiques, les facteurs psychologiques ont-ils un rôle exclusif, additionnel, circonstanciel ou contingent ?

Le caractère extériorisé des lésions transforme ces dernières en moyen de communication, indépendamment des troubles subjectifs présentés, ce qui détermine des attitudes de dissimulation, d'angoisse sociale et affective aussi bien que l'auto-entretien de la maladie. L'intervention d'éléments psychologiques perturbants joue un rôle étiologique dans la maladie mais, réciproquement, le vécu de celle-ci (blessure narcissique) déclenche des mécanismes de défense et des attitudes physiques de protection qui canalisent incomplètement l'angoisse. Cette dernière, en retour, intervient dans la pérennisation de l'affection, que ce soit par un mécanisme direct, actuellement inconnu, ou par des attitudes d'échec, telles que le grattage ou le non-respect des traitements.

### *Le psoriasis*

Cette maladie illustre le cas le plus flagrant de l'intervention des facteurs psychologiques dans la survenue de troubles dermatologiques.

Sur le plan clinique, le psoriasis se caractérise par la présence de plaques blanchâtres, épaisses au niveau des genoux et des coudes, notamment dans les premiers temps de la poussée. Ultérieurement, tous les territoires peuvent être atteints. L'épiderme est le siège d'hyperkératose et de parakératose. Le derme présente un infiltrat inflammatoire constitué surtout de lymphocytes dans les lésions évolutives. Le rhumatisme psoriasique, proche de la spondylarthrite ankylosante, de pronostic sévère par sa durée et les blocages articulaires qu'il provoque, souligne l'existence de facteurs généraux dans l'affection.

Les éléments psychologiques, en plus de l'hérédité, et les infections bactériennes, interviennent dans l'apparition de ce trouble. Un choc émotif est retrouvé chez un malade sur deux, avant les poussées ou au début de la maladie.

L'étude statistique de Bolgert et Soulé montre que les agressions psychiques et les frustrations jouent un rôle déclenchant (48 % de cas certains, 20 % de cas probables) (3).

Chez plus de la moitié des malades, la personnalité est marquée par un état d'angoisse, d'insécurité, de manque de confiance en soi, sur lequel se greffent phobies et obsessions.

*Le psoriasis est-il une maladie psychosomatique ?*
C'est une maladie de toute une vie. La perturbation psychologique qui marque son début semble enclencher un processus lésionnel stable dont la durée déborde largement le choc initial. Les circonstances déclenchantes ne sont pas indifférentes et possèdent habituellement une charge symbolique notable. Cependant, il n'est pas possible d'affirmer que c'est par cette action symbolique que l'enchaînement psychosomatique s'affirme.

Les enquêtes publiées ne permettent pas d'évoquer l'existence de perturbations infantiles auxquelles aurait pu s'attacher, lors du développement de l'individu, une sensibilité particulière de un ou plusieurs éléments du revêtement cutané.

Tout au plus peut-on reconnaître le rôle dominant d'une personnalité permissive dont l'action de facilitation s'exerce aisément, d'où l'idée que les déterminants de cette personnalité sont très stables et intégrés à des structures psychologiques profondes.

On peut ainsi admettre qu'il existe des facteurs favorisants, en particulier génétiques et infectieux, pour que s'établisse la réponse cutanée pathologique face à une agression, comme pour d'autres maladies psychosomatiques. Cependant, l'existence de psoriasis familiaux et la coexistence fréquente de la maladie chez les jumeaux homozygotes indiquent que le psoriasis est avant tout une génomatose révélée ou aggravée par des facteurs environnementaux.

## *L'appareil respiratoire*

### *L'asthme*

Il s'agit d'un trouble de la motricité bronchique. Ses caractéristiques en sont les suivantes (4).

On constate, tout d'abord, l'absence de toute lésion anatomique aux stades initiaux de la maladie. Les troubles sont limités à des accès de constriction bronchiolaire, paroxystiques, sans séquelle aucune. Contrairement à l'ulcère gastroduodénal, l'asthme est une maladie provenant de perturbations longtemps fonctionnelles. Les altérations permanentes sont tardives, venant s'ajouter aux phénomènes de spasmes, et se manifestent sous la forme de lésions inflammatoires, de dilatation bronchique, d'hypoventilation chronique avec dyspnée et anoxie.

La survenue est fréquente au cours de l'enfance : 6 à 10 ans, parfois plus tôt. L'asthme prépubertaire peut disparaître au moment où s'établit la maturité sexuelle, ne laissant subsister que des crises occasionnelles à l'âge adulte.

Un terrain allergique existe, de façon habituelle mais non constante. Ce terrain représente un facteur additionnel susceptible d'intervenir pour transformer les messages nociceptifs, dont la personnalité autorise la transformation en une authentique maladie psychosomatique.

Les travaux scientifiques les plus récents, sans nier le caractère multifactoriel de l'étiologie de l'asthme, mettent l'accent sur les mécanismes pathogènes à l'échelon cellulaire et subcellulaire. Ce qui est le cas, par exemple, avec la disparition, chez les grands asthmatiques, des fibres du système nerveux autonome sécrétant le neuropeptide VIP (*vasoactive intestinal peptide*) bronchodilateur, et l'augmentation de celles contenant la substance P, bronchoconstrictrice. Certains de ces neuropeptides pourraient être détruits ou, au contraire, anormalement respectés en fonction de la sécrétion d'enzymes lytiques provenant des cellules inflammatoires (mastocytes). Des réflexes d'axone pourraient également entraîner une libération exagérée de neuropeptides bronchoconstricteurs. Les cytokines sont des intermédiaires des processus subcellulaires sur lesquels une action pourrait être envisagée dans un avenir proche.

L'asthme est également une **maladie émotionnelle**. Dans la littérature médicale (Trousseau), de nombreuses mentions sont faites pour évoquer l'importance des émotions en tant que facteur déclenchant.

Les chocs émotifs sont de nature variée. De nombreuses études ont montré que les interférences entre les phénomènes allergiques et les facteurs émotifs sont parfois difficiles à démêler. À l'inverse, certaines crises ont pu être stoppées par un choc affectif ou par un placebo.

En ce qui concerne la **personnalité asthmatique**, différentes recherches ont montré la banalité de sa structuration. C'est la nature de la relation entre l'agression et la personnalité qui permet d'introduire ici certaines spécificités. C'est en fonction de ce binôme que les traits psychologiques suivants peuvent être mis en exergue : hyperanxiété, timidité, hypersensibilité et obsessionnalité. Des névroses (névroses d'angoisse, névroses phobiques) ont été observées, juxtaposées à l'asthme sans qu'on puisse y trouver une indication physiopathologique.

Il faut également insister ici sur l'importance de perturbations dans la relation mère-enfant au cours de l'asthme infantile. Alexander, par exemple, s'appuie sur le cas de Proust. Ces perturbations se traduisent plus spécifiquement par un **attachement excessif à la mère**, une phobie d'être abandonné par elle. L'école de Chicago considère que la séparation de la mère est le problème émotionnel central.

Le seuil de sensibilité allergique dépendrait de l'état émotionnel du malade.

La recherche d'une spécificité qui pourrait naître d'une interaction psychologie-allergie n'a rien donné. Les situations déclenchantes gardent ainsi un caractère anecdotique même s'il est possible de les relier, symboliquement, à un trouble de la maturation psychologique.

## *Les altérations des régulations hormonales*

Les perturbations, dont l'expression majeure est une altération d'une régulation biologique, sont plus fréquentes que celles s'exprimant par une souffrance à l'échelle d'un organe.

Ces perturbations biologiques sont souvent inscrites dans « une rupture de l'adaptation » (*breakdown in adaption*). Une agression trop intense, ou trop prolongée, perturbe les régulations qui normalement assurent l'homéostasie. Rupture d'adaptation et terrain favorable doivent se conjuguer pour que s'établisse une situation pathologique.

La survenue de maladies endocriniennes, à la suite d'un choc émotif, est fréquemment présentée comme un argument en faveur du rôle pathologique du stress. Mais il semble difficile d'admettre la création d'une affection durable, telle que le diabète ou la maladie de Basedow, avec pour cause unique une agression psychologique. Des perturbations de l'environnement, dans la période précédant l'apparition de la maladie telles que des réponses hormonales physiologiques à une agression psychologique ou à une excitation nerveuse, peuvent être recherchées chez l'homme et chez l'animal. On peut également rechercher l'intervention de facteurs psychologiques dans l'aggravation de maladies établies.

Dans la pathologie « psychosomatique » endocrinienne, on se heurte à la méconnaissance de l'état de l'organe avant le choc psychologique.

### *Le diabète* (4, 7)

La conjonction neuro-endocrine de l'équilibre glycémique provoque une interférence entre régulation biologique et facteurs psychiques. C'est au niveau du système hypothalamo-hypophysaire et du noyau d'origine du nerf vague que se fait la jonction entre glycorégulation, prise alimentaire et points d'impact du stress.

Certaines données cliniques sont indiscutables. L'état psychologique des diabétiques module leurs besoins en insuline ; par exemple, les troubles psychologiques aggravent le diabète. La psychothérapie permet d'influencer favorablement le contrôle métabolique à court terme.

En 1985, l'étude de Kish a mis en évidence l'existence d'événements potentiellement nocifs précédant le diabète. Le diabète, le plus souvent latent ou méconnu, est décompensé par la sécrétion d'hormones anti-insuline telles que catécholamines, cortisol, ACTH, glucagon et hormones intervenant dans les phénomènes biologiques du stress.

L'étude de Robinson, portant sur des malades et leurs jumeaux ou des témoins, a mis en évidence un petit nombre de cas où l'événement est significatif. L'annonce du diagnostic représente, pour le patient, un traumatisme indiscutable, il anticipe alors la chronicisation, les difficultés du traitement, les risques graves, immédiats et à long terme. La personnalité, l'angoisse, entraînent des mécanismes de défense caractériels et comportementaux expliquant les conséquences psychologiques du diabète et leurs effets sur le développement de la maladie.

Il n'a pas été possible de retrouver des informations satisfaisantes sur les structures de personnalité qui favoriseraient simplement le déclenchement et la permanence du trouble biologique de base.

## *Maladie de Basedow et régulations thyroïdiennes* (4)

Les agressions peuvent-elles engendrer une affection chronique par le jeu des processus immunitaires ? La maladie de Basedow correspond à une hyperthyroïdie. Sur le plan clinique, goitre et exophtalmie accompagnent les troubles du comportement, la nervosité, l'hyperactivité physique et quelquefois la fatigue, l'insomnie et l'augmentation de l'appétit.

Ces troubles proviennent de l'hypersécrétion d'hormones thyroïdiennes (thyroxine, triiodothyronine) et peuvent s'observer à l'occasion d'hyperthyroïdies aiguës dans le déclenchement desquelles des facteurs dits de « stress », tels que chocs opératoires, traumatismes et chocs émotionnels, peuvent intervenir.

Si les troubles de la régulation des hormones thyroïdiennes, sous l'action de facteurs psychologiques, sont souvent évoqués, les preuves directes n'ont pas été établies à ce jour. Une étude de

Sorrino portant sur la recherche d'événements facteurs d'agression, dans la période qui précédait l'apparition des signes cliniques de la maladie de Basedow, a mis en évidence un nombre statistiquement élevé d'événements perturbants et leur impact négatif par comparaison avec des contrôles appariés.

Le déclenchement émotif de la maladie de Basedow a permis l'élaboration d'une hypothèse selon laquelle la prolongation d'une réponse biologique, ou son amplification, s'opérerait par l'intervention d'un processus auto-immunitaire. Des immunoglobulines, pouvant activer les récepteurs à la TSH, induisent une sécrétion exagérée d'hormones. La production de ces immunoglobulines pourrait provenir d'un processus immunitaire secondaire au développement des lymphocytes T helper, par inhibition de la production des lymphocytes T suppresseurs.

Le passage à la chronicité d'un processus qui, initialement, pourrait rester aigu et réversible, pourrait s'expliquer par le fait qu'une agression déséquilibrerait un système immunitaire instable et faciliterait la production d'immunoglobulines à activité TSH, mais cela n'est pas prouvé à ce jour.

L'étude des interactions entre les altérations des régulations hormonales et les comportements psychologiques est souvent difficile :
– tout inconfort psychologique peut être le révélateur de troubles somatiques, et notamment endocriniens, dissimulés. Ainsi, une des formes cliniques, reconnue, du cancer du pancréas, est dominée par un aspect dépressif ;
– les troubles de l'humeur et du comportement se retrouvent avec une fréquence non négligeable dans certaines maladies endocrines. Ainsi, dans la maladie de Basedow, l'excès d'hormones thyroïdiennes provoque des perturbations psychologiques ;
– les altérations des régulations hormonales joueraient un rôle de relais des perturbations psychologiques, qu'elles soient ou non déclenchées par une rupture de l'adaptation à l'environnement.

### *Les syndromes prémenstruels (4, 10)*

Les troubles psychiques apparaissant dans la période prémenstruelle sont appelés « troubles dysphoriques de la phase lutéale tardive ». Ces syndromes se caractérisent, pendant les quelques jours qui précèdent les règles, d'une part, par des modifications de l'humeur à type d'irritabilité, de dépression, d'agressivité et d'anxiété, pouvant même aller quelquefois jusqu'au suicide et, d'autre part, par des symptômes physiques à type de tension mammaire, de sensation de gonflement de l'abdomen et du petit bassin. Ces syndromes prémenstruels perturbent sérieusement la vie professionnelle, les relations familiales et sociales de la patiente. Il s'agit d'un désordre psycho-neuro-endocrinologique, avec dysfonctionnement hormonal et perturbations psychologiques. Certaines superpositions chronobiologiques, chez les femmes atteintes de syndrome prémenstruel, ont été décrites. Ainsi, les symptômes dépressifs correspondent à une baisse hormonale prémenstruelle et s'accentuent jusqu'à un maximum qui se produit durant les cinq derniers jours de la phase lutéale. L'humeur s'améliore et devient optimale juste avant l'ovulation où le taux des œstrogènes atteint son pic.

## *La pathologie cardio-vasculaire* (5)

L'insuffisance coronarienne reste, de nos jours, une des premières causes de morbidité et de mortalité dans la population générale, d'où l'intérêt de mieux connaître les effets du stress sur l'appareil cardio-vasculaire.

Les travaux de l'école de Chicago, dans les années 50, ont exploré le domaine cardio-vasculaire sous l'angle psychosomatique. Une telle approche présente des implications évidentes pour une prévention éclairée du risque cardio-vasculaire.

### *L'hypertension*

**Le rôle des émotions sur la pression artérielle** est connu depuis longtemps. Une élévation plus ou moins durable de cette pression artérielle a été décrite, par exemple, à la suite de catastrophes naturelles (tremblement de terre), d'accidents (explosion) chez des soldats de retour du front, chez des sujets venant de perdre leur emploi ou menacés de chômage. Il en est de même dans des situations de stress durable, telles que travail dans une ambiance bruyante ou tension continuelle (contrôleurs aériens).

De nombreux protocoles expérimentaux démontrent l'influence sur la pression artérielle de contraintes psychosensorielles variées (stimuli douloureux, bruit, spectacle violent, discours en public, saut en parachute), aussi bien chez les sujets normotendus que chez des sujets hypertendus.

Cependant, les hypertendus sont plus réactifs à différents stress que les sujets normotendus (appariés par âge et par sexe). Parmi les normotendus, ceux qui présentent des antécédents familiaux d'HTA sont plus réactifs que ceux qui n'ont pas d'antécédents.

Ces modifications hémodynamiques, liées au stress, font partie d'une mise en alerte générale de l'organisme s'accompagnant d'une augmentation de la vigilance visant à préparer l'organisme à l'action. L'élévation du débit cardiaque et de la pression artérielle, avec augmentation des résistances vasculaires globales au profit d'une vasodilatation musculaire, peut être considérée comme l'anticipation d'une réponse motrice possible au stress et fait intervenir le système nerveux sympathique et la sécrétion de noradrénaline. Les modifications lipidiques et celles de l'hémostase, en situation de stress, par l'élévation des acides gras libres, de la cholestérolémie, de l'agrégabilité plaquettaire et de la viscosité sanguine, peuvent être considérées comme des moyens prophylactiques que l'organisme déploie en puisant de l'énergie dans des réserves aisément mobilisables, et en cherchant à atténuer les conséquences de blessures possibles.

Cependant, tous les stress n'ont pas le même effet incitateur sur la régulation hémodynamique. Les **stress dits passifs** tels que, par exemple, projection de film violent, position de passager dans un avion pris dans une turbulence, constituent des agressions subies, le sujet n'a pas la possibilité de modifier le cours des événements. Les **stress dits actifs**, que le pilote subit, par exemple, dans le même avion, confèrent au sujet la possibilité d'agir, par son comportement, sur l'issue de la situation, de la contrôler, ou de l'aggraver.

Les hypertendus ou les normotendus, avec antécédents familiaux d'HTA, sont plus réactifs aux stress dits actifs qu'aux stress dits passifs, c'est-à-dire aux situations vécues comme un défi, situations dans lesquelles ils sont amenés à faire leurs preuves et à montrer leur capacité de contrôle des événements. Les stress passifs se traduisent par une médiation médullo-surrénale avec sécrétion d'adrénaline, alors que les stress actifs impliquent également, et d'une manière prédominante, l'intervention des terminaisons sympathiques et la sécrétion de noradrénaline.

L'étude des différences psychocomportementales entre hypertendus et normotendus, ou celle des relations existant entre réactivité cardio-vasculaire au stress et caractéristiques psychocomportementales des normotendus, révèle le rôle primordial de la **répression de l'agressivité** et le repérage d'une inhibition de l'action, avec ses conséquences pour toute situation interactive. En effet, les hypertendus comparés à des normotendus du même âge paraissent moins aptes à extérioriser leur agressivité et moins enclins à exploiter les possibilités de rétorsion permises, car inscrites dans un jeu interactif. Une même difficulté à extérioriser franchement ses sentiments hostiles ou à attaquer son interlocuteur se retrouve chez les normotendus qui ont la plus forte réactivité tensionnelle.

## *L'inhibition de l'action*

Le test de frustration de Rosenzweig, présenté sous la forme d'une bande dessinée et décrivant des situations de stress de la vie quotidienne, met en évidence cette tendance à l'inhibition de l'action et à l'évitement des situations conflictuelles qui risqueraient de poser un problème de conscience au sujet. Les hypertendus donnent plus fréquemment que les normotendus des réponses d'esquive qui évitent le maniement de l'agressivité suscitée par la situation de frustration et qui s'opposent aux réponses de contre-attaque avec extériorisation de l'agressivité (extrapunitives), ou aux réponses de retournement de l'agressivité contre soi, dans lesquelles le sujet endosse la responsabilité de la situation frustrante et essaie d'y apporter une solution par ses propres moyens (intrapunition).

On peut retrouver des formes analogues d'inhibition de l'action dans l'entourage du sujet hypertendu. Expérimentalement, la simulation d'une scène conflictuelle devant une caméra vidéo a montré que les familles dans lesquelles une personne est hypertendue ont plus tendance à l'évitement du regard que celles dont tous les membres sont normotendus. Cependant, les deux catégories de familles ne diffèrent pas quant à l'extériorisation verbale de l'agressivité. Ceci tendrait à démontrer qu'une tendance à l'esquive du conflit pourrait être transmise d'une génération à une autre, sans implication génétique.

Les résultats des études sur le **profil psychologique** des hypertendus sont étroitement **liés à l'âge** des sujets et au type d'hypertension selon qu'elle est limite ou permanente.

Les hypertendus limites, en moyenne plus jeunes, présentent assez fréquemment une labilité tensionnelle, émotionnelle et neurovégétative avec palpitations, sueurs et bouffées vasomotrices cutanées, ainsi que certaines phobies sociales *a minima* (inconfort lors d'une prise de parole ou dans des relations de groupe). L'anxiété est une anxiété de situation (anxiété état) et non une anxiété permanente (anxiété trait).

Les hypertendus « permanents », d'âge moyen plus élevé, présentent moins de manifestations émotionnelles, moins de plaintes anxieuses et un meilleur contrôle des impulsions agressives que les normotendus de même âge. La participation neurogène semble plus importante dans l'HTA limite ou labile. Par ailleurs, se pose la question de la modification du caractère avec une tendance à la répression émotionnelle dans la pérennité et l'aggravation du trouble tensionnel.

Des études sur des populations d'adolescents normotendus ont montré que les chiffres de pression artérielle sont d'autant plus élevés que les adolescents ont une plus forte anxiété de situation ou une plus forte propension à se mettre en colère. Toutefois, c'est l'**intensité de la colère rentrée** (intériorisée et non exprimée) qui est liée positivement à la pression artérielle, alors que c'est l'inverse pour la colère extériorisée.

De même, une étude comparative entre hypertendus et normotendus montre, dans les réponses au Rorschach des premiers, un plus grand conformisme, une moindre créativité et une attitude plus défensive, avec répression de l'angoisse et de l'agressivité. La mesure subcontinue de la pression artérielle, tout au long de la passation du test, a permis de constater, aussi bien chez les normotendus que chez les hypertendus, que face à une planche à forte résonance affective et mobilisant des pulsions agressives, tout sujet aura tendance à élever sa pression artérielle dans la mesure où il éprouve des difficultés à lier la charge agressive ainsi mobilisée à des représentations mentales capables de la figurer et de la contenir. À l'inverse, la pression artérielle aura tendance à baisser si une souplesse fantasmatique suffisante rend possible un tel travail de liaison.

### *La pathologie coronarienne*

Le rôle du stress dans la survenue d'une pathologie coronarienne est connu depuis longtemps, notamment le rôle précipitant d'une émotion violente ou d'événements vitaux éprouvants.

Friedman et Rosenman (9) ont décrit **le profil comportemental « pattern A »**, qu'ils considèrent comme responsable d'une hyperréaction au stress (concomitants neuro-humoraux).

Dans des études longitudinales, telles que l'enquête de Framingham, ce profil est apparu comme un facteur de risque de maladie coronaire. À risque biologique comparable, les sujets qui le présentent ont une possibilité deux fois plus élevée de présenter une pathologie coronarienne que les sujets de profil opposé.

Le « pattern A » se compose de trois dimensions principales, le sentiment d'urgence du temps (besoin de faire les choses rapidement, intolérance des temps morts), l'implication dans le travail (travailleur consciencieux, perfectionniste) et la compétitivité-combativité (tendance à se mener la vie dure, stimulation par l'effort et ambition). Le sentiment d'urgence du temps et la compétitivité-combativité sont des dimensions plus pertinentes que le pattern A dans sa globalité, alors que l'implication au travail serait plutôt un facteur pronostique favorable.

Les « pattern A » vont, en quelque sorte, au-devant des stress et, rétroactivement, l'accumulation des stress renforce leur « pattern A » qui peut être considéré comme le résultat d'un conditionnement lié à l'adaptation aux conditions de la vie moderne et comme l'expression de besoins psychologiques plus profonds. Les « pattern A » ont tendance à se fixer des objectifs plus élevés que la population générale et leurs échecs éventuels les conduisent souvent à un déni des difficultés rencontrées et à des attitudes de surcompensation, consistant à se fixer de nouveaux objectifs encore plus élevés.

L'effet pernicieux du « pattern A » semble reposer sur la multiplication des stress rencontrés et le maintien de l'organisme dans un état d'alerte permanent ou du moins répétitif. Les modifications hémodynamiques et humorales liées au stress sont différentes chez les sujets à « pattern A » et à « pattern B ». Les sécrétions d'adrénaline, de noradrénaline et de cortisol sont plus élevées chez les sujets de type A. Il en est de même pour la diminution des résistances vasculaires musculaires et l'augmentation concomitante du débit vasculaire musculaire. Par contre, l'élévation de la fréquence cardiaque et de la pression artérielle systolique ou diastolique ne discrimine pas les types A des types B. Dans les épreuves de temps de réaction des tests psychosensoriels, il existe chez les sujets de type A une sécrétion accrue de testostérone.

Les sujets de type A diffèrent également des sujets de type B non seulement par les modalités physiologiques de réactivité au stress mais aussi par les styles d'accompagnement (*coping mechanisms*) adoptés face au stress. Ils recourent plus fréquemment à une répression des émotions pénibles, ou au déni par la non-reconnaissance du danger ou des émotions éprouvées dans la situation de danger. Ils ont plus tendance à refuser de l'aide et à adopter des attitudes témoignant de leur volonté de transformer activement la situation frustrante. Il font preuve d'intolérance, voire d'insoumission face à l'échec, avec une tendance à la responsabilisation avec auto-accusation, rapportant cet échec à une cause interne, incompétence, manque de préparation, manque de combativité, plutôt qu'à une cause externe, difficulté de la tâche, malchance. Ce point souligne l'intérêt du concept « locus of control » développé, ces dernières années, dans la psychologie cognitive.

Plusieurs études montrent que les individus de « type A » ont plutôt tendance à avoir un lieu de contrôle interne et attribuent les événements heureux ou malheureux de leur existence à leur propre responsabilité.

**La réactivité au stress** est liée à la fois au pattern « A » ou « B » et au lieu de contrôle interne ou externe, mais il y a interaction entre ces deux facteurs. Les sujets les plus réactifs sont les types A **ayant un lieu de contrôle externe** ; c'est-à-dire que les sujets A, pressés, combatifs et perfectionnistes se sentent d'autant plus stressés qu'ils ont le sentiment que leurs succès ou leurs échecs échappent à leur volonté.

**La valeur pronostique du « pattern A » après infarctus du myocarde** a été contestée et a donné lieu à des études contradictoires.

Même si le « pattern A » est bien un facteur de risque en ce qui concerne la récidive non fatale d'infarctus du myocarde, les travaux effectués n'ont pas retrouvé de lien entre l'intensité du « pattern A » et l'étendue des lésions coronariennes chez les sujets déjà atteints d'insuffisance coronarienne. Il semblerait même que, dans les suites d'infarctus, les types A ont une plus grande longévité que les types B. Or les types A ne sont généralement pas très observants des consignes hygiénodiététiques, mais leur attitude active face au stress les prédispose à mieux se prendre en charge et à lutter plus efficacement contre le handicap. Enfin, les thérapies de type comportementales basées sur la relaxation et les discussions de groupe, peuvent, en modifiant les traits de « pattern A », atténuer de manière significative le taux de récidives non fatales après infarctus du myocarde.

La mortalité à trois ans d'un infarctus du myocarde peut être prédite par deux facteurs de risque psychologique, d'abord le degré de stress dans lequel se trouve le sujet pendant la période de l'accident cardiaque et, ensuite, le degré d'isolement social (manque de soutien, difficulté de communication) au cours de la même période. En effet, les sujets qui cumulent ces deux facteurs de risque ont une mortalité quatre fois plus élevée que ceux qui ne présentent aucun de ces deux éléments.

D'autres facteurs de risque que le « pattern A » ont été mis en évidence dans l'évolution des cardiopathies ischémiques, à savoir le trouble panique, la dépressivité et la propension à l'hostilité. **Une surmortalité de cause cardio-vasculaire a été retrouvée chez des sujets souffrant de trouble panique.** Les scores d'anxiété sont fortement corrélés aux scores de « pattern A » et aux scores de l'échelle H du questionnaire JAS (échelle de compétitivité-combativité), ce qui donne à cette composante du « pattern A » une signification de défense contre l'angoisse, dont la valeur d'autoprotection semble ainsi aussi importante que la fonction adaptative.

La **dépressivité**, semble être un **puissant indicateur de risque coronarien**. Cette dépressivité est en fait un « épuisement vital » (Appels), c'est-à-dire une période de débordement, de fatigabilité anormale et d'irritabilité, d'autant plus significative qu'elle survient chez des individus habituellement hyperactifs.

Le risque relatif d'infarctus serait de deux pour un chez des individus considérés à un moment donné comme étant « épuisés ». Si l'on ne tient pas compte des événements coronariens de la première année suivant l'évolution clinique initiale, le risque passe à dix pour un.

Le rôle prédictif et pronostique du « pattern A » cède actuellement la place au **concept d'hostilité**. Cette propension à réagir aux situations de frustrations par de l'hostilité et plus précisément par une attitude de « **méfiance cynique** » constituerait le « noyau toxique » de base du « pattern A », rendant compte de sa valeur essentiellement défensive chez certains individus hyperactifs. L'équipe de Barefoot a montré la valeur péjorative de cette tendance à l'hostilité, notamment dans une étude faite avec des étudiants en médecine, suivis pendant vingt-cinq ans, et mettant en évidence une surmorbidité et une surmortalité coronarienne du groupe le plus hostile. Les scores d'hostilité prédisent l'étendue des lésions coronariennes avant coronarographie, la majorité des patients présentant à la coronarographie une occlusion supérieure à 75 % avaient des scores élevés de « pattern A » et d'hostilité.

Dembroski a montré que la tendance hostile est associée à une plus grande sévérité de l'athérosclérose uniquement lorsqu'elle coexiste avec un niveau de colère rentré élevé.

De nombreuses études ont tenté de démontrer le lien entre l'hyperréactivité hémodynamique et la propension à l'hostilité. Les épreuves comportant une dimension de conflit, de suspicion ou de harcèlement révèlent aisément la sensibilité au stress des sujets hostiles. Le travail de Weidner montre que les hommes et les femmes très hostiles ont des réponses tensionnelles systolique et diastolique plus élevées pendant une épreuve destinée à provoquer la suspicion. De même, l'étude de Suarez démontre que, au cours d'une épreuve de stress dans des conditions de harcèlement, les sujets très hostiles présentent des élévations plus importantes de la pression artérielle systolique, de la pression artérielle diastolique, du pouls et du débit artériel de l'avant-bras ainsi qu'un retour à la valeur de base plus lent pour la pression artérielle systolique et le débit artériel de l'avant-bras.

Weidner, dans une étude des corrélations entre « pattern A », hostilité et lipides plasmatiques, a fait apparaître que l'hostilité en elle-même n'est pas liée à la valeur du cholestérol total ni du LDL cholestérol, mais que des scores élevés d'hostilité chez les sujets de « pattern A » sont associés à des valeurs élevées de cholestérol et de LDL cholestérol chez les sujets des deux sexes.

Dans le même ordre d'idées, Schonwetter a démontré que sur une population d'étudiants de sexe masculin, les sujets appartenant au « type A » et à la classe la plus hostile présentaient la production de thromboxane plaquettaire la plus élevée à l'état basal et le temps de saignement le plus court à la suite d'un test d'effort.

Le « type A » et l'hostilité semblent contribuer conjointement à l'élévation des lipides plasmatiques et à une hypercoagulabilité.

Ainsi, il existe chez certains sujets une hyperréactivité au stress qui contribue à l'installation ou à l'évolution d'une pathologie cardio-vasculaire, ce sont les hypertendus, les sujets de type A, les sujets ayant une hérédité cardio-vasculaire.

Chez les sujets hypertendus, la répression de l'agressivité semble accroître leur réactivité hémodynamique. En revanche, en ce qui concerne l'athérogenèse et le développement des lésions coronariennes, une forte propension à l'hostilité, la confrontation à des stress suscitant la suspicion du sujet ou le harcèlement par une personne inamicale semblent constituer des facteurs de risque. Des particularités biologiques innées ou acquises et des caractéristiques psychologiques s'associent pour rendre compte de la vulnérabilité.

Parmi les facteurs de risque coronarien, certains sont déterminés, tels que l'âge ou le sexe, d'autres sont modifiables par une intervention thérapeutique comme c'est le cas pour la consommation de tabac, le taux de cholestérol. Alors que certains traits psychologiques, profondément enracinés dans la personnalité, sont difficilement accessibles à une approche thérapeutique, d'autres éléments, tels que les stratégies de résolution des conflits, le niveau d'anxiété, l'aptitude à extérioriser les sentiments de colère, peuvent être modifiés. De même, un état dépressif mineur ou traînant peut bénéficier de médications psychotropes anxiolytiques et surtout antidépressives, d'autant que de nombreuses études longitudinales ont montré la valeur nettement péjorative de cet état dépressif chez des patients à risque coronarien.

À côté des méthodes chimiothérapiques et psychothérapiques, les approches corporelles (relaxation, yoga) ont démontré leur efficacité chez des sujets présentant une pathologie ou un risque de pathologie cardio-vasculaire.

Troisième partie

# LE TRAITEMENT DE LA SOUFFRANCE PSYCHIQUE

# Chapitre 1

# La consultation psychiatrique

Après avoir détaillé les divers troubles psychiques dont peut souffrir un individu, nous allons maintenant essayer de comprendre comment cette souffrance peut être soulagée.

Toute l'habileté du psychiatre consistera à faire la part des choses, dans la souffrance présentée, entre ce qui revient aux éléments de personnalité, aux difficultés liées à l'environnement et au retentissement biologique. Parallèlement à cette phase diagnostique, il se doit d'instaurer une relation humaine avec un sujet souffrant, lequel a évidemment besoin d'être compris et aidé.

L'art du psychiatre est de savoir proposer à son patient un projet thérapeutique auquel il puisse vraiment adhérer, jouant subtilement sur les trois grands axes de compréhension, proposant la modalité psychothérapique la plus adaptée à la demande et s'appuyant sans cesse sur la solidité et la confiance de la relation médecin-malade.

On comprend donc aisément que lorsqu'un sujet va consulter un psychiatre, il ne va pas consulter un spécialiste comme un autre. S'il est schématiquement possible d'être soigné et éventuellement bien soigné par un rhumatologue ou un dermatologue avec lequel on ne se sent pas en affinité, il en va tout autrement avec un psychiatre.

La qualité du contact entre le psychiatre et son patient facilite d'abord le diagnostic, mais il s'agit surtout d'un élément capital du traitement.

Plus que pour toute autre spécialité, il importe pour le patient d'être suivi par un praticien avec lequel il se sente en confiance : la compétence professionnelle ne suffit pas, la nécessité d'une bonne relation interpersonnelle est primordiale.

Cela implique qu'il ne faut pas hésiter à consulter un ou plusieurs autres praticiens lorsque la relation avec le premier ne paraît pas de bonne qualité. La relation avec le psychiatre n'est pas, et ne doit pas être neutre. Elle ne se confond pas avec le modèle médical classique caractérisé par son objectivité, dans la mesure où la relation entre le médecin et son client est à la fois un élément diagnostique et thérapeutique. Signalons cependant que cette particularité reconnue et assumée en psychiatrie est agissante, mais souvent non reconnue dans la relation médicale en général. L'effet placebo en est une évidente traduction. Mais ce n'est pas notre propos ici.

## LES ÉLÉMENTS DU PROJET THÉRAPEUTIQUE

Lors de la consultation, le psychiatre aura à évaluer comment interagissent entre eux les facteurs biologiques, les signes cliniques de la maladie, les facteurs psychologiques, les caractéristiques de la personnalité et des modes relationnels, ainsi que les facteurs environnementaux précoces et actuels.

On conçoit donc que l'examen psychiatrique doive se situer sur deux plans à la fois, celui d'une compréhension intuitive de l'expérience vitale du sujet telle qu'il l'exprime dans sa spontanéité, et celui de la recherche d'éléments plus objectifs qu'il faut savoir solliciter en fonction des hypothèses que fait naître le discours spontané.

### *Quelle stratégie adopter pour obtenir tous ces renseignements ?*

On a l'habitude d'opposer deux temps dans l'entretien psychiatrique, un premier temps où le malade s'exprime spontanément devant un psychiatre silencieux qui se consacre uniquement à une écoute attentive, suivie habituellement d'un second temps où le médecin pose des questions qui se sont imposées à lui et où il complète activement son information. Il est bien certain qu'avec l'expérience, cette succession schématique des deux temps de l'entretien connaît des distorsions, la pratique amenant chacun à conduire cet entretien à sa façon. Il importe cependant de bien comprendre que ces deux modes d'entretien sont nécessaires et qu'aucun d'eux ne se suffit à lui-même.

On pourrait être tenté d'explorer de façon systématique, par des questions presque codifiées, les domaines que l'on a à connaître de la vie de son patient, de la même façon que procède le neurologue lorsqu'il explore chaque fonction du système nerveux. En réalité, on perdrait plus d'information à procéder de la sorte qu'à laisser exprimer le plus largement possible la spontanéité du patient. On en apprend plus en l'encourageant à présenter ses difficultés et ses symptômes de la façon qui lui convient, en le laissant insister sur ce qu'il ressent comme essentiel, exprimer spontanément ses mouvements émotionnels et s'installer dans une relation de personne à personne où ses préoccupations et son point de vue sont totalement respectés. Cela ne doit pas empêcher, ensuite, le praticien de compléter son information, sur des domaines peu clairs ou passés sous silence, d'autant plus aisément qu'une relation de confiance et de respect aura été établie. Le praticien aura donc avantage à être d'abord relativement silencieux, attentif et peu directif, encourageant seulement son malade à s'exprimer.

L'écoute silencieuse est donc nécessaire, pour repérer les contenus que privilégie le sujet, aussi bien que ses ponctuations émotionnelles ou les détours et ruptures spontanées du fil de son discours. Elle permet aussi au praticien de prendre une certaine distance, et de mieux cerner ses propres réactions affectives, dans la relation interpersonnelle qui est en train de s'établir. Le praticien s'efforce aussi de percevoir, à l'aide de ce qu'il ressent lui-même, ce que peut être l'expérience que vit son patient dans l'instant. Mais le silence total, voire l'absence affective du praticien, au seul prétexte de maintenir une absolue spontanéité du malade, ou de laisser libre champ à son désarroi et à son angoisse pour mieux en saisir les nuances et les productions, n'est pas adapté à la situation d'un examen psychiatrique.

### *L'analyse de la demande*

C'est un élément capital pour le bilan diagnostique et plus encore pour l'orientation thérapeutique. On peut dire, schématiquement, que le pronostic est lié à l'importance de la motivation du patient à s'engager dans un processus de soins.

Dans la relation médecin-malade banale, l'objet de la demande est la maladie, le malade sollicitant le médecin pour en être soulagé. Déjà, dans un contexte de maladie organique, la demande est rarement aussi simple. Le malade demande plus souvent la suppression du symptôme que la guérison de la maladie. Par ailleurs, souvent, les bénéfices qu'il trouve dans la maladie lui font plutôt souhaiter de ne pas en être totalement guéri.

En psychiatrie, les choses sont souvent encore plus complexes. Lorsque le sujet est conscient d'être malade, il ne peut pas avoir de sa maladie la même représentation que celle qu'en a son médecin, mais elle constitue néanmoins l'objet de sa demande. Par contre, lorsqu'un sujet n'est pas conscient d'être malade (c'est le cas des psychotiques), la situation est tout autre et de multiples situations sont possibles. S'il ne peut pas être demandeur, au sens où nous l'avons vu, il peut cependant énoncer un autre type de demande portant, par exemple, sur un besoin d'écoute, de réassurance, de soulagement de symptômes physiques ou d'une tension intérieure.

Même si la demande émane bien du patient lui-même, sans qu'il soit influencé par son entourage et sans objectif immédiatement utilitaire, elle n'est pas pour autant simple et univoque, explicite et réaliste. On ne peut évaluer avec précision sa nature exacte qu'au terme d'un examen assez complet, éventuellement répété lorsqu'une décision immédiate ne s'impose pas. Mais le psychiatre doit se poser ces questions dès les premières minutes de l'entretien, avant même d'élaborer ses premières hypothèses diagnostiques, car c'est un des éléments qui va en guider le déroulement, moduler la proximité ou au contraire la distance du praticien, et orienter ses premières réponses.

Tel patient énonçant d'emblée une demande précise et en apparence fixée sur un symptôme ou une situation, qui lui paraît « expliquer » son malaise, peut souvent être amené à percevoir à travers un entretien assez approfondi que son explication logique est une rationalisation défensive, que sa souffrance va bien au-delà de la seule souffrance organique, que son conjoint ou ses collègues ne sont pas les seuls intervenants dans ses problèmes.

À l'opposé, tel autre manifestera une passivité totale à travers une demande d'aide massive, qui supposerait une prise en charge complète et des interventions multiples dans tous les domaines de sa vie, comme pour induire chez l'interlocuteur une position soit de maternage intense, soit d'impuissance et de fuite. Ici, l'entretien, évitant ces positions extrêmes, s'efforcera de se situer sur le terrain du réel et du possible, en sachant que, si l'indifférence renvoie à l'abandon, l'apitoiement excessif n'apporte qu'une gratification narcissique superficielle.

Ailleurs, on percevra, derrière une attitude de parfaite coopération apparente ou un discours psychologique nuancé, une position très défensive, le refus presque déterminé de toute remise en question, voire de tout changement, ou une agressivité prête à s'exprimer si l'on aborde les zones réellement conflictuelles de la vie psychique du sujet.

À l'inverse, il n'est pas rare qu'une position explicite de non-demande, voire de refus, ou d'hostilité clairement exprimée, puisse, après un entretien mené avec tact, en respectant certains domaines inabordables d'emblée, se solder par l'acceptation de nouveaux rendez-vous, voire l'établissement d'une authentique relation d'alliance thérapeutique.

### *L'analyse de la relation médecin-malade*

C'est, de même que nous venons de le voir pour la demande, un élément capital pour le pronostic et donc pour l'orientation thérapeutique.

Les psychanalystes ont été les premiers à théoriser cette relation médecin-malade sous le nom de transfert et de contre-transfert. La relation qu'un sujet établit avec un autre est fonction, en partie, de ce qu'est la situation réelle et, en partie, de ce qu'il apporte de lui-même en répétant là des modes de relation antérieurs. On appelle **transfert** une telle transposition dans une relation donnée de modalités relationnelles purement imaginaires, qui dépendent d'expériences anciennes, surtout infantiles. De son côté, le médecin réagit aussi en fonction de ses expériences antérieures. C'est ce qu'on appelle son contre-transfert.

Dans la stricte pureté de leur définition, ces termes s'appliquent à la cure psychanalytique. Il nous semble cependant possible d'élargir leur utilisation au cadre plus global qui nous préoccupe ici.

En effet, nous avons déjà longuement étudié comment se mettent en route les schémas relationnels habituels à chacun. Or, le psychiatre est bien placé pour représenter dans l'imaginaire, à des degrés divers pour chacun, celui qui sait, celui qui comprend, celui qui protège, celui qui rassure, celui qui dirige, celui qui punit.

Rappelons que l'on sait aussi que pour comprendre les modes relationnels d'un individu, le psychiatre ne peut pas se limiter à l'analyse de leurs interactions, mais doit chercher à se représenter les relations que cet individu entretient avec ceux qui sont importants pour lui.

La notion de **contre-transfert** garde ainsi toute sa validité — et c'est peut-être là que la psychanalyse a le plus apporté — et implique que le médecin « accepte d'analyser » ce qu'il ressent devant un patient donné, c'est-à-dire à la fois des sentiments d'une grande subtilité et d'une grande variété — aucun être humain n'est semblable à un autre — mais aussi des sentiments marqués par ses grands modes relationnels invariants.

La perception de la qualité de cette relation médecin-malade est, d'une part, inhérente à la richesse des expériences qu'acquiert le thérapeute, mais surtout elle est capitale pour mieux déterminer ce qu'il est possible de proposer au patient, pour évaluer jusqu'où il est possible d'aller avec lui et comment cette relation se transforme et évolue avec l'amélioration clinique.

## *La consultation psychiatrique initiale*

Ces notions préalables indispensables ayant été clarifiées, nous allons essayer de déterminer les éléments recherchés par le psychiatre, ceux qui lui permettent d'établir un diagnostic et d'organiser, avec son patient, le projet de soins.

Comme nous avons vu depuis le début, il aura à rechercher les signes des troubles mentaux décrits, à explorer la personnalité, la construction de celle-ci et les modes relationnels de son patient et enfin à évaluer l'impact de son environnement et les événements stressants auxquels il a pu être soumis.

**Sur le plan clinique**, les points suivants doivent être évalués :

1. L' activité psychomotrice. Cela comporte la présentation du patient. Sa tenue, sa propreté, sa coiffure peuvent être révélateurs de son adaptation, de son caractère, de son fonctionnement intellectuel. Son attitude pendant l'entretien donnera des indications sur ce qu'il éprouve, par exemple son aisance ou son anxiété, et son attitude vis-à-vis du psychiatre, position de supériorité ou, au contraire, d'infériorité.
   L'expression gestuelle et la mimique sont soigneusement observées. Elles révèlent, en partie, les affects éprouvés par le sujet. De plus, elles peuvent avoir des caractères pathologiques par excès : les hypermimies caractérisées par la vivacité, l'intensité et l'exagération de l'expression ou, par défaut, les hypomimies et les amimies caractérisées par la pauvreté de l'expression.
   Il en est de même pour l'activité motrice et l'expression verbale du patient.
2. L' état émotionnel. L'attention sera portée ici sur la recherche des réactions affectives et de l'état de l'humeur, avec tous les signes d'anxiété et de dépression que nous avons déjà évoqués. Mentionnons encore l'importance du repérage des troubles du sommeil, des troubles alimentaires, des troubles sexuels.
3. Les fonctions supérieures. Il s'agit essentiellement de ses capacités d'attention et de concentration, d'abstraction et de jugement et surtout de ses capacités mnésiques. On appréciera aussi la survenue, le déroulement et l'évolution de sa maladie.

4. Sur le plan de sa personnalité, on évaluera les antécédents personnels du patient. Les antécédents psychologiques et psychiatriques (les troubles ressentis, les hospitalisations, les traitements) ainsi que les antécédents somatiques selon le bilan habituel en médecine (conditions de la naissance, âge de la marche, de la propreté, maladies de l'enfance, traumatismes, hospitalisations, interventions chirurgicales, régime de vie), doivent être recherchés.

Les **antécédents familiaux** sont évidemment importants. Il faut ici aussi s'intéresser particulièrement aux éléments psychologiques et psychiatriques, tout ce qui peut concerner d'autres maladies dans la famille, des traitements, des troubles du comportement. Il faut ensuite, comme dans toute enquête médicale, rechercher les troubles somatiques présents dans la famille. Comme pour l'histoire personnelle du sujet, tout ce qui a pu marquer l'histoire familiale, tout ce qui a été vécu entre les membres de la famille et le monde extérieur, l'esprit de la famille, ses hiérarchies de valeur, ses légendes, ses drames, tout cela peut être instructif pour la compréhension du malade.

Enfin, l'**histoire du sujet** occupe une place plus importante dans l'enquête psychiatrique que dans l'enquête médicale habituelle. Il s'agit donc de tous les événements importants, les séparations et les deuils, les conditions de l'éducation, les placements éventuels, la vie sentimentale et sexuelle, la vie familiale et professionnelle, éventuellement les conceptions idéologiques, religieuses, politiques et philosophiques, les relations amicales, les difficultés affectives et les périodes de crise, notamment l'adolescence, le service militaire, les grossesses, la retraite.

La manière dont tout cela est rapporté est aussi instructive que les données historiques elles-mêmes, en particulier en ce qui concerne la petite enfance. L'amnésie qui frappe les premières années de la vie fait que ce qu'un sujet en dit ne révèle pas de vrais souvenirs, mais des souvenirs de ce qui lui a été rapporté ultérieurement. Il y a donc là tout un mélange de renseignements objectifs, d'interprétations et de « légendes familiales ». Les souvenirs vrais que le sujet conserve sont toujours peu nombreux et le sujet n'en parle pas facilement. D'abord parce qu'ils lui paraissent tout à fait mineurs et peu significatifs et aussi parce qu'ils sont chargés d'affects et qu'il a pudeur à livrer ces fragments de sa vie intime. Il y a grand intérêt à essayer de les lui faire raconter car ce sont ce qu'on appelle des « souvenirs écrans » ; écrans pour deux raisons, parce qu'ils cachent d'autres souvenirs oubliés et parce qu'ils peuvent être considérés comme des écrans de cinéma sur lesquels sont projetées des images importantes. Ces souvenirs partiels, ces bouts de souvenir, que le sujet évoque avec émotion, ont toujours une valeur symbolique et sont révélateurs, lorsqu'on parvient à les interpréter, d'expériences infantiles majeures.

Il conviendra ensuite de repérer l'importance des événements de vie et des stress récents. Nous renvoyons pour cela à la première partie de cet ouvrage. Il faut à ce propos rappeler qu'il importe de pondérer les événements par l'importance que le sujet leur accorde et par les possibilités de réaction dont il dispose.

Enfin, toute consultation psychiatrique doit se compléter d'une évaluation de l'état médical du patient. En effet, nous avons vu que les troubles psychiques pouvaient être la traduction d'une pathologie physique et, à l'inverse, qu'une pathologie physique pouvait se compliquer de troubles psychiques. Nous inclurons ici une évaluation précise des consommations de médicaments, psychotropes ou non, de l'alcool, du tabac ou d'autres produits.

### *Le bilan complet*

Cette consultation se complètera d'un examen clinique minutieux et d'examens complémentaires, soit systématiques (NFS, VS, ionogramme, créatinine, calcémie, transaminases, gamma-GT, radiographie thoracique), soit dictés par les résultats de la clinique (fond d'œil, électroencéphalogramme, scanner, électrocardiogramme, échographie cardiaque, sérologie HIV, dosages hormonaux, taux sériques d'antidépresseurs). Un avis spécialisé, notamment endocrinien, neurologique, rhumatologique ou cardiologique, sera demandé en cas de suspicion d'affection organique.

Éventuellement, un bilan psychologique et psychométrique pourra éclairer certains éléments cliniques et surtout tout ce qui concerne la personnalité. Le bilan psychologique s'appuiera sur des tests psychométriques ou des échelles d'auto-évaluation.

## LE PROJET THÉRAPEUTIQUE

Tout l'art du psychiatre consiste à faire la synthèse de tous les éléments décrits ci-dessus. Cette synthèse doit tenir compte et pondérer les éléments biologiques, psychologiques et sociaux de la souffrance. Elle doit évaluer la gravité de la situation en fonction de l'importance des symptômes, de l'intensité de la souffrance, des risques encourus — là encore la qualité de l'environnement est capitale — et enfin, en fonction des conséquences prévisibles, familiales et sociales.

Deux autres données sont primordiales : la demande du patient et la qualité de la relation médecin-malade.

C'est en analysant tous ces paramètres que le praticien pourra proposer un projet de soins, individualisé et adapté.

De fait, il s'agira le plus souvent d'une **prise en charge individuelle**, ambulatoire, associant chimiothérapie et psychothérapie. Le rythme des consultations dépendra du type de psychothérapie entreprise. Ce type de prise en charge pourra prendre des formes diverses allant d'un simple suivi à des techniques plus spécifiques comme la relaxation (individuelle ou de groupe), les thérapies cognitivo-comportementales, les groupes d'affirmation de soi, les thérapies d'inspiration analytique.

Nous détaillerons dans les chapitres suivants les différents types de chimiothérapies proposées, ainsi que les différentes psychothérapies et leurs indications.

Pour de nombreux patients, lorsque la dimension biologique des troubles paraît peu importante, la prise en charge sera uniquement psychothérapique. Nous insisterons longuement dans cette partie sur la façon d'adapter la psychothérapie à la demande et à la personnalité du patient.

Dans certains cas, selon la gravité, il sera nécessaire de recourir à une hospitalisation. Il pourra s'agir d'une **hospitalisation de jour**. Celle-ci s'adresse aux patients dont les troubles sont handicapants, avec retentissement socioprofessionnel et altération franche des capacités adaptatives ainsi qu'aux patients dont l'état ne relève pas d'une hospitalisation complète, mais qui nécessite une prise en charge soutenue et très régulière et/ou une chimiothérapie par voie parentérale.

Dans le cadre de ce type de prise en charge, peuvent être proposés soit des séances de relaxation individuelle ou en groupe, soit un suivi individuel en psychothérapie, de type soutien ou cognitivo-comportementale, soit des groupes de psychothérapies basées surtout sur les techniques assertives, soit des séances d'information, soit des groupes de gymnastique douce en complément de la relaxation. Enfin, peuvent également être proposées d'autres activités favorisant l'expression des émotions, la créativité, comme le théâtre, les arts plastiques, les discussions autour de lectures ou d'un film vidéo.

Dans d'autres cas, une **hospitalisation complète** pourra être proposée. Elle s'impose devant un état dépressif grave ou lorsqu'il existe un risque de passage à l'acte suicidaire. Elle peut être également indiquée devant des échecs thérapeutiques répétés ou l'inefficacité d'un traitement antidépresseur déjà entrepris en ambulatoire à des doses efficaces et depuis un temps suffisant. Ces états dépressifs résistants nécessitent alors la mise en œuvre d'un protocole rigoureux, détaillé par la suite, qui n'est réalisable qu'en hospitalisation.

L'hospitalisation peut également être indiquée pour les sujets âgés ou ceux dont l'état somatique nécessite une surveillance étroite du traitement. Rappelons enfin qu'une hospitalisation peut permettre une mise à distance des soucis ou des conflits familiaux, professionnels ou sociaux, et favoriser un moment de régression souvent nécessaire à la mise en route d'une véritable prise en charge.

# Chapitre 2

# Les thérapies biologiques

Avant d'envisager les effets « biologiques », apparemment objectifs des médicaments psychotropes, il nous paraît utile de rappeler qu'en plus de cette dimension « biologique », ces médicaments et leur consommation s'inscrivent dans un contexte social et psychologique. Et, là encore, si on veut en comprendre la réalité des effets, il ne saurait être question d'occulter ces deux dimensions.

## LES ASPECTS SOCIAUX DES MÉDICAMENTS PSYCHOTROPES

Pour comprendre la sociologie de la consommation de médicaments psychotropes, il faut admettre que ceux-ci se situent au carrefour de deux systèmes de représentations et font des emprunts à ces deux systèmes, celui des médicaments et celui des produits psychotropes.

Le recours aux psychotropes, produits modifiant le fonctionnement psychique, semble être une constante universelle ; que l'on remonte dans le temps ou que l'on observe certains faits autour de soi, toutes les sociétés consomment des psychotropes.

Mais il n'existe pas de ligne de démarcation nette entre le bon et le mauvais usage des psychotropes. Lorsque ces produits sont utilisés selon les normes sociales ou selon des règles édictées par les groupes sociaux dominants, par exemple les prêtres, les médecins ou les scientifiques, ils deviennent alors un symbole positif lié à la culture, la religion ou la science et la médecine.

Mais il suffit de peu de chose pour que le produit bienfaisant se transforme en un redoutable poison. Les psychotropes offrent en effet des images ambiguës, c'est-à-dire à la fois, le plaisir et la souffrance, le rêve et la réalité, le remède et le poison, la libération et l'asservissement, la communication et l'exclusion.

Dispensateur à la fois du bien-être et de la souffrance, du mal-être, le glissement se fait tout naturellement vers la dialectique morale du bien et du mal. Cette bipolarité toujours présente, cette double face du psychotrope qui se traduit par des effets bénéfiques et maléfiques peut être corrélée à plusieurs explications sociales.

1. La représentation du sorcier n'est jamais loin derrière celle du prêtre ou du médecin, même pour ceux qui cherchent à s'en échapper ou à la cacher. Or, si prêtres et médecins sont des représentants du bien, les sorciers ont pactisé avec les forces maléfiques et peuvent apporter, selon les cas, le bien ou le mal. Ainsi, les sorciers vaudous, à Haïti, peuvent créer ce que l'on appelle les « zombis », c'est-à-dire une première drogue (le venin du poisson-hérisson) qui, administrée chez un sujet qui a enfreint la loi, provoque une mort apparente, puis une seconde drogue (feuille de datura) qui, après avoir « ressuscité », le mort, le plonge dans un état d'hébétude. Les scientifiques occidentaux recherchent d'ailleurs les applications pharmacologiques de ces drogues. De la même manière, en Afrique noire le sorcier utilise des plantes toxiques dans les ordalies, qui correspondent à de véritables jeux avec la mort dont il est le maître.

2. Le mal, c'est aussi l'utilisation des psychotropes à des fins répressives, qu'il s'agisse d'avoir la paix dans les prisons ou de faire taire les dissidents dans les hôpitaux psychiatriques. La face d'ombre du médecin réapparaît alors.

3. Parfois, c'est l'utilisateur lui-même qui transgresse les règles du bon usage. Ces produits qui étaient destinés à guérir, à soigner la folie, la déclenchent ou entraînent l'aliénation dans le cycle pervers de la dépendance.

Il est d'ailleurs intéressant de remarquer que pratiquement toutes les « drogues » ont été utilisées par les médecins comme médicaments psychotropes, et qu'à l'inverse la plupart des médicaments psychotropes sont utilisés comme « drogues » par les toxicomanes. L'alcool était le seul anesthésique du baron Larrey pendant les campagnes napoléoniennes et les médecins étaient les seuls à pouvoir le prescrire à l'époque de la prohibition aux États-Unis. Le haschich, outre ses effets antalgiques, est utilisé dans le traitement du glaucome, dans les cures de désintoxication ou pour calmer les vomissements qui accompagnent les chimiothérapies anticancéreuses. Il est inutile de rappeler les valeurs sédatives et antalgiques de la morphine, l'opium et l'héroïne. Par contre, les toxicomanes détournent de leur usage thérapeutique la plupart des médicaments psychotropes sédatifs ou excitants (barbituriques, benzodiazépines, amphétamines, antiparkinsonniens). De même, les médecins ont été les premiers prescripteurs de « shoot » intraveineux d'amphétamines ou de barbituriques dans la narco-analyse ou les narcoses amphétaminées. Le LSD a été inventé par des chimistes de Sandoz et utilisé à l'époque par les psychiatres et les psychopharmacologues les plus compétents, avant d'être détourné de son usage premier par Timothy Leary, puis par toute la génération américaine de la contre-culture.

On comprend alors que, plus que pour tout autre médicament, la consommation de **médicaments psychotropes** est reliée à un mode de pensée magique. Le **Bien** et le **Mal**, la **Science** et la **Folie** y sont inéluctablement joints, apparaissant tant dans les effets sur l'individu que dans les modalités sociales de prescription et d'utilisation et marquant donc, de façon indélébile, l'imaginaire individuel et collectif.

Cette bipolarité, cette ambivalence, cette alternance du positif et du négatif, se retrouvent dans les représentations sociales qui viennent imprégner la consommation de médicaments psychotropes.

Du côté des symboles positifs, on retrouve l'assimilation à la science, aux progrès de la recherche. C'est ce que nous avons évoqué en décrivant toutes les avancées de la neurobiologie et les découvertes des modes d'action de ces produits. Insistons aussi sur le développement de la confiance en la médecine et, plus précisément en la psychiatrie, qui devient à la fois médicale et scientifique, mais aussi psychothérapique et humaniste. Elle peut mener au soulagement de la souffrance et ouvrir les possibilités d'accès au bien-être, voire à l'euphorie et au bonheur.

Mais, en contrepoint, les médicaments du psychisme peuvent supporter tous les aspects négatifs de la médecine, de la psychiatrie et des psychotropes. Image du produit chimique étranger, venant modifier de l'extérieur la personnalité ; amalgame à la « folie » des différents troubles psychiques — « si l'on me donne ce type de médicament, c'est que je suis fou ». Produits susceptibles d'entraîner des troubles psychiques plus graves que ceux qu'ils sont censés soigner ; symboles de l'asservissement au pouvoir médical et psychiatrique, ils peuvent être, à un degré de plus, assimilés à la drogue. Et il s'agit plus là d'une représentation fantasmatique que d'une connaissance des dépendances — réelles mais peu fréquentes — qu'ils peuvent induire. Et même, à l'extrême, image de mort où se conjuguent le sommeil, la mort psychique et physique : ils sont utilisés préférentiellement dans les tentatives de suicide. Des personnages mythiques, Marilyn Monroe par exemple, ont « réussi » leur mort grâce aux médicaments.

On peut analyser plus précisément comment se répartissent ces différentes images selon les classes de produits et comment l'évolution de la consommation de ces différentes classes renvoie à des évolutions sociales.

## *Les tranquillisants*

Les tranquillisants et les hypnotiques, et notamment les benzodiazépines qui en constituent l'immense majorité, ne correspondent pas à une maladie précise, ne s'intègrent pas dans un cadre pathologique défini, mais viennent plutôt traiter des symptômes peu précis et donc relativement extensibles.

Les variations de consommation absolument considérables selon les pays, de l'ordre de 1 à 5 dans les pays de niveaux socio-économiques comparables, ne sont pas liées à des modifications quantitatives importantes de la pathologie, mais à des facteurs sociaux spécifiques tels que incitation à la consommation, médicalisation et psychiatrisation de la vie, image des médicaments.

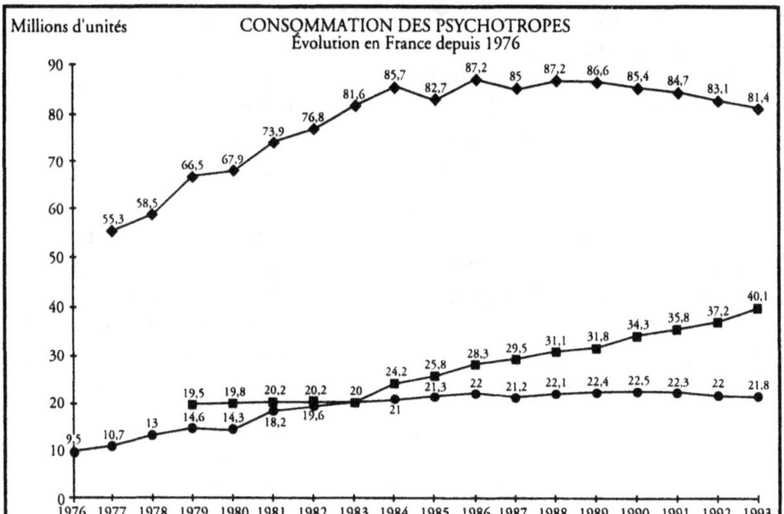


Schéma 28

La consommation d'anxiolytiques est passée de 55 millions de boîtes en 1976 à 87 millions en 1985. Comme il est difficile de penser que le nombre d'anxieux a presque doublé en France en dix ans, et a diminué de moitié aux États-Unis pendant la même période, on ne peut éviter de constater que la consommation de benzodiazépines est très liée à des phénomènes de marché et de société. L'anxiété et l'angoisse étant des concepts flous et extensibles, la prescription de tranquillisants dépendra, en partie, des phénomènes de mode et des techniques de vente.

Cette très forte augmentation de la consommation des benzodiazépines dans les années 1975-1985 s'est inscrite dans une époque qui survalorisait l'individualisme, l'efficacité et la lutte pour s'adapter à un système de plus en plus compétitif. La société française était alors caractérisée par deux grandes tendances qui étaient, d'abord, la diminution des valeurs sociales et collectives, famille, patrie, politique, syndicalisme, église et, ensuite, la survalorisation de l'individualisme, tant corporel, avec le développement des méthodes d'entretien du corps, de la santé, des recyclages sportifs et diététiques, que psychologique, avec la prolifération des méthodes dites de développement personnel.

Mais l'inadaptation à ce système, aggravé par l'isolement qu'il induit et l'impossibilité de fuite dans les grands idéaux, accroît l'angoisse dans notre société.

À partir de 1986, la consommation s'est stabilisée et commence à décroître du fait des critiques sociales et médicales portées sur les benzodiazépines. Elle n'est plus que de 81 millions d'unités en 1993.

### *Les antidépresseurs*

La consommation d'antidépresseurs a été multipliée par 4, passant de 9 millions de boîtes en 1975 à 36 millions de boîtes en 1991 et à 40 millions en 1993. C'est dans cette classe que la progression est la plus importante et non seulement elle n'a subi aucun ralentissement, mais elle tend à bénéficier de reports de prescriptions dans nombre de cas où les benzodiazépines étaient prescrites auparavant.

Il faut évidemment tenir compte, dans cette augmentation de la consommation des antidépresseurs, de progrès incontestables dans le diagnostic et le traitement des dépressions. Les médecins généralistes sont mieux formés à la reconnaissance de ces troubles et les diagnostiquent mieux, en plus grand nombre et de façon plus précoce. On sait également que les traitements de longue durée sont nécessaires à certains malades et malgré cela, certains d'entre eux devraient être traités mais ne le sont pas, d'autres rechutent du fait de traitements insuffisamment prolongés.

Nous ne faisons qu'évoquer ces données cliniques, épidémiologiques et sociales, qui mériteraient un bien plus large approfondissement, pour détailler quelque peu l'évolution du concept de dépression.

Tandis que, dans le public, la notion de dépression se banalise, on assiste à un élargissement et à une médicalisation de sa définition.

Dans les années 70, la dépression névrotique était clairement différenciée de la dépression endogène. On ne prescrivait pas, dans ce cas, d'antidépresseur, mais au contraire, dépression névrotique et personnalité dépressive étaient les indications préférentielles des psychothérapies, et notamment de la psychanalyse. On a vu s'inverser et basculer la tendance dans les années 80 avec le concept de dysthymie. Hagop Akiskal, qui est le père de ce concept, fit de la dysthymie une maladie solidement campée sur l'axe I du DSM III. Et une maladie se soigne avec des médicaments, donc des antidépresseurs.

Le même type de raisonnement a prévalu dans l'élargissement de la définition et la médicalisation de la dépression, autour de l'évolution des rapports entre dépressions bénignes et dépressions graves, entre anxiété et dépression, entre somatisation et dépression masquée.

Il faut donc analyser, à la lecture de ce qui précède, comment chaque progrès dans l'usage des antidépresseurs porte en lui son possible dévoiement. Ainsi, l'utilité des prescriptions de longue durée dans certains cas vient servir à justifier des prescriptions inutilement poursuivies ; l'affinement des variétés et des sous-types de dépression permet d'élargir quasiment sans limite le champ des états dépressifs ; enfin, les progrès apportés par la recherche pharmaceutique viennent cautionner des stratégies commerciales expansionnistes, quand ce n'est pas la stratégie commerciale qui crée un nouveau concept ou un pseudo-progrès.

Il est donc difficile de faire la part, dans cette augmentation de la consommation d'antidépresseurs, des bonnes et des moins bonnes raisons. On voudrait penser que, seule la rigueur dans les méthodologies de recherche, dans les indications de prescription et dans l'éthique pharmaceutique, nous éviterait de possibles prescriptions inutiles. Mais il est probable que, lorsque le coût de cette consommation sera considéré comme trop important, on verra, comme pour les anxiolytiques, se mettre en place des mécanismes économiques de régulation, lesquels trouveront, n'en doutons pas, d'autres données scientifiques sur lesquelles s'appuyer.

Enfin, dans une tentative d'explication sociologique, il est permis de se demander si l'angoisse liée à l'adaptation à un monde de plus en plus exigeant et individualiste n'est pas en train de faire place à une période plus « dépressive ». L'augmentation considérable, ces dernières années, du nombre des exclus, des chômeurs, des RMIstes, des SDF, des alcooliques, des toxicomanes, des jeunes sans travail, des tentatives de suicide, traduit bien, hélas, l'échec, au moins pour un grand nombre d'entre nous, de la phase d'adaptation précédente. Et l'on peut penser qu'après l'ère de l'angoisse et des anxiolytiques, nous sommes entrés dans l'ère de la « déprime », dont la consommation d'antidépresseurs viendrait témoigner.

### *Les neuroleptiques*

Si la consommation des tranquillisants et des hypnotiques a considérablement progressé, celle des neuroleptiques est restée sensiblement stable et peu élevée, c'est-à-dire moins de 10 % de l'ensemble des psychotropes. Ces chiffres sont logiques. Les neuroleptiques sont des médicaments à usage psychiatrique, sans aucune ambiguïté et dont les indications correspondent à des pathologies bien déterminées, les « troubles psychotiques ».

## LES ASPECTS PSYCHOLOGIQUES DE LA CONSOMMATION DE MÉDICAMENTS PSYCHOTROPES

Il serait totalement irréaliste de vouloir couvrir en quelques pages tous les aspects psychologiques des médicaments ; ceux-ci sont en effet d'une infinie diversité dans laquelle entrent, selon des modalités et des proportions diverses, des éléments liés au malade lui-même, à sa personnalité, à l'histoire antérieure de ses maladies et au vécu de celle qui le frappe actuellement ; des éléments liés à la maladie actuelle ; des éléments liés à la relation médecin-malade dont le médicament est un des symboles les plus tangibles ; des éléments liés au médicament lui-même, à ses effets pharmacologiques, directs ou latéraux, à son efficacité plus ou moins grande, plus ou moins rapide sur la maladie, aux souffrances qu'il atténue, module ou parfois entraîne.

Le médicament, au-delà de ses effets pharmacologiques, sera donc chargé d'une très importante dimension psychologique dans laquelle entre en compte sa valeur symbolique, sa valeur relationnelle, mais aussi les facteurs apparemment irrationnels qui sont la traduction des jeux de l'inconscient.

Nous nous proposons donc d'offrir quelques pistes de réflexion portant, tout d'abord, sur une analyse assez générale de la dimension relationnelle et symbolique du médicament ; centrées, ensuite, sur un développement relativement détaillé concernant l'effet placebo qui permet lui-même de se représenter les « effets psychologiques » du médicament, de façon quasi expérimentale puisqu'il s'agit des effets d'un médicament sans médicament, situation exemplaire mais particulièrement subtile et complexe.

Nous évoquerons, ensuite, diverses conduites où la consommation et la manipulation des médicaments ne correspondent pas à l'ordre médical, c'est-à-dire l'observance, l'automédication et les toxicomanies médicamenteuses, conduites apparemment irrationnelles et souvent mal connues. Elle viennent ainsi confirmer, si besoin était, que le médicament n'obéit pas seulement à la logique pharmacologique.

## *La valeur relationnelle du médicament*

### *La relation médicamenteuse*

La prise du médicament induit une relation nouvelle, dans le cadre de la relation médecin-malade. La relation médicamenteuse, comme on peut alors l'appeler, qu'elle s'instaure en ambulatoire ou en milieu spécialisé, oblige le médecin à être à la fois un observateur et un thérapeute averti et « engagé ».

L'introduction du médicament comme intermédiaire spécifique entre le malade et le médecin impose l'analyse et la compréhension de ses significations conscientes et inconscientes. Ces significations sont souvent liées à des effets surprenants, freinateurs ou activeurs de l'effet pharmacologique. C'est ainsi que le médicament peut permettre une nouvelle gamme de bénéfices secondaires, une fuite ou une approche différentes de la réalité, voire entraîner le risque intolérable d'aller mieux. Il peut être ressenti comme démission par acceptation d'une passivité plus ou moins culpabilisée, comme instaurateur d'une béatitude régressive, ou comme déculpabilisateur.

### *Le médicament est un objet transactionnel*

Porteur de sens pour les protagonistes de l'échange lors de la prescription, le médicament matérialise l'échange, assure la transaction.

Il peut alors, on le conçoit, prendre valeur d'échange ; la valeur symbolique qu'il matérialise peut être, tour à tour, prépondérante ou dérisoire selon les circonstances mais en tout cas, elle n'est jamais nulle.

Ainsi, une mauvaise réponse à la thérapeutique, en dehors des limitations purement pharmacologiques, peut être étudiée à la lumière des difficultés passées mais inaperçues dans le cadre de la relation médecin-malade. Le transfert affectif établi avec le praticien fait du médicament donné un bon médicament, d'autant meilleur que le médecin est lui-même bon et aimé. À l'inverse, toute attitude à l'égard du médicament pourra se modifier dès lors que l'hostilité à l'égard du praticien devient prévalente. Le produit est devenu le mauvais objet et ses effets actifs s'en ressentent.

### *La valeur symbolique du médicament*

Pour mieux comprendre les effets psychodynamiques du médicament, il faut aussi se souvenir qu'il s'inscrit dans un système social qui lui confère une valeur mythique et symbolique. Le médicament est, pour l'utilisateur, la concrétisation de la valeur de la médecine, au terme d'une chaîne signifiante, commençant dans les laboratoires de recherche, cautionnée par l'Université et les pouvoirs publics, et se terminant, grâce à la prescription médicale, dans l'utilisation qu'en fait son organisme. On en attendra donc une présentation très scientifique, reliée aux dernières découvertes de la recherche, une action biologique nette, mesurable, et une prescription précise fondée sur des données pharmacologiques. Témoin du pouvoir médical, de sa force, de son efficacité, il est la preuve palpable que la médecine peut apporter une réponse aux souffrances vécues par l'individu. Il s'inscrit alors dans un courant plus général de « médicalisation » de la vie, et sera recherché pour traiter les difficultés du quotidien.

## *Le « placebo »*

Selon une opinion largement répandue, le placebo est une imitation de médicament sans activité pharmacologique, prescrit au malade « pour lui plaire, plus que pour lui être utile ». Tel fut le cas de la gélule de lactose. Et pourtant, elle posa rapidement le problème de l'objet thérapeutique. Il s'agit d'un produit inerte ou inactif pharmacologiquement, donné d'abord « pour plaire » et combler une demande de médicament, là où un médicament ne paraissait pas devoir être nécessaire, voire n'existait pas, qui permit de s'apercevoir très vite qu'il existait un effet thérapeutique spécifique dans cette manière de « donner ».

### *L'objet placebo : inventaire*

Les limites du concept de placebo sont mal cernées. Il paraît intéressant de situer le placebo en tant qu'objet, objet investi par le malade comme agent thérapeutique.

Les placebos purs se réduisent actuellement aux imitations de médicaments, gélule de farine, pilule d'amidon, eau distillée pour injections, eau sucrée pour potions. Leur dénominateur commun est l'inertie pharmacologique, et c'est seulement le contenant et l'illusion de contenu qui opèrent.

Les placebos impurs sont des médicaments officiels de peu d'efficacité intrinsèque, mais dotés de pouvoirs aux yeux du grand public, confortés par les encarts publicitaires. Il sont prescrits, reçus et même demandés en toute bonne foi, comme un agent efficace, spécifique.

### *Placebo : diversité et extension*

Du placebo pur (imitation de médicament) au placebo impur (médicament peu actif), nous en arrivons au médicament actif lui-même qui, si l'on peut dire, possède lors de ses utilisations des retombées thérapeutiques de l'ordre de l'effet placebo. Ces notions sont largement étudiées et exploitées par les firmes pharmaceutiques et contribuent à donner au produit son profil publicitaire. Nous retrouvons évidemment les caractéristiques du placebo d'antan, quand il y avait plus de placebos que de médicaments actifs dans la pharmacopée. Un médicament agissait d'autant mieux qu'il produisait un effet spectaculaire (saignée, purgatif), qu'il avait mauvais goût : on peut d'ailleurs remarquer que l'amer fait toujours recette et qu'un effet est jugé supérieur s'il est obtenu par injection intraveineuse (effet magique de la perfusion même si ce n'est qu'un glucosé), plutôt qu'en intramusculaire, ou par voie orale, qu'il est de découverte récente et cher.

Ces constatations attestent du fait qu'il faut mériter l'amélioration, le bien par l'épreuve du mal et montrent l'ambivalence quant à l'objet, à la limite du maléfique et du bénéfique ; ainsi, par exemple, la thériaque fut poison avant d'être panacée. L'objet ne serait pas totalement symbolique si la dimension agressive de la situation maladie-thérapeutique n'était pas prise, elle aussi, en compte.

Aussi cherche-t-on à renforcer l'évocation de l'effet du produit pour favoriser cette action placebo par la couleur (le bleu clair est recommandé pour les tranquillisants, le rouge et le jaune vif pour les dynamisants, le marron pour les laxatifs), par la forme galénique — la forme liquide semble mieux convenir pour les médicaments contre la toux —, par la voix d'administration — l'injection *loco dolenti* dans l'arthrite rhumatoïde a été trouvée plus efficace, l'injection intramusculaire de tranquillisants en urgence est jugée plus efficace, alors que les benzodiazépines sont plus rapidement absorbées par voie orale ; l'originalité de la présentation est un facteur non négligeable et enfin, le prix élevé du médicament (comme celui de la consultation) semble être le garant d'une meilleure qualité de soins.

L'existence d'effets secondaires tend à renforcer l'activité imaginaire d'un produit : « c'est le signe qu'il agit ».

## *L'« effet placebo »*

L'effet placebo, s'il admet de nombreuses explications, détermine un mode de réponse « spécifique ». Il ne doit rien à l'action chimique de la drogue administrée. Il relève de la signification symbolique qu'apporte toute drogue ou de celle que porte en soi toute action ou geste perçus comme supports d'une volonté thérapeutique par le sujet.

Lors de l'utilisation d'un placebo, on peut constater un changement de la symptomatologie, du fonctionnement et du comportement qui sont, quels que soient les facteurs déterminants, on le sait maintenant, toujours sous-tendus par des mécanismes biologiques.

On sait aussi que les substances placebo ont une pharmacologie similaire à celle des drogues actives. La seule différence éventuelle que l'on peut trouver entre l'effet d'un vérum et celui d'un placebo est une différence d'intensité. Ainsi, les placebos produisent une courbe temps-réponse tout à fait analysable avec un temps de latence, un maximum et une durée d'effet quantifiable, des effets retardés ont aussi été observés, une relation dose-effet est également vérifiable. Signalons des cas d'accoutumance avec nécessité d'augmentation des doses pour obtenir un même effet.

La prise de placebo dépourvu d'action pharmacologique spécifique réalise une situation extrême de ce que nous avons appelé la relation médicamenteuse : l'effet obtenu est donc le résultat du rôle de la volonté (ou de la conviction) de guérir dans un contexte relationnel particulier (le rapport avec le médecin) et dirigé vers une pathologie précise.

Donc, la guérison dépend de la rencontre de deux « passions » : celle de l'individu qui veut être guéri et celle du médecin qui veut guérir. Celui-ci sera un placebo-donateur d'autant plus efficace qu'il sera convaincu lui-même du bien-fondé de son geste thérapeutique. Mais sera tout aussi bon placebo-donateur le médecin qui, au fait de sa double identité de scientifique et de guérisseur, maîtrisera consciemment les objets partiels et qui saura user avec discernement de la séduction, de l'autorité et de la réassurance.

## *La « réponse thérapeutique individuelle »*

L'aspect restrictif de la notion de placebo nous oblige à étendre et à diversifier le concept. De l'objet à l'effet placebo, la relation thérapeutique apparaît comme l'élément déterminant.

Or, le terme d'effet placebo apparaît, lui aussi, comme trop restrictif. D'une part, il occulte la dimension inverse, l'effet nocebo et, surtout, il passe pour une « propriété » liée au médicament en plus de l'action pharmacologique alors qu'il témoigne de capacités propres à l'individu, se développant dans le cadre bien précis de la relation thérapeutique.

La notion de « réponse thérapeutique individuelle » nous paraît alors plus précise que celle d'« effet placebo ».

La réponse thérapeutique individuelle se situe à plusieurs carrefours, entre psyché et soma, entre magie et science, entre individu et groupe social.

L'effet placebo se développe sous ses trois aspects : biologique, psychologique et social, l'objet placebo prenant place comme catalyseur de la réaction. Le médicament actif réalise bien, lui aussi, cette fonction de catalyseur. L'aspect placebo, inhérent à toute prescription et moteur de la réponse thérapeutique individuelle, influence suffisamment le résultat final pour que nous soyons obligés d'en tenir compte pour l'évaluation de ce résultat.

L'effet thérapeutique devient alors, plutôt que la somme de l'effet pharmacologique et de l'effet placebo, le résultat de leur interaction. L'effet placebo révèle de véritables capacités d'autorégulation, d'autotraitement, propriétés de l'individu, qui viennent interférer avec l'effet pharmacologique.

## *L'observance*

Ce que nous étudierons sous le terme d'observance peut être appelé aussi « compliance » ou « adhérence » au traitement et concerne l'attitude du malade face au traitement prescrit par le médecin. À la fin de la consultation, un traitement a été prescrit et le malade sort du cabinet avec son ordonnance. Le cas de figure idéal voudrait qu'il aille immédiatement dans une pharmacie, achète tous les médicaments prescrits, et une fois rentré chez lui, qu'il suive scrupuleusement l'ordonnance, tant en ce qui concerne la posologie, le nombre de prises que la durée du traitement.

Bien entendu, cette situation est loin d'être le cas le plus fréquent, et à chaque étape de cette démarche, un biais peut intervenir.

En fonction des critères retenus, les chiffres d'inobservance le plus couramment retrouvés varient de 40 % à 71 %. Un sondage Louis-Harris précise que, parmi les 71 % des malades qui n'observent pas l'intégralité de la prescription médicale, 16 % n'achètent pas les médicaments, 41 % ne les prennent pas, 33 % n'observent pas la durée du traitement.

La bonne observance a été chiffrée à environ 50 %, chiffre qui tombe à 25 % pour les maladies au long cours.

Quelle que soit la précision des chiffres, il faut retenir l'importance quantitative de phénomènes d'inobservance thérapeutique et se souvenir que seulement 15 % des malades suivent scrupuleusement le traitement prescrit, 5 % chez les femmes, 36 % chez les hommes.

### *Divers facteurs influencent l'observance*

Ils peuvent être **liés au malade**. La mauvaise adhésion au traitement est favorisée par certaines caractéristiques telles que les âges extrêmes, le sexe féminin, un niveau socio-économique faible, un niveau culturel bas ou des barrières ethno-linguistiques, l'isolement familial. Il faut également signaler certains traits de caractère qui peuvent s'organiser en conduites hypocondriaques, paranoïaques avec refus de toute forme d'autorité.

Ces facteurs peuvent être liés au **vécu de la maladie**. Plus que la gravité objective de l'affection, c'est la gravité subjective ressentie par le malade qui sera facteur d'observance ou d'inobservance. Il faut savoir également que l'observance décroît en général avec la durée de l'affection. En d'autres termes, l'observance, bonne en cas de pathologie aiguë, est beaucoup moins rigoureuse dans les pathologies chroniques. Le malade qui est, en général, dans l'urgence, dans une position d'obéissance passive, reprend, en cas de maladie chronique, une position beaucoup plus active. Il se trouve alors avec le médecin, dans une relation qui est plus de partenariat que de dépendance. Ses traits de personnalité, ses modes de défense et ses moyens de maîtrise de l'affection qui le touche, joueront pleinement tant dans la relation médecin-malade que dans la manière qu'il aura de se traiter.

Ils peuvent être liés à la **relation médecin-malade**. Idéalement, une bonne relation médecin-malade doit améliorer la compliance. L'existence d'une confiance réciproque est une condition évidente de bonne alliance thérapeutique. La façon dont le médecin entourera le malade influencera considérablement l'observance, qu'il s'agisse de la rapidité de la prise en charge, de la régularité et de la fréquence des consultations. La durée et la qualité de la prise en charge médicale sont le corollaire indispensable de la durée et de la qualité de l'adhérence au traitement.

Ces facteurs peuvent enfin être **liés au traitement et aux modalités de la prise en charge**. Le respect d'une ordonnance est inversement proportionnel à sa complexité. L'observance augmentera donc avec les caractéristiques suivantes de l'ordonnance : une monothérapie, une réduction du nombre de prises, celles de midi ou de 16 heures étant souvent négligées pour des commodités professionnelles. Enfin, le patient doit recevoir les explications et les conseils qu'il attend et auxquels il a droit, de façon claire et simple.

## *L'automédication*

Le terme d'automédication, employé dans le sens restreint que nous utiliserons ici, c'est-à-dire la prise d'un produit thérapeutique sans avis médical, semble recouvrir une notion *a priori* évidente. L'automédication est une conduite thérapeutique dans laquelle le thérapeute est le malade lui-même, qui s'arroge le droit et le pouvoir de se guérir, en vertu d'un savoir qu'il pense détenir en quantité et qualité suffisantes pour être efficace.

L'automédication n'est en effet jamais pure, elle fait toujours référence à un savoir extérieur dont nous essayerons de cerner les origines. Seul le désir de se guérir soi-même vient du fond de l'individu qui utilise ce qui lui est donné par les autres pour réaliser ce fantasme, que le savoir vienne du médecin ou d'ailleurs.

La conduite d'automédication paraît motivée par des facteurs d'ordre divers, mis en avant par les sujets eux-mêmes. Il s'agit d'abord de la bénignité du mal diagnostiqué et la connaissance du remède : le mal a été identifié comme peu grave (en fonction de sa survenue antérieure, ou chez des proches), le nécessaire est à la maison, il n'apparaît donc pas utile de déranger l'homme de l'art pour si peu. Des raisons de commodité peuvent être invoquées, le médecin est peu disponible, son cabinet est éloigné, les délais excessifs pour obtenir un rendez-vous, le prix de la consultation servent de prétexte. Ainsi, des raisons d'économie, pas tant financières que sociales ou psychologiques entrent en jeu. L'automédicant fait l'économie de son temps, d'un éventuel asservissement au pouvoir médical et surtout de l'exposition de son histoire et de son malaise.

Mais paradoxalement, le rôle du médecin et de son ordonnance reste fondamental. La prescription de la première ordonnance tient lieu de cérémonie d'initiation : pour un trouble donné, le médecin a recommandé un médicament donné. Lorsque le trouble se reproduira, le patient n'aura plus qu'à faire fonctionner le même schéma, en s'appropriant la caution médicale officielle représentée par la prescription initiale. L'ordonnance « dictée » joue le même rôle. La trace écrite du médecin dédouane le malade de sa responsabilité et le rassure sur ses capacités d'autotraitement : le principe n'est pas dénué d'hypocrisie ; si le médecin avait jugé le traitement mauvais, il n'aurait pas accepté de l'inscrire. L'écriture de celui qui sait est une authentification de sa décision.

Ainsi donc, même si la conduite d'automédication est censée exclure le médecin, faisant du malade son propre thérapeute, on s'aperçoit en affinant l'analyse que la référence au savoir médical reste néanmoins constante, tout traitement, tout médicament ne pouvant être efficace que s'il s'inscrit dans une représentation de la médecine.

### *Les toxicomanies médicamenteuses*

Il n'est pas possible de clore un exposé sur la dimension psychologique et irrationnelle du médicament sans évoquer les toxicomanies médicamenteuses. Il importe toutefois de préciser d'emblée qu'il faut bien différencier, lorsqu'on parle de toxicomanies aux médicaments psychotropes, la dépendance (qui peut se voir avec la plupart des produits pris sur une longue période ; en effet, pour éviter des signes de sevrage, l'arrêt doit être progressif) du trouble des conduites. Ce n'est que lorsque la consommation est perturbée, pervertie, augmentée en dehors des prescriptions que l'on peut, à notre avis, parler de conduites toxicomaniaques.

Plus qu'une étude clinique et thérapeutique, les réflexions qu'ouvre cette pratique pervertie de la prise médicamenteuse nous intéressent ici.

Il est également nécessaire de rappeler, en préliminaire, que cette utilisation pervertie n'est le plus souvent possible qu'avec la complicité tacite ou inconsciente du corps médical et pharmaceutique.

### *Les médicaments utilisés*

Nous ne les détaillerons pas, car ils sont extrêmement nombreux. Il s'agit, en effet, de la plupart des classes de psychotropes, opiacés bien sûr, mais aussi barbituriques, amphétamines, benzodiazépines. Des produits à effets psychotropes latéraux, analgésiques centraux ou périphériques, anorexigènes, stimulants, sirops antitussifs, sont également utilisés. Particulièrement intéressantes sur les plans physiopathologique et psychopathologique, sont aussi les toxicomanies aux antalgiques périphériques et aux laxatifs.

### *La consommation toxicomaniaque de médicaments*

Pour les spécialistes, il est évident que, comme pour toutes les autres toxicomanies, le médicament ne constitue qu'un des paramètres en jeu. Les divers médicaments ont certes des potentiels toxicomanogènes différents mais l'élément le plus important reste la personnalité du malade qui induit, schématiquement, pour les mêmes produits, trois modes de consommation différents.

1. **Les toxicomanies médicamenteuses chez les sujets toxicomanes aux drogues.**

Les médicaments viennent apporter des sensations nouvelles, ou moduler les effets sédatifs ou excitants des drogues. Les toxicomanes dosent leur « cocktail » selon les effets recherchés ou les produits disponibles, dans des mélanges parfois extrêmement savants, à d'autres moments totalement à l'aveugle « pour s'éclater la tête ».

2. **Les toxicomanies médicamenteuses pures avérées.**

Elles se rapprochent tout à fait des conduites toxicomaniaques illégales et sont souvent, quantitativement, très importantes, avec consommation de doses considérables de médicaments. Les médicaments utilisés sont de tous types ; l'un d'entre eux ou une classe d'entre eux peuvent être préférés. Les associations ne sont pas rares. La vie du malade est centrée, focalisée sur sa consommation. Il est possible de constater une alternance entre des moments de consommation à peu près contrôlée et des épisodes de « défonce totale ». Il est souvent difficile de démêler, dans les motivations, ce qui se rapporte à la recherche de l'oubli, du sommeil, de la sédation et de l'anxiété, mais aussi à la recherche de sensations voluptueuses, au plaisir du fonctionnement dans un état second, voire à la jouissance morbide de l'ivresse d'anéantissement. La dépendance physique et psychique est importante.

Il est possible de décrire une typologie assez caractéristique de ces patients. Il s'agit le plus souvent de femmes de 30 à 40 ans ; leur état est souvent le fruit d'une évolution longue, pluriannuelle, avec prise habituelle de médicaments. La toxicomanie est clandestine, honteuse, culpabilisée : la patiente se sait dépendante et « utilise » en cachette plusieurs médecins, plusieurs ordonnances, plusieurs pharmaciens. La composante relationnelle est indéniable dans ce type de toxicomanie : aux difficultés de la vie affective, à la relation conjugale perturbée viennent se joindre de franches augmentations de la consommation. C'est d'ailleurs souvent à l'occasion d'un abandon, d'une séparation, que la consommation jusque-là à peu près contrôlée se dérègle complètement dans un appel à l'autre, une demande d'aide dans un désarroi désorganisateur.

3. **Les toxicomanies médicamenteuses méconnues.**

Nous ne nous trouvons pas, dans ce cas, face à une véritable conduite toxicomaniaque. Les médicaments ne sont pas pris pour rechercher jouissance et volupté ; au contraire, la méconnaissance tient au fait qu'ils sont le plus souvent utilisés dans ce qui semble être la « règle de l'art ».

Il y a toujours, à l'origine de la consommation, une justification médicale mais, devant la persistance des plaintes ou l'apparition de symptômes nouveaux, l'escalade médicamenteuse s'installe. Le sujet cherche toujours le produit qui le guérira de ses symptômes et le médecin, tout en percevant plus ou moins inconsciemment l'inefficacité de cette demande, prescrit de nouveaux médicaments, des augmentations de posologie ; il n'y a plus de relation médecin-malade mais complicité médecin-malade. Chacun des protagonistes se donne l'impression qu'il a fait ce qu'il avait à faire, mais avec un accord tacite pour ne pas aller au fond des choses. En réalité, il y a double tromperie, fausse demande du malade, fausse réponse du médecin.

La situation vient se compliquer lorsque le malade fait lui-même ses mélanges, reprend d'anciens traitements ou des produits prescrits à d'autres occasions ou à d'autres personnes. Il peut associer diverses ordonnances, de un ou plusieurs médecins, les prescriptions du pharmacien, de la voisine, tout cela toujours et uniquement dans un but thérapeutique revendiqué.

Les sujets consomment alors, de façon ritualisée, des quantités quotidiennes considérables de comprimés, prescrits sur des ordonnances interminables et qu'il n'est pas possible de modifier sans soulever une réprobation massive et totale du malade. Il ne saurait, pour lui, être question d'enlever un médicament ou un comprimé, mais il est, par contre, toujours possible d'en rajouter.

Dans cet attachement fétichiste à son ordonnance, il est difficile de faire la part de la dépendance physique, de la dépendance psychique, de la crainte du symptôme et du désir du médicament.

Il nous a paru utile de détailler quelque peu ces conduites surprenantes, apparemment en dehors de la prescription médicale, parfois caricaturales, car elles nous semblent riches d'enseignements sur les rapports complexes que peut entretenir le malade avec ses médicaments. Le médecin devra se souvenir que, comme pour l'effet placebo, les mouvements inconscients qui les sous-tendent sont toujours présents dans chaque prescription et dans chaque prise médicamenteuse.

# LES TRAITEMENTS BIOLOGIQUES

Il était naguère habituel de distinguer, parmi les médicaments psychotropes, les anxiolytiques, les antidépresseurs et les neuroleptiques pour les troubles psychotiques. Or, les travaux les plus récents et les connaissances actuelles sur l'anxiété et la dépression remettent totalement en cause cette classification.

D'une part, sur le plan clinique, les liens et les formes de passage entre anxiété et dépression sont nombreux ; d'autre part, sur le plan pharmacologique, certains antidépresseurs servent désormais de traitement de base dans certains états anxieux (Clomipramine, Fluoxetine) et, à l'inverse, certains anxiolytiques ont des effets antidépresseurs (Buspirone, Gepirone, Alprazolam).

Cette séparation entre anxiolytiques et antidépresseurs reste pourtant encore à la base des classifications des médicaments psychotropes. Mais il nous a paru à la fois plus conforme aux connaissances cliniques et pharmacologiques actuelles et plus utile pour le lecteur de présenter les modalités de traitement des différents troubles anxieux et dépressifs, plutôt que ces classes de médicaments.

## A — TRAITEMENT DES ÉTATS ANXIEUX

### 1 — POUR LES SUJETS PRÉSENTANT DES ATTAQUES DE PANIQUE ET/OU UNE AGORAPHOBIE

#### *a - Les benzodiazépines*

Initialement, on pensait que les benzodiazépines atténuaient l'anxiété généralisée, ainsi que l'anxiété anticipatoire dans le trouble panique, mais n'empêchait pas la récurrence des crises aiguës. À l'heure actuelle, l'activité « antipanique » de l'Alprazolam (Xanax®) est prouvée. Son intérêt dans l'évitement phobique et l'anxiété anticipatoire a également été mise en évidence. Les posologies préconisées sont de 2 à 3, voire 4 à 5 mg par jour en 3 prises pour les attaques de panique, alors que le traitement de l'évitement phobique nécessiterait des doses supérieures ou égales à 6 mg par jour.

L'Alprazolam peut aussi être utilisé comme traitement adjuvant lors de la mise en route d'un traitement antidépresseur en attendant le plein effet de celui-ci. Il peut également être utilisé chez les patients ne supportant pas les antidépresseurs tricycliques ou présentant des contre-indications à un traitement par IMAO. Il peut aussi être utilisé, en plus du traitement de fond par la Clomipramine (Anafranil®) ou la Fluoxetine (Prozac®), en étant pris alors en début de crise.

Actuellement, l'intérêt d'autres benzodiazépines est discuté et des études américaines tentent de montrer que certaines benzodiazépines, comme le Clonazepam (Rivotril®), le Lorazepan (Temesta®) et le Diazepam (Valium®), utilisés à des posologies doubles de celles habituelles dans l'anxiété généralisée, auraient également une action antipanique.

### *b – Les antidépresseurs tricycliques*

Il est maintenant clairement reconnu que les antidépresseurs tricycliques, et notamment les « sérotoninergiques », préviennent la survenue des attaques de panique.

L'Imipramine (Tofranil®) est l'antidépresseur le plus étudié dans les protocoles américains ; son efficacité est incontestable. D'autres antidépresseurs tricycliques, en particulier la Clomipramine (Anafranil®), mais aussi la Desipramine (Pertofran®) et l'Amitriptyline (Laroxyl®), ont une efficacité comparable.

La mise en route d'un traitement doit être progressive, d'une part car ces patients développent facilement des effets secondaires avec souvent, en début de traitement, une aggravation des manifestations anxieuses et, d'autre part, car la dose nécessaire au contrôle des attaques de panique est variable d'un patient à l'autre : de 10 mg par jour à 300 mg par jour pour la Clomipramine. Ainsi, il est recommandé de commencer à une posologie basse (10 mg) et d'augmenter progressivement les doses jusqu'à 75 mg, voire 100, 150 ou

200 mg par jour, en respectant un délai d'une semaine par palier. Il faut 1 à 3 semaines pour juger de l'effet thérapeutique ; celui-ci est maximum entre la 8e et la 12e semaine. La posologie efficace, située le plus souvent entre 150 et 200 mg par jour, doit être maintenue 6 mois après rémission totale.

Une activité antipanique est obtenue dans 70 % à 90 % des cas, on retrouve également une amélioration de l'anxiété anticipatoire et de l'agoraphobie.

### *c – Les antidépresseurs sérotoninergiques : la Fluoxetine (Prozac®)*

Elle a fait la preuve de son efficacité chez les patients avec des doses de 10 à 80 mg par jour. Elle amènerait une sédation complète des symptômes en 7 à 10 semaines, mais 43 % des sujets, dans une étude récente, ont présenté une réaction d'hyperstimulation ayant nécessité l'arrêt du traitement ; aussi les auteurs conseillent-ils d'augmenter très progressivement les doses.

Les effets secondaires sont surtout marqués par des nausées, une nervosité et une insomnie. Enfin, un syndrome « sérotoninergique » peut théoriquement survenir quand Fluoxetine et IMAO sont associés ; ainsi, une fenêtre thérapeutique de 5 semaines est préconisée avant de débuter un traitement par IMAO.

### *d – Les IMAO*

Leur efficacité est également reconnue. Selon certaines études américaines, prenant comme IMAO de référence la Phenelzine Sulfate (non commercialisée en France), à des posologies de 60 à 90 mg par jour, ce produit serait même plus efficace que l'Amitriptyline (150 à 235 mg par jour) ou l'Imipramine (150 à 300 mg par jour).

La dose à laquelle apparaît une légère hypotension orthostatique est le meilleur indicateur de la dose optimale (en moyenne 60 mg par jour pour la Phenelzine avec une fourchette de 45 à 90 mg par jour). L'IMAO non réversible utilisable en France dans cette indication est le Marsilid® (Iproniazide).

L'importance et les risques de leurs effets secondaires (crises hypertensives) en limitent les indications.

*e – Les bêtabloquants adrénergiques du type du Propanolol (Avlocardyl ®)*

Ils sont moins efficaces que les antidépresseurs ou que les benzodiazépines et, selon certains auteurs américains, ils ne le seraient pas plus qu'un placebo. Leur principal intérêt est, selon ces auteurs, leur capacité à réduire les palpitations génératrices d'anxiété, et en particulier la tachycardie secondaire à la prise d'antidépresseurs.

## 2 — POUR LES SUJETS PRÉSENTANT UNE ANXIÉTÉ GÉNÉRALISÉE

*a – Les benzodiazépines*

Toutes les benzodiazépines sont efficaces dans le traitement de l'anxiété généralisée. Leur action porte autant sur les symptômes psychiques que somatiques. Les produits ayant une demi-vie longue comme, par exemple, le Tranxène®, sont préférés dans le traitement de l'anxiété chronique alors que ceux à demi-vie brève comme, par exemple, le Lexomil® ou le Xanax®, seront plutôt utilisés dans le cas d'anxiété limitée à une situation particulière, limitée dans le temps, en lien avec une période difficile ; enfin, ils sont également préférés s'il existe une maladie hépatique pour éviter les risques d'accumulation.

Plusieurs études, tant rétrospectives que prospectives, montrent que le risque d'abus de benzodiazépines est en fait relativement faible et que la consommation toxicomaniaque de benzodiazépines apparaît essentiellement chez les patients ayant déjà tendance à abuser d'autres produits (drogues illicites, alcool...).

La **dépendance physique** peut apparaître pour de fortes doses (2 à 5 fois la dose thérapeutique) en 2 à 3 semaines, alors que les doses habituelles n'entraîneraient une dépendance qu'à long terme (après 6 à 8 mois de traitement). Cette dépendance se traduit alors par un « syndrome de sevrage », c'est-à-dire par diverses manifestations physiques et psychiques survenant à l'arrêt du produit.

Le **syndrome de sevrage** aux benzodiazépines peut entraîner trois catégories de symptômes : des symptômes psychiques (appréhension, irritabilité, insomnie, dysphorie), des symptômes physiologiques (tremblements, palpitations, vertiges, sudation, spasmes musculaires) et une distorsion des perceptions (hypersensibilité à la lumière, au bruit, au toucher, à la douleur, dépersonnalisation, sensation de mouvement, ou goût métallique). Ce risque de syndrome de sevrage semble donc minime lorsque la prescription est inférieure à 3 mois mais il augmente régulièrement avec la durée du traitement. Logiquement, il apparaît plus tôt et semble plus marqué avec les benzodiazépines de demi-vie courte que celles de demi-vie longue.

Au total, un traitement par benzodiazépines ne devrait pas excéder, autant que possible, 3 à 4 mois et des essais d'arrêt du produit doivent être faits périodiquement. Les doses sont diminuées progressivement en 4 à 16 semaines et un traitement adjuvant peut être nécessaire : antidépresseur sédatif, bêtabloquant, ou plus spécifiquement semble-t-il de la carbamazépine (Tegretol®).

Enfin, les benzodiazépines de demi-vie courte, en particulier à des doses élevées ou associées à une prise d'alcool, peuvent provoquer une amnésie antérograde significative, le sujet oubliant totalement ce qu'il a pu faire pendant la période suivant la prise du produit.

### *b – Les antidépresseurs tricycliques*

L'efficacité des antidépresseurs tricycliques dans le traitement de l'anxiété généralisée est moins claire que dans l'attaque de panique ; cependant, plusieurs études (Kahn et al., 1986 et 1987 ; Tyrer et al., 1988) vont dans le sens d'une efficacité supérieure de certains antidépresseurs sur les benzodiazépines non seulement dans les troubles paniques mais aussi dans l'anxiété généralisée.

Les antidépresseurs avec une action sédative marquée, comme la Doxepine (Quitaxon®), l'Amitriptyline (Laroxyl®) ou la Trazodone (Pragmarel®), présentent des effets anxiolytiques immédiats, mais ne garantiraient pas un effet bénéfique à long terme.

Selon d'autres auteurs, les antidépresseurs tricycliques pourraient même en fait augmenter la tension psychique et être responsables d'une agitation et d'une augmentation de l'état d'alerte chez certains patients anxieux.

Au total, à l'heure actuelle, si l'efficacité des antidépresseurs dans l'anxiété généralisée reste encore discutée et nécessite d'être plus étudiée, il s'agit là d'une piste très intéressante obligeant à repenser la classique séparation entre anxiété et dépression et entre anxiolytiques et antidépresseurs.

*c – La Buspirone (Buspar®)*

Certaines études ont retrouvé pour ce produit une efficacité égale aux benzodiazépines, en particulier au Diazepam, pour des doses équivalentes. Les effets secondaires sont essentiellement des vertiges, des nausées, des troubles gastro-intestinaux, des céphalées et une insomnie. Théoriquement, la faible activité antagoniste de la dopamine de ce produit peut engendrer des effets extrapyramidaux comme les neuroleptiques ; quoi qu'il en soit, aux doses thérapeutiques (10 à 60 mg par jour, avec en moyenne 15 à 30 mg par jour), de telles réactions sont inhabituelles.

Les avantages de la Buspirone par rapport aux benzodiazépines sont liés à l'absence de sédation, au respect des performances cognitives et psychomotrices (voire même à une amélioration sur certaines études) et à des risques très faibles d'abus ou de dépendance. Enfin, il n'existe pas de syndrome de sevrage à l'arrêt du produit et il n'interagit pas avec l'alcool. Les inconvénients sont liés à un délai d'action de 2 à 4 semaines et un confort subjectif moins important, notamment chez les anxieux chroniques qui ont déjà pris des benzodiazépines. En effet, dans les différentes études, si l'évaluation objective des effets anxiolytiques n'a pas montré de différences entre le Buspar® et les autres anxiolytiques, l'évaluation subjective par le patient a mis en évidence une préférence pour les benzodiazépines.

*d – Les carbamates*

Avec le Meprobamate (Equanil®), le risque de dépendance est non négligeable et l'efficacité non prouvée, selon les auteurs américains. Par contre, il semblerait que le Tetrabamate (Atrium®), surtout utilisé chez les alcooliques, ait une efficacité anti-anxieuse certaine et n'entraîne que très peu de dépendance.

### *e – Les antihistaminiques*

L'hydroxyzine (Atarax®), molécule commercialisée depuis de nombreuses années, connaît actuellement un regain d'intérêt dans la prise en charge de la pathologie anxieuse. Dépourvue de risque de dépendance, l'Hydroxyzine a fait l'objet récemment d'études qui ont permis la mise en évidence de son efficacité anxiolytique équivalente à celle du Lorazepam (Temesta®), ainsi que d'une amélioration des fonctions cognitives perturbées dans l'anxiété (difficulté de concentration, indécision, problème de mémoire...). Ces études prouvent également l'absence d'effet rebond à l'arrêt brutal du traitement.

Sa prescription doit cependant tenir compte d'effets sédatifs transitoires en début de traitement, ainsi que d'effets anticholinergiques.

### *f – Les neuroleptiques*

Ils sont souvent inefficaces dans les troubles anxieux primitifs et, compte tenu des effets secondaires extra-pyramidaux, leur emploi est limité à l'anxiété associée à des troubles psychotiques ou aux rares cas d'anxiété primaire résistant aux traitements standards. Dans ces cas, de petites doses de Thioridazine (Melleril®) — 10 à 100 mg par jour — peuvent être bénéfiques.

## 3 — POUR LES SUJETS PRÉSENTANT UN TROUBLE OBSESSIONNEL COMPULSIF

### *a – Les antidépresseurs tricycliques*

Le TOC est le trouble anxieux le plus résistant au traitement. La Clomipramine (Anafranil®) est l'antidépresseur le plus étudié dans cette indication. Toutes les études montrent l'efficacité de la Clomipramine dans le TOC. L'effet « anti-obsessionnel » de la Clomipramine s'exerce aussi bien sur les idées obsédantes que sur les activités compulsives. Cet effet ne s'explique pas par le biais de l'activité antidépressive : en effet, un haut niveau de dépression n'est pas prédicteur de meilleurs résultats sur les rituels. Les pourcentages de bons et de très bons résultats varient de 30 % à 60 % suivant les études. Une posologie élevée est en général nécessaire (entre 75 et 300 mg par jour) ; en pratique, on cherche la dose efficace en montant, sur 15 jours, par paliers de 25 mg. Le traitement doit être poursuivi à doses suffisantes pendant un temps suffisant avant de conclure à son inefficacité : une durée de 12 semaines semble un minimum.

L'interruption du traitement, même après un traitement prolongé de plus d'un an, aboutit souvent à une rechute en quelques semaines, alors que la poursuite du traitement sur de longues périodes s'accompagne généralement du maintien des résultats, les doses pouvant, le plus souvent, être réduites.

Enfin, il convient de noter que les essais cliniques avec des antidépresseurs adrénergiques comme la Nortriptyline (Motival®), la Desipramine (Pertofran®) ou l'Imipramine (Tofranil®) ne montrent pas de réduction des symptômes obsessionnels.

### *b – La fluoxetine (Prozac®)*

La Fluoxetine, à des doses allant de 20 à 60 mg par jour, est également efficace pour ce type de symptôme. Cependant, on note une réduction plus grande des obsessions et des compulsions chez les patients présentant des manifestations associées dépressives et anxieuses sévères avec une amélioration globale plus importante. La Fluoxetine semble donc, dans cette indication, assez prometteuse.

## 4 — POUR LES SUJETS PRÉSENTANT UNE PHOBIE SOCIALE

### *a - Les IMAO*

Plusieurs études suggèrent que les IMAO sont efficaces dans les phobies sociales. Ils amélioreraient à la fois l'anxiété anticipatoire et les capacités d'adaptation et sont donc utilisés dans les phobies sociales généralisées.

### *b - Les bêtabloquants adrénergiques*

Si les avis sont assez divergents concernant leur efficacité, elle est de toute façon inférieure dans le trouble anxieux généralisé, à celle des benzodiazépines. Les arguments théoriques pour leur efficacité reposent sur le rôle non négligeable des catécholamines dans l'expression des symptômes somatiques de l'anxiété. Les bêtabloquants, en empêchant l'action de ces monoamines au niveau de leurs récepteurs périphériques, devraient pouvoir soulager les symptômes. D'autre part, les interactions étroites qui existent entre les dimensions somatiques et psychiques de l'anxiété suggèrent qu'une intervention thérapeutique, visant spécifiquement les symptômes physiques périphériques de cette émotion, peut secondairement en soulager les aspects psychologiques centraux, la survenue de symptômes physiques étant cause d'une appréhension anxieuse secondaire. C'est donc particulièrement le cas dans l'anxiété situationnelle encore appelée anxiété de performance : les bêtabloquants sont donc un des traitements pharmacologiques préférentiels du « trac ».

Les diverses études montrent l'absence d'effet secondaire majeur lors de l'utilisation de ces produits aux doses qui sont préconisées dans le traitement des troubles anxieux (60 à 160 mg par jour). Enfin, il convient de respecter les contre-indications classiques : antécédents d'asthme, de diabète, d'hypoglycémie, insuffisance cardiaque et trouble de la conduction.

### 5 — POUR LES SUJETS PRÉSENTANT UN ÉTAT DE STRESS POST-TRAUMATIQUE

#### *a - Les antidépresseurs tricycliques*

Ils sont susceptibles de réduire les souvenirs traumatiques et les cauchemars de répétition des états de stress post-traumatique au travers de leur activité antipanique. De plus, ils peuvent réduire les symptômes dépressifs qui accompagnent souvent ce type de troubles. L'Imipramine (Pertofran®), l'Amitriptyline (Laroxyl®) et la Doxepine (Quitaxon®) sont données comme efficaces.

#### *b - Les IMAO*

Ils diminuent les cauchemars, les réactions de sursauts, les « flash-backs » et les comportements violents des états de stress post-traumatique.

## E — TRAITEMENT DES ÉTATS DÉPRESSIFS

### 1 — LES ANTIDÉPRESSEURS

Également appelés thymoanaleptiques, les antidépresseurs ont la propriété de modifier la tonalité générale de l'humeur, lorsque celle-ci s'est établie de façon durable et pathologique dans le registre dépressif.

Leur histoire débute, à la fin des années 50, avec la découverte des chefs de file des deux principaux groupes de thymoanaleptiques classiques, l'Imipramine (Tofranil®), père des antidépresseurs tricycliques et l'Iproniazide (Marsilid®), prototype des inhibiteurs de la monoamine oxydase (IMAO). Depuis cette date, les efforts des psychopharmacologues ont été continus et ont permis la mise au point d'un grand nombre de molécules antidépressives.

#### *a - Classification chimique*

Elle a d'abord opposé, d'une part les IMAO, définis par une action biologique commune, c'est-à-dire l'inhibition de la monoamine oxydase et, d'autre part, les antidépresseurs tricycliques, dérivés de l'imipramine, réunis par une structure chimique identique.

1. Les antidépresseurs tricycliques
Ils constituent une famille chimique homogène, possédant une parenté structurale avec les phénothiazines, et comprenant :

1. Les imipraminiques : Imipramine (Tofranil®), Désipramine (Pertofran®), Clomipramine (Anafranil®), Trimipramine (Surmontil®), Quinupramine (Kinupril®).
2. Un quadricyclique : Maprotiline (Ludiomil®).
3. Un dérivé de l'iminostilbène : Opipramol (Insidon®).
4. Des dérivés du dibenzocycloheptadiène : Amitriptyline (Laroxyl®, Elavil®), Amineptine (Survector®).
5. Des dérivés du dibenzoxépine : Doxepine (Sinequan®, Quitaxon®), Amoxapine (Defanyl®).
6. Un dérivé du dibenzothiazépine : Tianeptine (Stablon®).

2. Les inhibiteurs de la monoamine oxydase (IMAO)
Ils bloquent l'enzyme responsable de la dégradation des monoamines et entraînent donc une accumulation de ces neuromédiateurs dans l'organisme. Très efficaces sur le ralentissement psychomoteur, les IMAO ne sont plus guère utilisés en raison de leur incompatibilité avec un certain nombre d'autres produits chimiques neurotropes, médicamenteux ou alimentaires.

Le seul IMAO « classique » actuellement commercialisé en France est le Marsilid®.

3. Les « nouveaux » antidépresseurs IMAO
Plusieurs études contrôlées ont montré une efficacité supérieure des IMAO chez des patients déprimés présentant des symptômes phobiques, anxieux et des plaintes somatiques excessives.

La mise au point d'inhibiteurs réversibles a représenté un progrès important en évitant les effets secondaires des IMAO classiques. Le premier d'entre eux est disponible depuis un certain temps, la Toloxatone (Humoryl®), IMAO de type A réversible. Le Moclobémide (Moclamine®) est également un IMAO réversible de type A à disposition depuis 1994. D'emploi souple et sûr, comme son profil d'activité le laisse supposer, ce médicament se révèlerait, au vu des résultats des études, doté d'une activité antidépressive supérieure à la Toloxatone et équivalente à celle des tricycliques jusque dans les dépressions sévères hospitalisées. Les inhibiteurs de la MAO de type B seraient d'un intérêt moindre dans le traitement des syndromes dépressifs.

4. Les « nouveaux » antidépresseurs non tricycliques et non IMAO

Il apparaît nécessaire de distinguer désormais à côté des deux groupes précédents, les antidépresseurs tricycliques et les IMAO, un troisième groupe de substances que l'on peut qualifier de « non IMAO, non tricycliques ». L'efficacité de ces nouveaux produits peut être considérée comme comparable à celle des antidépresseurs de référence. Certains de ces médicaments se révèlent efficaces dans des situations jusque-là réfractaires à un traitement par tricycliques. Ils représentent donc une possibilité thérapeutique nouvelle dans le traitement des dépressions résistantes. La principale nouveauté apportée par la plupart de ces médicaments réside dans l'incidence très modérée des effets secondaires qu'ils provoquent.

1. Les antidépresseurs dopaminergiques : essentiellement un représentant, la medifoxamine (Cledial®).
2. Les antidépresseurs noradrénergiques : la miansérine (Athymil®) qui augmente le turnover de la noradrénaline par blocage des récepteurs alpha 2 présynaptiques. Il ne s'agit cependant pas d'un produit sélectif de la noradrénaline puisqu'il possède une puissante activité antisérotonine. Ce médicament est dénué d'effets anticholinergiques centraux. La viloxazine (Vivalan®), dérivé du propranolol, stimule les récepteurs bêta post-synaptiques.
3. Les antidépresseurs sérotoninergiques : c'est dans ce groupe que des progrès importants ont été faits, notamment par la découverte de plusieurs composés inhibiteurs spécifiques de la recapture de la sérotonine. La fluvoxamine (Floxyfral®), la fluoxetine (Prozac®), la paroxetine (Deroxat®), le citalopram (Seropram®) et la sertraline (Zoloft®) sont des antidépresseurs possédant une action anti-impulsive capable d'atténuer le risque de passages à l'acte hétéro et surtout auto-agressif. Dénués

d'effets anticholinergiques centraux, ils peuvent entraîner, dans certains cas, des effets secondaires d'ordre digestif, nausées, vomissements en début de traitement. La trazodone (Pragmarel®) appartient également à ce groupe mais son action est moins spécifique.

*b – Classification biochimique*

Nous avons évoqué plus haut les mécanismes biochimiques de la dépression. On peut donc penser que les effets thérapeutiques des antidépresseurs sont liés à des actions sur les systèmes monoaminergiques.

LES DIFFÉRENTES ACTIONS DES ANTIDÉPRESSEURS

- Inhibition de la recapture de la NA
- Inhibition de la recapture de la 5HT
- Inhibition de la recapture de la DA
- Agoniste des récepteurs 5HT
- Inhibition de la monoamine oxydase

Dans cette logique de la théorie monoaminergique et depuis l'apparition des nouveaux antidépresseurs atypiques agissant électivement sur une seule voie, il devient possible de proposer une nouvelle classification biochimique, « monoaminergique » des antidépresseurs.

| CLASSIFICATION BIOCHIMIQUE DES ANTIDÉPRESSEURS | | | | |
|---|---|---|---|---|
| NA | Action NA | quasi spécifique | miansérine | viloxazine |
| | Action NA | prépondérante | amoxapine<br>désipramine | imipramine<br>quinupramine<br>maprotiline |
| 5HT | Action 5HT | quasi spécifique | citalopram<br>fluvoxamine<br>minalcipran | fluoxetine<br>paroxetine |
| | Action 5HT | prépondérante | amitriptyline<br>clomipramine<br>tianeptine | trazodone<br>doxepine |
| DA | Action DA | quasi spécifique | amineptine | |
| DA | Action DA | prépondérante | médifoxamine | |
| Les IMAO agissent sur les trois systèmes monoaminergiques<br>Toloxatone<br>Moclamine | | | | |

L'intérêt d'une telle classification, dans la pratique quotidienne, est relativement limité. Il n'existe en effet pas de différence d'efficacité antidépressive selon l'appartenance à l'un ou l'autre groupe : un antidépresseur noradrénergique peut se révéler aussi efficace qu'un antidépresseur sérotoninergique. Tout au plus cette classification permet-elle d'offrir, en cas d'échec d'un premier traitement antidépresseur, une solution de rechange par le choix d'une molécule d'action différente de la première.

Rappelons que l'avènement des antidépresseurs a conduit aux théories monoaminergiques de leur action qui, elles-mêmes, ont servi de base aux théories biochimiques de la dépression. Le modèle « antidépresseur = augmentation de la transmission monoaminergique, dépression = syndrome hypo-monoaminergique », qui fait référence à un dysfonctionnement quantitatif de substances physiologiques cérébrales, est partiel sinon inexact. La découverte de nombreux autres neuromédiateurs, de neuromodulateurs, de circuits complexes et intriqués, rend compte aujourd'hui de la très grande complexité étiopathogénique des syndromes dépressifs. L'hypothèse monoaminergique ne peut plus être considérée comme exclusive et il apparaît vraisemblable que diverses voies sont possibles pour stimuler l'humeur.

Il ne s'agit désormais plus d'étudier les effets globaux d'un médicament sur une pathologie définie comme la dépression mais de préciser son impact sur différentes dimensions cliniques de la dépression comme l'impulsivité, l'émoussement affectif ou le ralentissement, chacune de ces dimensions étant sous la dépendance d'un ou plusieurs neuromédiateurs (par exemple la sérotonine pour l'impulsivité).

### *c – Classification clinique et effets thérapeutiques*

1. Effet thymoanaleptique

Le critère d'activité des médicaments antidépresseurs est leur capacité à normaliser l'humeur dépressive.

Cette propriété les distingue nettement, d'une part, des substances psychostimulantes comme les amphétamines, agissant sélectivement sur la vigilance et non sur l'humeur et, d'autre part, des tranquillisants, notamment des benzodiazépines dont l'action s'exerce sur l'anxiété mais non sur la dépression. L'activité thymoanaleptique peut dépasser son but et provoquer une hypomanie, voire une manie chez les sujets bipolaires.

Cet effet est normalement équivalent pour tous les antidépresseurs. Cependant, en pratique quotidienne, les syndromes dépressifs majeurs, en particulier l'accès mélancolique, sont traités en première intention par des imipraminiques tels que Tofranil®, Anafranil®, Ludiomil® ou Laroxyl®. Les autres antidépresseurs sont utilisés pour des états de moindre gravité. Une telle habitude de prescription est en contradiction apparente avec les résultats des expérimentations cliniques qui n'objectivent pas de différence d'efficacité entre la plupart des produits étudiés et les antidépresseurs dits de référence, cités plus haut, auxquels ils sont systématiquement comparés. Cette contradiction reflète pourtant bien le décalage existant entre les conditions d'une expérimentation dite rigoureuse et la réalité quotidienne au contact de laquelle le prescripteur se forge une opinion personnelle sur un antidépresseur.

Les antidépresseurs mis sur le marché ces quinze dernières années, s'ils ont apporté une maniabilité et une tolérance très supérieures à celles de leurs ancêtres, n'ont pas su proposer une meilleure efficacité thymoanaleptique.

**2. Effet sédatif ou psychotonique**

Les antidépresseurs présentent, parallèlement à leur pouvoir thymoanaleptique, des propriétés sédatives ou psychotoniques qui leur confèrent une relative spécificité qui peut aider au choix du médicament.

PÔLE PSYCHOTONIQUE

↑

| | |
|---|---|
| Antidépresseurs psychotoniques ou psycho-stimulants ou désinhibiteurs | – IMAO<br>– Amineptine (Survector®)<br>– Quinupramine (Kinupril®)<br>– Viloxazine (Vivalan®)<br>– Désipramine (Pertofran®)<br>– Medifoxamine (Cledial®) |
| Antidépresseurs intermédiaires ou médians | – Déméxiptiline (Tinoran®)<br>– Propizépine (Vagran®)<br>– Dosulepine (Prothiaden®)<br>– Imipramine (Tofranil®)<br>– Clomipramine (Anafranil®)<br>– Tianeptine (Stablon®)<br>– Fluvoxamine (Floxyfral®)<br>– Fluoxetine (Prozac®) |
| Antidépresseurs anxiolytiques ou sédatifs | – Trazodone (Pragmarel®)<br>– Amoxapine (Defanyl®)<br>– Opipramol (Insidon®)<br>– Doxépine (Sinequan®), (Quitaxon®)<br>– Maprotiline (Ludiomil®)<br>– Miansérine (Athymil®)<br>– Amitriptyline (Laroxyl®), (Elavil®)<br>– Trimipramine (Surmontil®) |

↓

PÔLE SÉDATIF

LOO H. in DENIKER P., LEMPERIERE Th., GUYOTAT J., *Précis de psychiatrie clinique de l'adulte*, Masson, Paris, 1990, 633 pages.

Les antidépresseurs sédatifs sont actifs sur l'anxiété dépressive et ses conséquences, c'est-à-dire sur les troubles du sommeil, les manifestations somatiques et l'agitation.

Les antidépresseurs psychotoniques sont plus actifs sur l'asthénie et le ralentissement psychomoteur du déprimé. Entre ces deux groupes se situent des antidépresseurs qui, selon les sujets et peut-être selon la posologie, s'avèrent plutôt sédatifs ou plutôt psychotoniques. Ces propriétés annexes se manifestent dès les premiers jours du traitement, bien plus tôt que l'effet thymoanaleptique.

En pratique, la distinction dépression anxieuse/dépression inhibée n'est pas toujours évidente et la prescription d'un antidépresseur sédatif ou psychotonique peut alors présenter les risques respectifs d'aggraver une inhibition ou surtout de faire resurgir l'anxiété et d'augmenter le risque suicidaire. La prescription d'un antidépresseur médian est alors préférable.

### *d – Conduite d'une cure par les antidépresseurs*

Il est important, avant de déterminer une prescription d'antidépresseurs, de bien définir les indications, les éventuelles contre-indications et enfin, de déterminer le lieu du traitement.

#### 1. Indications

Tous les états dépressifs sont justifiables d'un traitement antidépresseur. Si les meilleures indications sont les états mélancoliques, les dépressions névrotiques et/ou réactionnelles sont aussi sensibles aux antidépresseurs dès le début de la prise en charge afin de rendre au sujet ses capacités d'anticipation, de jugement et d'action.

Les états dépressifs symptomatiques d'une affection organique ou d'une autre affection psychiatrique bénéficient eux aussi d'un traitement médicamenteux. Dans les dépressions qualifiées d'« atypiques » de la personne âgée, ou lorsque l'on soupçonne une dépression masquée, le traitement antidépresseur peut être aussi utilisé à titre de traitement d'épreuve.

#### 2. Contre-indications

Tout déprimé doit faire l'objet d'un examen somatique systématique préalable à la prescription médicamenteuse. L'objectif en est double : vérifier l'absence de cause organique du syndrome dépressif, dépister la ou les contre-indications éventuelles à l'emploi des antidépresseurs classiques. Un interrogatoire minutieux cherchera ainsi des signes ophtalmologiques évocateurs d'un glaucome, une dysurie révélatrice d'un adénome prostatique, des antécédents récents d'infarctus du myocarde, de dysrythmie sévère ou d'insuffisance cardiaque. La plupart des contre-indications évoquées ci-dessus sont d'ailleurs seulement relatives, surtout en raison du recours possible à des antidépresseurs nouveaux, dénués d'effets atropiniques ou de retentissement sur la conduction myocardique.

3. Le choix du lieu de traitement

Il dépend essentiellement du degré de gravité de la dépression, la plupart des états dépressifs peuvent bénéficier d'un traitement ambulatoire. Il ne saurait être cependant question de soigner ailleurs qu'en milieu spécialisé un malade mélancolique.

4. L'administration du médicament

– Quel produit choisir ? Le choix du traitement dépend d'abord du type de l'état dépressif. On choisira, en effet, un antidépresseur plutôt sédatif pour traiter une dépression à nette composante d'anxiété ou d'agitation. On l'évitera en revanche dans une dépression inhibée car il viendrait renforcer l'asthénie et l'aboulie. À l'inverse, un traitement antidépresseur « stimulant » trouvera son indication dans un état dépressif avec inhibition marquée car il contribuera efficacement à la récupération d'une activité normale.

L'intensité de l'état dépressif intervient également pour le choix du médicament : une dépression sévère incite plutôt à prescrire un médicament des plus puissants, disponible sous forme injectable.

– Les caractéristiques du patient déprimé. Les antécédents dépressifs du patient sont une aide précieuse pour le choix d'un antidépresseur : il est hautement souhaitable de reprendre un antidépresseur qui a déjà prouvé son efficacité par le passé chez un même patient. L'histoire médicamenteuse est aussi utile en ce qu'elle permet de prévoir le niveau de tolérance du ou des antidépresseurs que le patient a déjà reçus. Les caractéristiques somatiques du patient peuvent aussi limiter le choix d'un antidépresseur s'il existe des contre-indications.

– Quelles voies d'administration ? La voie d'administration dépend de la gravité de l'état dépressif. La voie parentérale permet en effet une action plus rapide et plus puissante et représente donc la voie de choix pour le traitement d'attaque des formes sévères.

– La posologie. Elle peut varier considérablement d'un sujet à l'autre. La dose efficace est fonction d'abord de l'intensité du syndrome dépressif, et il existe une relation entre la gravité de la dépression et la quantité de produit à administrer pour en obtenir la guérison. Elle est fonction également de l'ancienneté de la dépression, des dépressions plus anciennes nécessitant des doses plus élevées. La notion de traitements antérieurs analogues et les facteurs de terrain (âge, sexe, poids...) doivent être pris en compte.

La prescription se fera par brefs paliers, de façon à atteindre la dose efficace en moins d'une semaine. L'administration en une prise unique vespérale est de plus en plus utilisée : elle a l'avantage supplémentaire de confondre la somnolence liée au pic d'absorption avec l'induction du sommeil. Si les effets thérapeutiques tardent à apparaître, on doit se rappeler que trois semaines constituent un délai minimum nécessaire pour constater l'échec du traitement entrepris.

Lorsque les effets positifs escomptés commencent à se manifester, la posologie utile est maintenue jusqu'à disparition complète de la symptomatologie dépressive. Après un nombre variable de semaines, il sera possible de réduire les doses, mais on maintiendra ce traitement de consolidation pendant au moins six à huit mois, parfois davantage, sous peine de voir réapparaître les symptômes dépressifs : le traitement antidépresseur n'arrête pas le cours de la dépression mais en efface seulement les manifestations cliniques. Après l'arrêt du traitement, la surveillance sera poursuivie pendant plusieurs mois pour dépister une éventuelle rechute. Toutefois, certaines études semblent mettre en évidence que le maintien des doses thérapeutiques d'attaque est plus efficace sur la prévention des rechutes que la diminution des doses.

– Quelques questions que posent les malades. Nombreuses sont les questions que soulève, pour un malade déprimé, le fait de prendre un traitement antidépresseur. Et les questions les plus banales sont parfois les plus désarmantes pour le médecin pressé d'y répondre. Voici quelques-unes de ces questions :

• Existe-t-il un risque de dépendance avec les antidépresseurs ? À l'exception de l'amineptine pour laquelle plusieurs centaines de cas de pharmaco-dépendance ont été enregistrés depuis 1978, les antidépresseurs n'entraînent pas de risque de dépendance ; pourtant, deux circonstances particulières doivent être mentionnées. Il s'agit de l'interruption brusque d'un traitement antidépresseur prolongé, à forte dose, qui peut parfois entraîner des manifestations de sevrage (nausées, céphalées, malaise pseudo-grippal), notamment avec les imipraminiques. L'arrêt très progressif du traitement diminue le risque de survenue de ces symptômes. Dans les cas de rechute ou de récidive dépressive, après un arrêt d'un traitement antidépresseur, la reprise d'un traitement doit être clairement distinguée d'un phénomène de dépendance.

Il peut être difficile pour le patient qui redoute l'arrêt d'un antidépresseur de comprendre cette distinction.

• Les antidépresseurs altèrent-ils la mémoire ? Il apparaît que si, en début de traitement, certains antidépresseurs, surtout imipraminiques, peuvent altérer la mémoire, après une ou trois semaines celle-ci est restaurée, voire améliorée.

• Antidépresseur et consommation d'alcool. En dehors de toute notion d'abus, l'alcool est contre-indiqué en association avec les antidépresseurs en raison du risque accru de dédation, d'altération des fonctions motrices, d'ivresse, voire de confusion. Même si certains antidépresseurs comme la fluoxetine ou la tianeptine prétendent à une plus grande innocuité lorsqu'ils sont associés à l'alcool, il est prudent d'encourager le patient à s'abstenir de toute boisson alcoolisée, surtout en début de traitement.

• Antidépresseur et conduite automobile. Une mise en garde contre les risques de somnolence accompagne tous les psychotropes sans distinction. Ce qui aurait pu passer pour un avertissement réaliste il y a dix ou vingt ans devient aujourd'hui un vœu pieux : nombreux sont les patients déprimés qui prennent leur voiture pour venir consulter.

Le médecin en est réduit à avertir le patient de ce risque, à lui déconseiller de conduire, surtout en début de traitement et à l'encourager à évaluer au mieux sa vigilance au volant par la suite. Les mêmes précautions doivent être prises pour les activités nécessitant une attention soutenue (pilotage, utilisation de machine, etc.). Dans certains cas où l'activité professionnelle est concernée, il appartient au médecin d'en tenir compte en sélectionnant un antidépresseur réputé pour sa bonne tolérance et/ou d'éviter les associations médicamenteuses qui potentialiseraient l'altération de la vigilance et des performances psychomotrices.

– Les précautions à prendre :

En cas d'anesthésie. Qu'elle soit locale (soins dentaires) ou générale, le patient doit toujours informer l'anesthésiste du traitement antidépresseur qu'il suit.

Les IMAO de première génération seront interrompus 15 jours avant une anesthésie locale ou générale. Les IMAO réversibles récents comme la toloxatone ou le moclobémide peuvent être pousuivis jusqu'à la veille de l'intervention.

En cas d'anesthésie générale, les antidépresseurs tricycliques peuvent aussi être poursuivis jusqu'à la veille de l'intervention. Il convient simplement d'éviter l'utilisation d'anesthésiants tels que l'halotane (risque d'arythmie), ainsi que les sympathomimétiques directs (adrénaline, noradrénaline) qui peuvent provoquer une HTA sévère.

Lors d'une anesthésie locale, le traitement tricyclique peut être maintenu mais les solutions anesthésiques ne contiendront pas non plus d'adrénaline ou de noradrénaline. En ce qui concerne les autres antidépresseurs, aucune précaution particulière n'est à observer.

• En cas d'oubli de prise. Il est déconseillé de doubler la dose à la prise suivante.

• En cas de voyage. La délivrance d'une ordonnance par le pharmacien n'est possible que pour une durée de un mois : au médecin et à son patient de prévoir ensemble la quantité de médicaments correspondant à la durée de l'absence. Pour un voyage à l'étranger, il est possible de se faire délivrer une quantité plus importante de médicaments en précisant sur l'ordonnance « traitement prolongé justifié en raison du séjour à l'étranger » et en indiquant la durée du traitement. Une autre solution consiste à noter sur l'ordonnance le nom chimique de la molécule (DCI) ; le patient pourra ainsi se procurer dans le pays d'accueil la spécialité correspondante.

Le décalage horaire donne souvent lieu à des questions sur le moment de la prise du traitement : on conseillera au patient de prendre son traitement en fonction des heures du pays où il se trouve, quitte à sauter une prise au moment du changement.

La chaleur risque de favoriser la survenue de sueurs profuses dans le cas d'un traitement imipraminique et de rendre encore plus pénible la sécheresse de la bouche.

• L'interdiction formelle de fumer au lit. Les patients sous traitement antidépresseur doivent être avertis du risque d'endormissement brutal avec une cigarette allumée. Ce qui peut paraître un geste anodin, fumer la dernière cigarette de la journée, a trop souvent été l'origine d'incendies aux conséquences dramatiques.

## 2 — LES AUTRES THÉRAPEUTIQUES

### *a – Les thymorégulateurs ou régulateurs de l'humeur*

Les thymorégulateurs ou régulateurs de l'humeur sont des médicaments qui protègent contre les rechutes maniaques (c'est-à-dire d'excitation) et dépressives. Quatre médicaments ont obtenu une autorisation de mise sur le marché en tant que traitement préventif des troubles de l'humeur. Il s'agit du Neurolithium® (gluconate de lithium), du Téralithe® (carbone de lithium), du Tégrétol® et du Depamide® (carbamazépine). D'autres médicaments sont proposés (et non indiqués) dans les troubles de l'humeur. Le terme « proposé » signifie qu'ils n'ont pas fait la preuve formelle de leur efficacité dans cette indication. Ces médicaments sont aussi utilisés dans l'épilepsie.

1. Le lithium (Teralithe®-Neurolithium®)
– Les indications.
Le lithium s'adresse aux malades ayant un trouble maniaco-dépressif bipolaire et unipolaire. Ce traitement est en général institué par le spécialiste, poursuivi et surveillé par le généraliste en collaboration avec le psychiatre. L'indication de ce traitement tient compte de la fréquence des récidives et se justifie quand un malade a un épisode maniaque ou dépressif survenant dans les trois années après un premier épisode de trouble thymique. Le traitement prophylactique peut se justifier lorsqu'il n'y a eu qu'un seul épisode maniaque.

Le type évolutif, l'intensité et la situation existentielle du malade doivent être pris en considération. La décision thérapeutique doit être prise conjointement avec le malade préalablement informé. Certaines maladies nécessitent des précautions (maladies cardiaques et rénales). Il n'existe pas de maladie contre-indiquant de manière absolue la lithiothérapie, les bénéfices attendus devant toujours être comparés aux risques d'utilisation. La grossesse (pendant le premier trimestre) et l'allaitement restent des contre-indications absolues. Le régime sans sel, un traitement par diurétique et, de façon générale, toute situation de déplétion hydrosodée sont des contre-indications en raison du risque d'hyperlithièmie. Chez les sujets âgés, outre la nécessité d'une surveillance clinique et paraclinique attentive, les concentrations plasmatiques devront être plus faibles : 0,3 à 0,6 mmol/l.

– Conduite du traitement.

Un examen clinique doit être effectué, avec prise de la pression artérielle, pesée, ECG si le malade a plus de 50 ans ou a des antécédents cardio-vasculaires, voire EEG en cas d'antécédents neurologiques. Les examens biologiques qui doivent être faits sont : la numérotation formule sanguine, le ionogramme sanguin, la clairance de la créatinine, la recherche d'une protéinurie et le dosage de la TSH ultrasensible. D'autres examens peuvent se justifier en fonction de l'histoire médicale du sujet. Un test de grossesse permettra de s'assurer que la femme en activité génitale n'est pas enceinte. Une méthode de contraception doit être instituée avant le traitement.

La posologie pour obtenir une lithiémie thérapeutique varie d'un sujet à l'autre. Elle se situe en moyenne entre 500 mg et 1500 mg chez les malades de moins de 60 ans et de 250 mg à 750 mg chez les sujets âgés. Il faut commencer le traitement avec une faible dose et contrôler la lithiémie après une semaine de traitement. La lithiémie doit être entre 0,5 et 0,8 mmol/l. Certains malades peuvent avoir des lithiémies plus faibles (0,3-0,5 mmol/l), tandis que d'autres nécessitent des concentrations plus élevées pour une meilleure protection contre les rechutes (0,8-1 mmol/l). Le dosage de la concentration intra-érythrocytaire peut parfois permettre un meilleur ajustement thérapeutique en partant de l'hypothèse que la concentration intraglobulaire est un meilleur reflet des concentrations intracérébrales que les concentrations plasmatiques. Les limites thérapeutiques dans ce cas se situent entre 0,2 et 0,4 mmol/l.

Il n'est pas indispensable que les comprimés soient pris exactement à la même heure. Un dosage est effectué 12 heures après la dernière prise de lithium. Le dosage doit être fait dans un même laboratoire d'analyse. Il n'est pas nécessaire d'être à jeun. L'intervalle des contrôles varie de 2 à 6 mois mais une fréquence plus élevée se justifie au début du traitement, en cas de modification de l'état clinique, lors de maladies somatiques intercurrentes et de traitements médicamenteux associés. Les examens biologiques de routine sont le dosage de la lithiémie et de la créatinémie. Il est conseillé de faire pratiquer un contrôle de la TSH ultrasensible une fois par an. D'autres examens complémentaires peuvent se justifier en cours de traitement, par exemple : vérification de la glycémie en cas de prise de poids, de la calcémie (plusieurs cas d'hyperparathyroïdie ont été signalés au cours de la lithiothérapie)...

– Les effets indésirables.
Les effets indésirables sont dose-dépendants et peuvent être atténués par la réduction modérée de la lithiémie. Les tremblements peuvent être le premier signe d'un surdosage. Ils doivent faire contrôler la lithiémie. Un dosage du lithium intra-érythrocytaire peut se justifier ; certains sujets concentrent anormalement le lithium dans la cellule. Le rapport érythro-plasmatique normal se situe entre 0,20 et 0,40. Si ce tremblement est invalidant, un traitement antitrémorique peut se justifier (propranolol). Les troubles digestifs (nausées, vomissements, diarrhée) qui apparaissent au début du traitement, sont en règle générale transitoires et disparaissent de manière spontanée. Leur persistance ou leur réapparition doivent faire contrôler la lithiémie. Ils peuvent être le signe d'un surdosage. Le syndrome polyuro-polydipsique est de survenue plus tardive. Il ne doit en aucun cas entraîner une restriction hydrique. Un abaissement de la posologie peut limiter cet effet indésirable. La fréquence des troubles thyroïdiens (goitre, hypothyroïdie, thyroïdite) justifie de faire contrôler annuellement la TSH ultrasensible. Un dosage des anticorps antithyroïdiens peut se justifier. Des troubles cutanés peuvent aussi survenir au cours du traitement : acné, éruption acnéiforme, aggravation ou déclenchement d'un psoriasis ou d'éruptions psoriasiformes. Une prise de poids peut être la conséquence d'une modification des habitudes alimentaires. Elle doit faire contrôler la glycémie et la TSH ultrasensible et

peut justifier des mesures diététiques (le régime sans sel est contre-indiqué).

Parallèlement à l'instauration de la lithiothérapie, des conseils concernant des règles d'hygiène de vie devront être communiqués au patient. Ils concernent principalement la nécessité d'adopter un mode de vie régulier en évitant particulièrement toute situation de surmenage et de carence de sommeil.

2. La Dipropylacétamide (Depamide®)

Ce médicament est utilisé comme thymorégulateur depuis 1966, mais il présente plusieurs autres propriétés. Outre l'action thymorégulatrice, une action anticaractérielle, une action sur certains troubles du sommeil, une potentialisation des autres psychotropes.

Il se prescrit à des doses de 600 à 1800 mg par jour. Les effets secondaires sont rares, surtout à type de nausées et d'asthénie.

3. La carbamazépine (Tégrétol®)

Elle paraît plus particulièrement indiquée dans le traitement des psychoses maniaco-dépressives résistantes au lithium. Les taux plasmatiques thérapeutiques se situent entre 5 et 10 microgrammes par millilitre. La carbamazépine exerce une action prophylactique en réduisant le nombre des rechutes maniaques et mélancoliques. Les effets secondaires sont bien connus. Ils comprennent sédation et somnolence en début de traitement obligeant à une augmentation très progressive des doses, vertiges, dysarthrie, rash cutané, leucopénie.

### *b – La photothérapie*

Le rôle bénéfique de la photothérapie, suspecté devant l'influence de la latitude sur l'évolution des épisodes dépressifs saisonniers, a été confirmé par de nombreuses études.

En effet, lorsqu'elle est proposée à « dose » et à durée suffisantes, elle permet une amélioration des troubles sans avoir recours aux médicaments psychotropes. Il s'agit d'un traitement proposé en ambulatoire qui consiste à installer les patients dans une salle dotée d'un éclairage diffusé à une intensité de 2 500 lux. Les séances durent une heure et demie et sont répétées quotidiennement pendant quinze jours.

Les mécanismes d'action sont encore hypothétiques ; cependant, l'influence de la lumière sur les rythmes circadiens et circomensuels des sécrétions hormonales, et en particulier de la mélatonine, est bien connue. Il est de toute façon intéressant de noter que cette thérapeutique provoque une rémission rapide de l'état dépressif. Parmi les autres avantages de ce traitement, l'absence d'effet d'accoutumance, le peu d'effets secondaires sont à souligner.

*c – La sismothérapie –*
*L'électroconvulsivothérapie (ECT)*

L'ECT conserve encore de nos jours une place importante parmi les thérapeutiques en psychiatrie. Son but est de produire artificiellement une crise d'épilepsie à des fins essentiellement antidépressives.

Faite sous anesthésie générale, elle est devenue un acte bénin et simple. Quelques rares incidents peuvent s'observer : obnubilation post-critique, syndrome confusionnel transitoire, enfin des troubles de mémoire des faits actuels qui peuvent persister au maximum deux mois après la fin de la cure.

Ses indications sont bien codifiées et correspondent soit à un traitement de première intention en cas de tableau mélancolique, anxieux ou agité, stuporeux, délirant ou mettant en jeu le pronostic vital (sujet âgé) ; soit au traitement à envisager en cas de résistance à la chimiothérapie ou de contre- indications aux psychotropes dans des états de dépressions sévères, de formes catatoniques de la schizophrénie, d'états psychotiques aigus.

Pour être efficace, l'électroconvulsivothérapie doit être appliquée dans des indications correctes, dans des conditions correctes. L'anesthésie générale est indispensable. Le patient ne doit pas recevoir de benzodiazépines qui élèvent le seuil épileptogène. Un examen clinique complet doit être fait ainsi qu'un ECG. Les ECT doivent être répétés tous les deux à trois jours. La série doit en compter entre cinq et huit. À partir du cinquième, il faut augmenter l'intervalle tous les quatre jours et réévaluer l'état du patient. Dès lors que tout va bien, il est inutile de prolonger la série.

Un traitement d'entretien est préférable. Il s'agit en général de maintenir le patient sous antidépresseurs après la fin de la série. On discute actuellement beaucoup sur l'utilité de la sismothérapie d'entretien (un ECT tous les mois) qui semble avoir fait la preuve de son efficacité, notamment dans les états dépressifs ayant résisté aux autres thérapeutiques et s'étant améliorés avec la sismothérapie.

# Chapitre 3

# Les psychothérapies

Les sujets stressés, anxieux, déprimés ou souffrant de troubles de la personnalité constituent l'immense majorité des patients bénéficiant de psychothérapies.

Mais présentent-ils des pathologies vraiment différentes ou s'agit-il d'un artefact dû aux classifications nosographiques ? Y a-t-il recoupement, superposition, comorbidité ou causalité entre ces différents troubles ? Quels sont les rapports entre la personnalité d'un individu et les troubles psychiques qu'il peut présenter ? Quels sont les facteurs susceptibles de modifier ou d'influencer le fonctionnement psychique ? Permettent-ils de prévoir une décompensation pathologique ou un changement thérapeutique ?

Dans les chapitres précédents, nous avons proposé des éléments de réponses à ces différentes questions et tenté de construire une représentation globale et cohérente du fonctionnement et de la souffrance psychique. Nous allons, dans ce chapitre, en nous appuyant sur cette analyse, préciser ce que le patient peut attendre de la psychothérapie en général et des différentes techniques en particulier.

Au-delà de la réponse chimiothérapique, souvent utile pour soulager la souffrance, il faut, en effet, se poser la question des indications particulières des psychothérapies non seulement en fonction des troubles présentés mais également en fonction de la demande de changement du patient. Ce problème du changement est, à l'évidence, central dans la relation psychothérapique, il est même l'objet d'une constante négociation entre le patient et son thérapeute. Chaque forme de psychothérapie porte en elle-même une conception du processus de changement.

## LE CHANGEMENT EN PSYCHOTHÉRAPIE

La dialectique entre le changement et la stabilité est, nous l'avons vu précédemment, plus précisément dans le chapitre 4 de la première partie, à la base du fonctionnement psychologique. Chaque être humain doit intégrer, en permanence, des phénomènes nouveaux ; cependant, chaque être humain ne fait appel à un thérapeute que lorsque les processus normaux d'intégration ou de changement ne fonctionnent plus, lorsque les capacités d'intégration sont dépassées, lorsque le système interne de changement est bloqué, lorsqu'il n'arrive plus à résoudre seul un problème.

Une des manières de considérer le rôle d'un thérapeute est donc de le voir introduire dans la thérapie suffisamment d'éléments pertinents pour permettre à ce processus d'intégration, bloqué, de manifester de nouveau ses effets.

On peut également concevoir que le but d'une thérapie est de rendre à nouveau efficaces les processus de changement et d'intégration d'un individu afin qu'il puisse, à terme — à la fin de la thérapie — se passer du thérapeute et de ses modèles, lorsque ses propres processus de changement et d'adaptation seront redevenus efficaces.

### *Comment s'effectue le changement ?*

Tout ce nous avons énoncé précédemment concernant la relative fixité du système affectivo-relationnel permet de comprendre pourquoi le savoir intellectuel, la connaissance de ses mécanismes de fonctionnement, ne suffisent pas à permettre au patient de maîtriser totalement, voire de changer, ses désirs infantiles et ses schémas relationnels. Toutefois, il est permis d'espérer que devant la découverte de la répétition de ces schémas, le sujet, devenu plus conscient, arrivera à mieux les contrôler. En effet, un travail psychothérapique réussi devrait accroître, ou restaurer, la fiabilité et prévenir les défaillances. Toute la question est de savoir comment se produit ce travail de changement qui est la conséquence, d'une part, d'un changement cognitif (lié aux interprétations, aux injonctions, aux prescriptions et à la réflexion du patient) et, d'autre part, d'un changement du fonctionnement affectif (lié à l'importance et à l'évolution de la relation psychothérapique).

Nous avons vu que si le changement cognitif est relativement aisé, le changement affectif est beaucoup plus difficile à mobiliser. Pourtant, ces deux systèmes interagissent et les modifications cognitives peuvent amener des modifications affectives.

Freud avait construit une hypothèse pour tenter d'expliquer ce mécanisme (23, 24, 25). Il considérait que le domaine stable et répétitif était celui de l'inconscient et que le domaine susceptible de changer était celui du préconscient. Ce préconscient serait le lien entre l'affectif et le cognitif qui, grâce à l'acquisition de l'information, permettrait un travail de transformation de l'image de soi et des relations au monde. La psychanalyse, comme les autres psychothérapies, opère donc à la fois sur les versants cognitifs et affectifs de l'expérience vécue.

Le patient apprend à parler, à analyser, à interpréter ce qui lui arrive. Cette parole joue, d'une part, le rôle d'un apprentissage et d'un entraînement à la maîtrise et, d'autre part, elle permet l'élaboration d'une construction cohérente des représentations, de l'imaginaire et des affects. L'apprentissage de la maîtrise, ainsi que ce sens donné aux événements psychiques, auront de puissants effets sur le fonctionnement psychique, mais aussi sur le fonctionnement physique et renforceront le contrôle naturel de l'organisme par le psychisme.

Les psychanalystes considèrent que la source des changements se situe plutôt dans la perlaboration, un processus en général lent et non conscient, que dans l'interprétation qui, dans un premier temps, reste à un niveau cognitif. On peut considérer que l'interprétation donne de l'information, mais que seules certaines interprétations entraînent des transformations parce qu'elles donnent du sens. Lorsqu'une interprétation peut être assimilée, elle s'intègre au système de représentation et d'affects qu'elle enrichit. Nous retrouvons là les phénomènes que nous avions évoqués précédemment sous d'autres termes, notamment ceux d'auto-organisation ou d'assimilation-accommodation.

Le sujet se construit une image des autres et du monde cohérente et stable. Le changement s'obtient grâce à une diminution des illusions et à un gain cognitif qui permettent l'accroissement du champ des représentations. Mais il s'obtient également par un meilleur réajustement des affects à l'expérience vécue. Ce réajustement se fait en relation à la portée réelle de la situation, que celle-ci soit cognitive ou relationnelle. Cette meilleure cohérence correspond à un accroissement de la fiabilité de l'appareil psychique, à un accroissement de ses capacités de défense qui lui permettent, un peu paradoxalement, une plus grande souplesse de fonctionnement. Le sujet libéré des contraintes morales pesantes, de l'inhibition, des ratés de ses relations affectives, peut ainsi plus librement communiquer, aimer, travailler.

Les systémiciens accordent une moindre importance à la connaissance, et donc à la mise en connaissance, par le sujet, des raisons qui peuvent « expliquer » son problème dans la perspective diachronique qu'en donne, par exemple, la psychanalyse. Ils considèrent les relations actuelles, notamment celles du cadre familial, plus à même d'être modifiées dans la mesure où elles maintiennent une situation relationnelle garantissant elle-même un non-changement pour le patient. Il s'agit là de la fameuse « homéostasie » familiale que permet le symptôme. En ce sens, la notion de « blocage » porte ici des implications tout à fait différentes.

### *Les rapports entre modifications de symptômes et modifications de la personnalité*

Pour faire « repartir » des processus d'intégration bloqués, il convient de savoir si le système est bloqué pour des raisons transitoires, avec apparition de symptômes qui font souffrir le malade et qui en sont la traduction (il suffirait alors de les faire disparaître) ou si le système, bloqué de façon apparemment durable, nécessite des changements plus profonds de la personnalité et/ou du mode relationnel pour fonctionner plus harmonieusement.

Cette analyse est tout à fait capitale, puisque certaines thérapies s'adressent préférentiellement à la disparition des symptômes alors que d'autres cherchent à modifier plus durablement le fonctionnement de la personnalité ainsi que les relations interpersonnelles. De plus, diverses études ont montré que si les thérapies courtes pouvaient être efficaces dans la disparition des symptômes, il est à peu près admis que des modifications plus profondes de la personnalité nécessitent des prises en charge beaucoup plus longues.

Nous insisterons ultérieurement sur cette dichotomie, particulièrement opératoire, entre symptômes/thérapies brèves et modifications de la personnalité/thérapies longues. Cette dichotomie est, à l'évidence, simplificatrice ; elle facilite cependant la clarté de l'exposé même si elle ne recouvre pas totalement la réalité de la pratique car un « bon » thérapeute peut être rapidement pertinent dans ses interventions.

Ainsi, la question des rapports entre symptômes et personnalité reste fondamentale pour la psychiatrie et tout à fait actuelle. Nous sommes passés, en dix ans, d'une conception où les symptômes des maladies n'étaient que le prolongement des troubles de la personnalité (la traditionnelle distinction entre névrose et psychose fondait toute la nosographie psychiatrique) à une période

– celle du DSM III — où les symptômes et la personnalité sont juxtaposés sur des axes différents (axe I et axe II) sans qu'il y ait de réflexion sur les rapports qu'ils entretiennent.

Nous devons donc maintenant tenter d'élaborer et de clarifier leurs rapports. Ces rapports entre personnalité et symptômes, s'ils sont extrêmement difficiles à démêler, sont d'une importance capitale et il ne saurait être question, dans notre esprit, de les nier, même si nous sommes amenés à en faire une présentation séparée et réductrice dans une volonté, encore une fois, didactique.

Il est ainsi possible d'opposer, d'une part, certaines thérapies qui se sont centrées sur les symptômes (thérapies cognitivo-comportementales) ou d'autres thérapies, dites « brèves », visant à améliorer la communication (analyse transactionnelle, programmation neurolinguistique...) et, d'autre part, des thérapies longues cherchant à modifier plus profondément la personnalité ou la communication (psychanalyse, thérapie systémique). En fait, dans la pratique, lorsque, par exemple, des thérapeutes cognitivo-comportementaux veulent s'occuper des troubles de la personnalité (ce qui est un de leurs nouveaux axes de travail et de recherches), ils sont amenés à pratiquer des thérapies longues. À l'inverse, il existe des psychothérapies brèves d'inspiration analytique visant à modifier un thème relationnel conflictuel central, qui se focalisent sur un objectif prédéterminé.

## *Changement majeur ou petit changement*

Un autre enjeu se pose lorsqu'il est question de changement, c'est celui de savoir s'il faut viser un changement majeur, notamment un changement profond du fonctionnement habituel du patient, ou se contenter d'un petit changement, sur un point ou un symptôme limité qui est celui qui paraît le plus facile et le plus motivant pour le patient.

Souvent, par la dimension d'apprentissage qu'il ouvre, un petit changement entraîne des changements beaucoup plus importants. Ainsi, par exemple, le traitement d'une phobie sociale, ou l'aplanissement d'un conflit relationnel, viennent souvent modifier les relations du sujet avec les autres. Ce premier pas provoque un renforcement positif régulièrement reprogrammé. Le patient reprend confiance en lui, ses contacts avec autrui sont facilités, des effets positifs dans son insertion familiale et professionnelle se manifestent, ils viennent, en retour, conforter la disparition du symptôme. De même, la simple disparition d'un mode de pensée spécifique peut également transformer durablement les relations, la vie familiale et sociale d'un individu, ce qui viendra influer en retour sur son fonctionnement psychique. Une thérapie peut ainsi correspondre également à une véritable pédagogie.

### *Le poids de la relation thérapeutique dans le changement*

Rappelons enfin l'importance de l'effet placebo dans toute thérapie, qu'elle soit biologique ou psychothérapique, puisqu'on considère que le pourcentage d'amélioration lié à cet effet placebo concerne entre 30 % et 60 % des cas. Nous avons suggéré, pour mieux comprendre ce processus, de l'appeler « réaction thérapeutique individuelle ». En effet, cette mobilisation des capacités de l'individu (mobilisation des capacités autothérapeutiques, mobilisation des capacités de changement) n'est possible qu'en présence d'un catalyseur qui est la relation thérapeutique. Cette relation thérapeutique, quelle que soit la thérapie prescrite, participe à l'amélioration du sujet malade. C'est ainsi, comme Gomes-Schwartz (30) l'a noté en 1978, que 38 % des résultats des traitements (c'est-à-dire de leur variance) pouvaient s'expliquer par le degré d'implication du patient dans le processus thérapeutique. D'une manière lapidaire, certains ont pu dire que le thérapeute n'était pas là pour trouver des solutions, mais pour permettre au patient d'utiliser les solutions qu'il avait déjà. Cette notion, combinée à la part d'efficacité propre à chaque méthode thérapeutique, permet alors de mieux expliquer les effets d'un traitement. En d'autres termes, pour optimiser le déroulement d'une thérapie, il convient à la fois de potentialiser l'effet placebo, de renforcer les possibilités d'autotraitement, mais également de trouver la méthode thérapeutique complémentaire (ou l'association de méthodes) la plus efficace, spécifique à chaque patient.

## COMMENT CHOISIR UNE PSYCHOTHÉRAPIE ?

La démarche intégrative, affranchie des esprits de chapelle, que finalement nous prônons depuis le début de cet ouvrage, doit se poursuivre dans les indications des psychothérapies. Ainsi, pour donner la réponse la plus efficace et la plus pragmatique, le thérapeute doit apprécier, dans les troubles psychiques présentés, le poids des manifestations biologiques et l'intensité des symptômes corporels, le poids de l'environnement social et familial et la qualité des liens noués par le patient. Il doit également prendre en compte la demande du sujet, son fonctionnement et ses mécanismes de défense.

C'est alors seulement qu'il pourra poser l'indication de tel ou tel type de psychothérapie.

### *L'utilisation indifférenciée des psychothérapies est encore trop fréquente*

Souvent, les psychiatres proposent, pour des patients présentant le même type de troubles, des psychothérapies différentes ou, à l'inverse, proposent le même type de thérapie à des patients ayant manifestement des besoins différents. Cela n'est pas sans surprendre ou inquiéter le profane ; ces positions contribuent à renforcer les critiques portant sur le côté apparemment non scientifique des psychothérapies et de leurs indications.

Là encore, une « réflexion transthéorique » semble donner plus de cohérence et plus de crédibilité à la discipline psychiatrique. Il apparaît, en effet, nécessaire d'affiner les indications et les zones de recoupements des différentes méthodes psychothérapiques, afin d'essayer de rationaliser leur utilisation et afin que la méthode utilisée soit, en fonction des données actuelles de la connaissance, la plus adaptée aux besoins du malade. À l'heure actuelle, trop souvent encore, les techniques psychothérapiques proposées et utilisées le sont, en quelque sorte, par défaut. Chaque psychiatre ne maîtrise qu'un nombre limité de techniques ; de plus, il peut ne pas connaître les indications d'autres techniques. Néanmoins, la plupart des thérapeutes associent dans leur pratique deux ou plusieurs modèles et donc, deux ou plusieurs techniques psychothérapiques. Certains n'utilisent, avec raison, qu'un seul modèle et une seule technique, ils la manient de façon pertinente et efficace. Il existe également des thérapeutes qui appliquent dans toutes les occasions, ou presque, leur modèle unique de référence ; ceci fait qu'ils n'en perçoivent pas l'inefficacité, voire la nocivité, lorsque les indications sont mal posées.

À ce propos, on ne peut que mentionner la perplexité légitime des patients, les remarques interrogatives, ironiques, ou critiques de directeurs d'hôpitaux ou des médecins généralistes lorsqu'ils constatent que la domiciliation d'un patient d'un côté ou de l'autre d'une rue, et donc son appartenance à tel ou tel « secteur » psychiatrique, décidera du type de traitement qu'il sera amené à suivre. Certains services hospitaliers fonctionnent sous le primat quasi absolu de telle ou telle idéologie thérapeutique, qu'il s'agisse de la psychanalyse, de psychothérapie institutionnelle ou de la thérapie systémique.

Ces techniques sont nécessairement complémentaires, leurs indications sont différentes. La pluridisciplinarité devrait être la règle, elle seule permet de répondre à la diversité des pathologies des patients.

### *Psychothérapie ou psychothérapies ?*

En 1980, Herink avait identifié au moins 250 formes de psychothérapies ; en 1986, Karasu en a dénombré plus de 400. Il est toutefois possible de classer les formes de psychothérapies, celles qui sont les plus généralement admises par la communauté scientifique, autour de quatre grands corpus théoriques : la psychanalyse et les techniques dérivées, les thérapies cognitivo-comportementales, les thérapies familiales systémiques, les thérapies à médiation corporelle telles que la relaxation ou le training autogène.

Il est de même possible de s'accorder sur une définition commune de la psychothérapie. Celle-ci est une activité de nature scientifique, traitant les troubles psychologiques, par une méthode s'appuyant elle-même sur une appréhension spécifique de ce qu'est la personne humaine dans ses différentes dimensions, y compris dans le déclenchement et la persistance de sa souffrance, pour laquelle existe une formation spécifique et s'exerçant dans le cadre d'un contrat où chacun définit ses engagements et les limites de son action.

Une telle définition insiste sur le caractère thérapeutique de la psychothérapie, puisqu'il s'agit ici de soulager et de guérir des troubles psychiques. On peut donc considérer que les objectifs visant à plus de bien-être, à une meilleure connaissance de soi-même, à un meilleur « fonctionnement » et à une plus grande réussite ne rentrent pas dans cette définition. Cependant, la frontière n'est pas toujours clairement délimitée lorsqu'il s'agit de séparer des domaines aussi subjectifs.

### *La tendance à l'éclectisme chez les psychothérapeutes*

Devant cette profusion de méthodes psychothérapiques et la diversité de leurs objectifs, il s'avère utile de préciser, au mieux, leurs points communs et leurs différences afin d'en affiner les indications. Mais il faut également prendre en compte les modèles de fonctionnement du thérapeute et les attentes explicites ou implicites des patients. C'est en fonction de tous ces paramètres que les indications pourront être mieux posées. Cette tendance « éclectique » qui consiste, chez les thérapeutes, à envisager et à utiliser plusieurs techniques se développe rapidement. Elle traduit leur souci de différencier plusieurs stratégies thérapeutiques pour mieux choisir celle, ou celles, qui conviennent le mieux aux différents types de patients.

Une étude de Cyr et Leconte, analysant le déroulement de différentes psychothérapies menées par des psychothérapeutes expérimentés, a montré que, très souvent, ceux-ci n'appliquaient pas strictement le modèle et les techniques psychothérapiques auxquelles ils se référaient. En effet, le plus souvent, le processus thérapeutique est fortement individualisé, puisque malgré la modélisation des techniques, chaque thérapeute s'adapte à son patient. Chaque thérapeute construit un *patchwork* de techniques provenant de modèles différents comme, par exemple, le maniement de la relation et du transfert, le renforcement positif, le travail sur les relations familiales, les modifications cognitives. C'est souvent la gestion la plus adaptée et la plus individualisée de la relation qui permet à une thérapie d'être efficace.

### *Nécessités et limites d'une théorie éclectique et intégrative*

Il faut toutefois être conscient des limites de cette approche éclectique et intégrative. Elle comporte deux risques majeurs qui se résument par chacune des deux tendances poussées à l'extrême.

La première, l'« éclectisme », risque d'amener au morcellement et à la confusion liés à une juxtaposition de techniques. La cohérence, lorsqu'elle est présente, apporte une représentation du fonctionnement psychique et du processus de changement.

La seconde, l'« intégration », comporte le risque d'un appauvrissement, d'un nivellement et d'une stérilisation liés au désir de se référer à une seule théorie. Si aucun modèle n'est exhaustif, chacun d'entre eux a sa propre richesse qu'il convient de respecter et ses limites qui sont le garant de son efficacité.

D'où la nécessité de cette double approche complémentaire permettant de juxtaposer enrichissement et cohérence.

## LES EFFETS DES PSYCHOTHÉRAPIES

Nous résumerons ici les principaux résultats des travaux de David Orlinski et Ken Howard (48). Ces auteurs ont repris 1100 publications, dans la littérature internationale, analysant les liens entre les processus psychothérapiques et les effets cliniques. Les apports majeurs des recherches sur les psychothérapies peuvent être, selon eux, résumés dans les six points suivants.

### *Quels sont les patients qui font une psychothérapie ?*

Les enquêtes épidémiologiques ont montré que les patients qui effectuent, aux États-Unis, une démarche envers un psychothérapeute sont de manière beaucoup plus fréquente des personnes ayant un niveau d'instruction élevé et un niveau socio-économique élevé ou moyen, et des femmes plutôt que des hommes. En outre, les patients qui ont recours à une psychothérapie représentent la fraction la moins perturbée des sujets présentant des troubles psychiatriques. Dans une proportion assez importante, ils ne remplissent pas les critères relativement stricts retenus actuellement pour le diagnostic de troubles psychiatriques et, dans une proportion bien plus grande, les troubles qu'ils présentent ne sont que relativement légers.

### *Quelle est la durée d'une psychothérapie ?*

Alors que les cliniciens s'intéressent surtout aux psychothérapies de longue durée, il apparaît que la durée de prise en charge psychothérapique est relativement brève pour la majorité des patients. La médiane du nombre des séances suivies n'excède pas le nombre de cinq ou six. À l'inverse, le peu de patients qui poursuivent plus longuement leur psychothérapie tendent à occuper l'essentiel du temps des psychothérapeutes.

### *La psychothérapie est-elle utile ?*

Les méta-analyses des recherches effectuées avec une méthodologie solide et des groupes de contrôle permettent de mettre en évidence l'efficacité des psychothérapies. Ces méta-analyses reprennent les effets observés dans des centaines d'enquêtes distinctes. Toutefois, en moyenne, les effets des psychothérapies ne sont que modérément positifs. Il ne faut pas négliger le fait que certains patients, en nombre cependant peu élevé, voient leur état s'aggraver, sans que l'on puisse discerner dans cette aggravation la part qui revient à la psychothérapie et celle qui revient à d'autres facteurs.

En général, les patients les moins perturbés sur le plan psychologique sont ceux qui tirent le plus profit d'une psychothérapie. De même, il a été mis en évidence que l'amélioration des patients les plus perturbés est significativement liée à la prise de médicaments psychotropes.

On a pu également démontrer que le degré d'amélioration qui accompagne une psychothérapie est fonction de la « dose » de psychothérapie. L'amélioration est plus grande quand la prise en charge dure plus longtemps, mais progresse de plus en plus lentement. Les progrès sont plus rapides au début de la prise en charge que par la suite.

### *Quels sont les types de psychothérapies les plus efficaces ?*

Les études comparatives n'ont pas réussi à démontrer d'une manière constante la supériorité de quelque approche psychothérapique que ce soit. L'étude la plus récente et la plus rigoureuse, celle du NIMH, n'a trouvé aucune différence globale signifiante entre les trois modalités de traitement de dépression qu'elle comparait, bien que l'évolution des patients ait été meilleure dans ces trois groupes que dans le groupe contrôle. Mais il s'agit là d'une analyse globale, lissant les résultats que nous affinerons par la suite.

### *Quels sont les facteurs influençant l'efficacité d'une psychothérapie ?*

Cet apparent paradoxe de l'équivalence des psychothérapies semble pouvoir s'expliquer ainsi : les interventions spécifiques à chaque psychothérapie, liées au modèle théorique auquel se réfère le psychothérapeute, sont très vraisemblablement moins importantes pour les effets du traitement que deux autres facteurs. Il s'agit d'une part, de la qualité de la relation entre le patient et son psychothérapeute et, d'autre part, des motivations du patient quant aux changements que peut amener la psychothérapie qui lui est proposée.

Ces deux facteurs, plus liés aux personnes qu'aux techniques, expliquent vraisemblablement l'apparente équivalence des psychothérapies entre elles. Nous détaillerons ultérieurement l'importance primordiale de la notion d'alliance thérapeutique qui reprend les deux éléments précédents.

En effet, l'élément corrélé de manière très constante avec la bonne évolution clinique est la qualité de la relation patient-thérapeute. Les effets cliniques positifs sont régulièrement associés au fait que les patients ont le sentiment de vivre une relation étroite, chaleureuse et empathique et de collaborer activement avec leur psychothérapeute.

### *Y a-t-il des psychothérapeutes plus efficaces que d'autres ?*

Si certains psychothérapeutes apparaissent comme généralement plus efficaces que d'autres, ce qui les distingue n'a pu être clairement identifié, en dehors de leur « degré » d'activité et de leur « habileté ». On peut résumer cela en disant que ce qui compte pour un thérapeute, c'est ce qu'il « est », bien plus que ce qu'il « fait ». On peut aussi dire que plus un psychothérapeute est à l'aise avec sa technique et plus il l'a pratiquée, plus il sera efficace. Des éléments comme le coût du traitement ou la qualité de vie qu'apporte la prise en charge rentrent également en compte dans cette évaluation (1).

## COMPRENDRE L'ACTION DES PSYCHOTHÉRAPIES

On peut donc concevoir, représenter et évaluer le changement en psychothérapie selon trois types de facteurs.

### *Les facteurs spécifiques à chaque psychothérapie*

L'importance de la littérature publiée à propos de chaque méthode psychothérapique, sur ses techniques, ses indications et ses résultats, va dans le sens d'une spécificité de chaque modèle. Ainsi, par exemple, l'utilisation des approches comportementales dans le traitement des phobies, des approches cognitives dans le traitement des dépressions, de la psychanalyse dans le traitement des névroses, pourrait confirmer une telle position. Cependant, les conclusions des études citées précédemment ne vont pas dans ce sens. Par ailleurs, il a été clairement démontré que si les adeptes d'écoles particulières ont tendance à mettre l'accent sur leur propre approche théorique et ses aspects uniques, cela ne correspond pas nécessairement à ce qu'ils font en tant que thérapeutes dans le processus thérapeutique.

Ainsi, on ne peut manquer d'être surpris par le fait qu'il est très rarement tenu compte de la qualité de la relation médecin-malade, du transfert, de l'alliance thérapeutique, dans l'évaluation des résultats des thérapies cognitivo-comportementales. D'importantes variables thérapeutiques ne sont pas prises en compte, elles ne sont pas mentionnées ou publiées tout en restant agissantes, lorsqu'elles ne sont pas perçues comme déterminantes dans un corpus théorique. Par exemple, certaines monographies psychanalytiques, tout à fait remarquables par ailleurs, décrivent très finement le déroulement de la cure et analysent les mouvements transférentiels et contre-transférentiels pour tenter de comprendre l'évolution du patient, sans mentionner… la chimiothérapie qu'il reçoit ni son évolution posologique.

## *Les facteurs généraux*

Cette hypothèse s'appuie sur la constatation que différents types de psychothérapies obtiennent des résultats fort comparables et qu'il n'y a pas de différence démontrée, de façon reproductible, en ce qui concerne l'efficacité des diverses psychothérapies, même en tenant compte de la spécificité des troubles. Ce courant de pensée a été particulièrement fort aux États-Unis dans les années 70 et 80. Déjà en 1957, Rogers considérait que les conditions nécessaires et suffisantes pour qu'apparaisse un changement thérapeutique étaient les suivantes : l'empathie, le regard inconditionnellement positif et l'authenticité du thérapeute. En 1968, Strong avait formulé l'hypothèse que plus le patient percevait le psychothérapeute comme digne de confiance, attirant et compétent et plus le psychothérapeute avait de chance de permettre un changement. Une grande étude menée par Sloane, en 1964, comparait les thérapies comportementales et les thérapies analytiques. Cette étude a montré que les patients pour lesquels la thérapie avait été bénéfique avaient tendance à considérer comme importants les mêmes facteurs : la personnalité du médecin, sa compréhension, ses encouragements, son aide à mieux se comprendre.

Le NIMH, *Treatment of Depression Collaborative Research Program,* a permis de montrer, d'une part, l'équivalence des résultats entre les thérapies cognitives et les thérapies interpersonnelles et, d'autre part, des différences en fonction de la gravité de la symptomatologie initiale : pour les patients les moins sévèrement déprimés, les psychothérapies ont tendance à donner des résultats légèrement meilleurs que les chimiothérapies ; cependant, cette différence n'est pas statistiquement significative. Par contre, les patients initialement les plus sévèrement déprimés s'améliorent nettement et rapidement s'ils reçoivent de l'imipramine, très peu s'ils reçoivent du placebo, alors que les deux types de psychothérapies donnaient des résultats intermédiaires.

De nombreuses études, citées par Garfield (26), ont comparé différents types de psychothérapies entre elles. Ainsi, Roback (1971) n'a trouvé aucune différence entre les thérapies comportementales et les thérapies de type insight. Ces résultats ont été confirmés par l'étude de Cross, Sheehan et Kahn de 1982. L'étude de Miller, Barrett, Hamp et Noble a comparé les théories psychodynamiques et comportementales chez les enfants. En 1979, Zeiss, Lewinshon et Munoz ont comparé les thérapies cognitives, l'entraînement aux habiletés sociales et les activités plaisantes. Si les trois techniques ont obtenu de meilleurs résultats que le groupe témoin (la liste d'attente), elles ne différaient pas significativement les unes des autres.

### *L'association de facteurs généraux et de facteurs spécifiques*

C'est la position qui semble actuellement se dégager chez la plupart des auteurs. En effet, des analyses plus fines tendent à montrer que si les résultats globaux des différentes psychothérapies sont similaires, cela ne signifie pas qu'elles opèrent toutes les mêmes changements et qu'il n'existerait pas d'effets spécifiques.

Par ailleurs, diverses études ont mis en évidence la part de ces facteurs spécifiques. Bergin et Lambert (1978) sont arrivés à la conclusion que 65 % de la variabilité des résultats obtenus dépend des facteurs associés au patient. Les facteurs liés au thérapeute expliqueraient environ 25 % de la variabilité et les techniques spécifiques ne rendraient compte que des 10 % de celle-ci. Leconte (37), en 1987, estime à 15 % seulement la part effective de la technique dans les changements opérés. Divers chercheurs, dont il détaille les travaux, ont confirmé ces résultats.

On peut alors penser qu'une étude des processus spécifiques de changement propres à une technique, associée à une étude des processus généraux, notamment de l'alliance thérapeutique, devrait constituer un meilleur prédicteur de changement que l'étude de la seule alliance thérapeutique sur laquelle ont porté de nombreux travaux de recherche, ou que l'étude des seuls paramètres spécifiques, tels qu'ils sont en général présentés dans les publications se référant à une seule école théorique. Nous retrouvons ici le grand courant des psychothérapies éclectiques et intégratives.

La tendance actuelle consiste donc à essayer de clarifier les facteurs responsables du changement, qu'il s'agisse des facteurs communs à tous les traitements ou de ceux qui sont propres à tel ou tel traitement en particulier.

## OPTIMISER LE PROCESSUS PSYCHOTHÉRAPEUTIQUE

Afin d'optimiser le traitement et de proposer à chaque patient un programme thérapeutique réellement individualisé, il nous semble nécessaire de parvenir à la meilleure congruence possible entre les caractéristiques du patient, celles du thérapeute, celles de la relation médecin-malade et, enfin, celles de la psychothérapie utilisée. Mais, à l'évidence, tous ces éléments sont en constante interaction et ne sont, ici, séparés les uns des autres que pour clarifier l'exposé et mieux dégager leurs différentes articulations.

### *Le patient*

#### *Les troubles présentés*

Rappelons qu'il peut s'agir des symptômes classiques de la clinique psychiatrique ou de troubles de la personnalité. Rappelons aussi l'importance des interactions entre la maladie, la personnalité et les facteurs environnementaux. Nous avons déjà détaillé la riche palette des troubles anxieux et dépressifs, la variété des troubles de personnalité que le psychothérapeute peut être amené à rencontrer.

Lorsque la demande du patient va dans le sens de la modification de son symptôme, la psychothérapie peut être brève et spécifique, alors qu'à l'inverse, plus son problème nécessite une modification de la personnalité et du fonctionnement relationnel, plus la psychothérapie devra être longue et s'appuyer sur une relation « réelle » entre les deux partenaires.

#### *Le besoin d'aide et le désir de changement*

Nous avons vu qu'il s'agissait là d'un facteur fondamental ; il convient donc d'apprécier le degré de reconnaissance par le patient de son malaise intérieur, son désir d'y apporter un changement et sa confiance dans la facilitation éventuelle de ce changement par une autre personne.

Faut-il rappeler que si une psychothérapie peut être conseillée, elle ne peut être prescrite. En d'autres termes, l'efficacité de la psychothérapie est très liée au fait que le patient se situe comme demandeur d'aide et comme partenaire du contrat thérapeutique.

Quelle que soit la technique utilisée par le thérapeute, les patients ne montrent pas dans leur démarche la même réceptivité ; autrement dit, ils tirent un profit différent de leur psychothérapie en fonction de leur personnalité. Tout se passe comme s'il était préférable, en quelque sorte, d'y être préparé. Mais il y a plus : il existerait pour le patient trois étapes dans le devenir heuristique de sa psychothérapie, d'abord la préparation qui aboutit à la réceptivité, puis l'implication dans le processus et, enfin, la capacité d'apprentissage qui prolonge la psychothérapie au-delà de ce même processus.

La collaboration du patient dépend également de très nombreux autres facteurs parmi lesquels on peut mentionner la place relative de ses éventuelles expériences psychothérapeutiques précédentes. Ainsi, le patient qui vient voir un thérapeute, avec l'expérience antérieure d'une ou de plusieurs psychothérapies, peut se montrer de plus en plus réceptif, même s'il peut également ainsi raffermir ses résistances. Il convient d'insister également sur l'importance de sa souffrance et du maillage relationnel qui a pu se constituer autour de ses symptômes.

### *Appréciation du mode de fonctionnement psychique, du style de défense, des capacités relationnelles*

Afin de pouvoir proposer la thérapie la plus adaptée au patient, il conviendra d'analyser son mode de fonctionnement psychique préférentiel. Ceci correspond, par exemple, à ses possibilités imaginatives, la facilité de ses expressions affectives, le primat donné à la réflexion et à la logique, les manifestations comportementales, l'impulsivité, la tendance à la somatisation et aux manifestations corporelles. De même, le « prescripteur » doit pouvoir évaluer les capacités relationnelles du patient, en se basant sur la qualité de sa vie affective, ses relations avec ses parents et son entourage. On appréciera notamment la façon dont il gère sa problématique d'autonomie et de dépendance, d'attachement et de détachement. Enfin, ce que les psychanalystes appellent les capacités d'« insight » et les phénoménologues le « rapport à soi », se composant de la conscience de soi, de l'estime de soi et du contrôle de soi, doivent être appréciés.

De façon schématique, certains sujets peuvent être réceptifs, c'est-à-dire ouverts dans leurs rapports avec eux-mêmes, capables d'auto-évaluation et d'autocritique, en mesure d'accepter de nouer une relation confiante. Ils apprendront beaucoup des interventions de leur psychothérapeute et du travail de réflexion sur eux-mêmes. À l'inverse, d'autres sujets sont essentiellement défensifs et apprendront peu dans une psychothérapie, quelles que soient les interventions du psychothérapeute.

On peut reprendre ici, car elle est assez opératoire, la classification des personnalités proposée par Hartmann en fonction de la force du moi. Certains sujets, dont l'identité est mal affirmée, sont extrêmement sensibles aux relations qu'ils nouent avec autrui, ils fonctionnent par introjections et identifications mal réussies. Il s'agit là de la problématique classique de l'hystérique. À l'inverse, chez d'autres sujets, le narcissisme, la surestimation de soi, les comportements d'agression, voire le retrait psychotique, traduisent la méconnaissance de l'autre et le refus de dépendances mutuelles. Ces personnalités se sont habituellement constituées, de manière précoce, dans une défense envers l'intrusion et la violence psychique qu'ils ont généralement subies. Nous en rapprocherons les personnalités obsessionnelles qui se structurent contre l'anxiété induite par la rigidité parentale, reprise par le « surmoi ».

En effet, toute personnalité semble se construire par rapport à celles des parents, en fonction des modes de relations qui en découlent, dans un double mouvement complémentaire d'imitation et de défense.

À la suite de cette analyse, il deviendra plus aisé d'orienter le patient vers une thérapie correspondant à son mode de fonctionnement préférentiel, à son style de défense et à ses attentes : thérapies brèves ou longues, de groupe ou individuelle, d'inspiration cognitive, comportementale, affective et relationnelle (psychanalyse) ou s'appuyant sur des méthodes de relaxation.

### *Appréciation du poids des facteurs environnementaux*

L'étude des modes de relations familiales et des dysfonctionnements dans la communication constitue un élément diagnostique déterminant, l'importance de ces dysfonctionnements et le désir de les modifier amenant, bien évidemment, à se poser la question d'une prise en charge familiale.

L'environnement social peut également jouer un rôle dans l'apparition ou le maintien des troubles présentés par le patient.

Outre la famille, déjà évoquée, l'école, le cadre de travail, les liens associatifs, doivent être évalués. Ces réseaux sociaux peuvent, de surcroît, jouer un rôle de validation, ou d'invalidation, du travail psychothérapique. Enfin, dans un sens plus large, il faudra tenir compte de la culture, des institutions et de la structure de la société dans lesquelles baigne le malade, dans la mesure où ces éléments peuvent conférer à la psychothérapie une grande part de sa valeur symbolique et donc de son efficacité.

Faut-il enfin rappeler le poids des événements de vie, tels que deuil, mariage, chômage ou promotion professionnelle, naissance ou séparation, qui peuvent intervenir comme facteurs déclenchants ou précipitants. Il convient également de les évaluer soigneusement.

### *Le psychothérapeute*

Nous insisterons peu sur ce paramètre, puisque nous l'avons déjà évoqué. Il est donc difficile de définir les caractéristiques d'un bon thérapeute, à l'exception de l'importance de l'activité et de l'habileté dans le maniement de sa technique. Les études de Lubordski et de Mintz, en 1980 (41), à partir des données multiples du *Penn Psychotherapy Project*, n'ont pu déterminer aucune corrélation significative entre des éléments comme la finesse d'intuition, le savoir du psychothérapeute et les résultats de la psychothérapie. Il semblerait, par contre, qu'il existe une corrélation élevée entre les résultats obtenus par les thérapeutes et leur niveau de classement sur l'échelle santé-maladie, qui apprécie leur niveau de solidité et de bien-être physique et psychique.

On peut toutefois déduire un certain nombre de caractéristiques du thérapeute par la connaissance du modèle théorique auquel il se réfère. En effet, toute théorie de la psychothérapie engage une conception implicite de l'homme, de la société et de la vérité scientifique. Tout thérapeute a besoin, pour supporter les difficultés de l'affrontement à la maladie mentale et pour faire face aux inconnues de la situation clinique, d'avoir une théorie du fonctionnement psychique qui lui permette à la fois de se repérer dans le chaos des symptômes, mais également d'expliquer les changements et de donner un sens à son activité.

Ainsi, on peut voir combien la théorie et la pratique que le thérapeute a choisies, constitutives de son identité professionnelle, sont liées à son sentiment d'identité personnelle. Il y a, heureusement, à l'heure actuelle, suffisamment de théories et de pratiques pour que chaque thérapeute en trouve une qui soit en harmonie avec sa personnalité, ses intérêts et sa façon d'être.

Un thérapeute ne peut être ouvert à toutes les théories psychologiques et à toutes les techniques qui en découlent. Par contre, il est tout à fait possible, et souhaitable, qu'il trouve celle qui lui convienne le mieux. Quelle que soit la technique choisie, elle correspondra, en général, à ses idéaux et à ses capacités.

Signalons que cette identité professionnelle se renforce par des effets de groupe, de langage et d'intérêts communs lorsque le thérapeute se rattache à une école. Nicolas Duruz énonce même que non seulement l'identité professionnelle rejoint l'identité personnelle, mais qu'elle peut mettre en jeu le narcissisme du psychothérapeute ; la preuve en est le dogmatisme et l'intolérance qui caractérisent parfois les écoles de psychothérapie prouvant, à l'évidence, qu'elles sont victimes d'une illusion narcissique les menant à s'ignorer mutuellement et à se critiquer sur des bases peu objectives.

Nous avons vu que certains thérapeutes donnaient le primat aux conflits inconscients et précoces, d'autres aux relations interpersonnelles, d'autres, enfin, à la disparition de symptômes, à des traitements comportementaux ou à des techniques corporelles. Au-delà de la référence théorique, déjà très significative de la personnalité du thérapeute, la technique qu'il emploie permet également de mieux le connaître. Certains thérapeutes auront ainsi des relations très longues et peu nombreuses, d'autres, des relations volontairement courtes et actives, certains donneront un grand pouvoir au corps, d'autres, enfin, s'intéresseront à la dynamique familiale.

Quoi qu'il en soit, la chaleur relationnelle, l'estime et le respect du patient sont les qualités qui paraissent les mieux partagées par les « bons thérapeutes ».

Nous retrouvons donc, parmi les caractéristiques décrites chez le patient et le thérapeute, les éléments de base à partir desquels se constituera leur relation et la qualité de celle-ci, d'où l'importance de la meilleure congruence possible entre les idéaux et les objectifs du patient et du thérapeute.

Faut-il rajouter la nécessité d'explorer certaines caractéristiques du thérapeute que nous évaluons d'ailleurs tous plus ou moins implicitement avant de « donner une adresse », c'est-à-dire son âge, le sexe du thérapeute, son degré de disponibilité, son expérience, son style relationnel.

## *La relation patient-psychothérapeute*

### *L'importance des interactions patient-thérapeute*

La qualité des interactions patient-psychothérapeute est un des éléments fondamentaux dans la prédiction des résultats d'une psychothérapie. Cela a été tout particulièrement théorisé par Sigmund Freud, avec les notions de transfert et de contre-transfert. Entre le patient et le psychothérapeute, il faut qu'il y ait ce que l'on appelle dans le langage populaire une sympathie réciproque, elle-même constituée d'une estime et d'un respect mutuel. Ce type de lien apparaît, ou pas, lors des premiers échanges et se développe au cours des diverses interventions psychothérapiques. Il traduit un attachement personnel réel entre le patient et son psychothérapeute, caractérisé par la présence, à des degrés variables, d'un engagement authentique, d'une relation empathique et d'une réassurance mutuelle. Il convient d'insister tout particulièrement sur ces thèmes d'authenticité, d'empathie et de renforcement positif mutuel. La qualité de ce lien relationnel influence le type des interventions du psychothérapeute et détermine le degré de coopération qui peut être attendu de la part du patient.

Par ailleurs, le lien relationnel intervient lui-même indirectement sur le cours de la thérapie. En effet, les modalités de la communication non verbale permettent au patient de percevoir un investissement authentique et durable à son égard. Pour Orlinsky, le message suivant : « vous méritez vraiment l'attention soutenue, la compréhension et l'aide de ce psychothérapeute dont vous appréciez les qualités » est plus crédible quand il est démontré tacitement que lorsqu'il est exprimé verbalement. Lorsque ce message est assimilé, il a un impact considérable sur l'image que le patient se fait de lui-même et sur l'estime qu'il se porte. Il permet de créer un environnement rassurant et apaisant et permet au patient d'abandonner ses défenses et de s'ouvrir aux interventions thérapeutiques.

Tous ces éléments, en s'additionnant, permettent de comprendre que la présence d'un lien relationnel positif renforce une évolution clinique positive. Ce lien thérapeutique semble être le facteur commun prédictif du devenir de toute entreprise psychothérapique.

### *L'évaluation de l'alliance thérapeutique*

Un grand nombre d'études prouvent la capacité de cette alliance à influer sur l'issue de la psychothérapie.

Bordin, en 1975 (5), a suggéré que l'alliance thérapeutique était composée de trois éléments primordiaux : des objectifs communs, un accord sur les modalités du travail psychothérapique et le développement d'un lien de confiance approprié aux objectifs et au travail de la psychothérapie. Il définissait ainsi la notion d'« alliance de travail » et précisait que la collaboration patient-soignant est l'élément essentiel de cette alliance.

En 1976, Luborski (42) a créé un instrument permettant de mesurer deux types d'alliance aidante :

– le type 1 : l'alliance thérapeutique repose sur le fait que le patient vit son thérapeute comme lui apportant aide et soutien ;

– le type 2 : l'alliance thérapeutique est basée sur le fait que le patient a le sentiment d'un travail en commun, d'une coopération avec son psychothérapeute.

Un autre instrument, l'échelle du processus psychothérapique de Vanderbilt, a permis à Gomez Schwartz de démontrer que 38 % des résultats d'un traitement peuvent s'expliquer par le degré d'implication du patient dans le processus thérapeutique. Ces résultats ont été confirmés à plusieurs reprises. Ainsi Marziali, Marmar et Krupnick (45) ont montré que c'est l'échelle de la participation du patient qui était la plus correlée à la qualité du résultat. Il en a été de même avec le système de « codification de l'alliance thérapeutique de Californie ».

Le facteur « participation du patient », présent dans les trois méthodes d'évaluation précédentes, s'est avéré être le meilleur prédicteur de l'évolution des patients. De nombreuses études ont observé des corrélations importantes entre les deux sous-échelles « travail thérapeutique » et « empathie ».

Cela amène donc à concevoir l'échelle d'alliance thérapeutique comme composée de deux éléments essentiels, l'un chargé de mesurer le lien relationnel — traduisant un facteur d'ordre plutôt affectif — et l'autre mesurant la collaboration des participants — alliance de travail — traduisant plutôt un facteur cognitif et une motivation. Il semble bien que ces divers éléments, à la fois relationnels et techniques, soient peu dissociables les uns des autres dans la pratique clinique.

Ces travaux sur l'importance du lien psychothérapique permettent de mieux comprendre les raisons pour lesquelles les patients les plus perturbés ont souvent besoin de plusieurs années de psychothérapie afin de construire progressivement leurs liens relationnels et à les éprouver jusqu'à ce qu'ils soient ressentis comme suffisamment solides pour pouvoir accepter les interventions du psychothérapeute.

Enfin, un thérapeute doit pouvoir aider ses patients résistants à prendre conscience de leurs réticences et mettre l'accent sur leur stratégie d'évitement. Faut-il rappeler que Freud a bien montré que les liens qui s'établissent entre le patient et son thérapeute renvoient aux schémas de relation que peut habituellement nouer le sujet et qui sont en grande partie fonction de ses modèles de relations précoces.

Il est tentant de rapprocher le poids de l'alliance thérapeutique dans les psychothérapies de l'effet placebo dans la prescription chimiothérapique. Dans un cas comme dans l'autre, il s'agit d'un effet non spécifique, traduisant la capacité d'autotraitement d'un individu. Cet effet se déclenche dans le cadre d'une relation thérapeutique, à condition qu'elle soit acceptée par le malade et qu'elle ait un sens dans le contexte socioculturel. C'est ce qui explique, en partie, l'efficacité du chaman dans certaines cultures, de la même façon que le placebo s'inscrit dans la relation chimiothérapique, et l'alliance aidante dans la relation psychothérapique.

### *La psychothérapie*

Il est tout d'abord très important de repérer que chaque méthode psychothérapique a tendance à s'appuyer sur une dimension particulière de l'existence humaine et à la symboliser. Ainsi, lorsque l'accent est mis sur les ressources intellectuelles qui permettent une maîtrise rationnelle des situations, on se trouve dans le cadre des thérapies cognitives ; lorsque l'accent est mis sur l'importance de la personnalité, des conflits inconscients et les capacités d'« insight », on se trouve dans le cadre des théories psychanalytiques ; lorsqu'il est porté sur l'importance de la communication interpersonnelle, on se trouve dans le cadre des thérapies familiales systémiques ; lorsque l'accent est mis sur les troubles du comportement, on se trouve dans le cadre des thérapies comportementales ; lorsque l'accent est mis sur le vécu corporel, on se trouve dans le cadre des techniques de relaxation.

Chacune de ces techniques donnant donc la prééminence à l'un de ces grands axes de la personne humaine, il conviendra de choisir celui qui paraît le plus en harmonie avec la dimension que privilégie le patient, tant dans sa présentation clinique que dans ses demandes.

Nous allons donc maintenant pouvoir les détailler.

## LES DIFFÉRENTES FORMES DE PSYCHOTHÉRAPIES

Comme toute classification, celle qui suit reste discutable. Nous avons cependant choisi de différencier la psychanalyse des thérapies centrées sur les synergies corps-esprit, pour ensuite nous focaliser sur l'approche cognitivo-comportementale, puis systémique. Une place à part entière devait également être réservée aux thérapies de groupe et, enfin, à ce qu'il est convenu d'appeler les « nouvelles thérapies ».

À côté de ces pratiques codifiées, reposant sur une théorie du fonctionnement psychique, il ne faut pas oublier que la forme de psychothérapie la plus fréquemment utilisée est la « psychothérapie de soutien » (1). Celle-ci a une valeur comparable à celle du placebo dans le champ de la chimiothérapie. Ses caractéristiques sont les suivantes :

– la qualité de l'alliance thérapeutique valorisant et encourageant le patient,
– des prises de position comportementales simples,
– le maintien du lien aussi longtemps que nécessaire.

### *La psychanalyse*

En ce qui concerne la psychanalyse, il faut d'emblée distinguer d'un côté la cure type et d'un autre côté les thérapies d'inspiration psychanalytique qui découlent de la première (7) et s'en inspirent plus ou moins largement.

Ces deux approches se caractérisent cependant par l'importance de l'**appareil conceptuel et théorique** qui les sous-tend. C'est ce qui fait que le travail psychanalytique est d'abord et avant tout un travail codifié. La psychanalyse constitue, de par son importance actuelle aussi et d'un point de vue historique, la démarche psychothérapeutique la plus connue et la plus élaborée. Certains des concepts de la psychanalyse ont ainsi infiltré notre culture. C'est ce qui fait qu'un patient ne peut actuellement s'adresser à un psychanalyste sans ignorer totalement les linéaments de sa pratique.

Chacun sait que Freud a fondé la psychanalyse après avoir utilisé l'hypnose à la fin du siècle dernier. Il l'a abandonnée pour partie dans la mesure où cette technique ne revêtait pas le caractère universel qu'il a ensuite attribué à certains des processus qu'il a pu décrire lui-même, mais également parce que l'hypnose lui paraissait être une pratique dangereuse.

Chacun sait également que de très nombreux épigones ont, pour certains, exploré de nouveaux champs nosographiques ou sémiologiques (généralement vers des pathologies plus graves et plus lourdes), d'autres ont été amenés à préciser certains aspects de la pratique ou de la théorie, d'autres enfin ont amené de telles ruptures, notamment pour tout ce qui concerne le processus de formation du psychanalyste, qu'il en a résulté des scissions et l'apparition de nouvelles écoles ou de nouvelles tendances. Certains ont « divergé » précocement, comme Jung, Adler ou Reich, d'autres plus récemment comme, bien évidemment, Lacan.

Au total, les débuts de la psychanalyse ont été plutôt marqués par des divergences conceptuelles, ultérieurement les désaccords ont davantage porté sur des problèmes de formation et de reconnaissance.

La pratique de la psychanalyse, dans la mesure où elle a inauguré un nouveau type de relation thérapeutique et dans la mesure, également, où elle peut être le fait de non-médecins, n'a toujours pas résolu la question de sa reconnaissance sociale par la création d'institutions autres que scientifiques sous la forme, par exemple, d'une structure ordinale.

Pour être psychanalyste, il faut évidemment avoir été analysé soi-même. Cela est une condition nécessaire mais non suffisante car les différentes écoles ou les différents instituts imposent de plus et selon les cas, pour être accrédité, cure didactique, supervision, séminaires ou participation à des cartels.

L'ensemble du champ de la psychanalyse s'organise autour de notions fondamentales qui peuvent être considérées comme des invariants. Ces notions sont : la **mise en valeur du langage parlé** (facilité par la position allongée de l'analysé), la **neutralité bienveillante**, le travail sur la **névrose du transfert** du patient et ses **résistances** et sur les prises de position **contre-transférentielles** du thérapeute. À cela s'ajoutent évidemment des positions éthiques quant à la durée des séances, leur aspect financier, la fréquence des séances et l'utilisation par le psychanalyste de la connaissance qu'il peut avoir de l'économie psychique de son patient.

Ce qui est au centre de la théorie psychanalytique est la notion d'**inconscient** (parfois appelé dans les écrits les plus précoces de Freud : le subconscient), un inconscient pulsionnel et dynamique qui inspire et nécessite donc une recherche qui est de l'ordre de la connaissance. L'explication est donc le processus curatif, se situant ici à un niveau purement psychique. C'est ce qu'on appelle la « causalité psychique » qui s'ordonne elle-même, dans l'épistémologie psychanalytique, autour de l'affect et de la sexualité. À partir de là, les différentes topiques qui ont été proposées par Freud, incluant le

Moi, le Surmoi et le Ça situent relativement les unes aux autres ces différentes « instances ». Autour de ces différentes instances, la psychanalyse a elle-même évolué jusqu'à la mort de Freud en 1939.

Il est bien des manières de décrire l'objet et la nature de la cure psychanalytique. Cela est d'autant plus difficile qu'on sait l'importance ici du sens en général, du sens des mots en particulier et les différentes interprétations, parfois divergentes, d'un même concept ou d'un même élément théorique.

On peut cependant considérer que la cure, dans sa définition la plus classique, vise à la réactualisation des conflits infantiles. Cette réactualisation peut être conduite par le thérapeute grâce à la névrose de transfert de son patient. Ce dernier, par la possibilité qu'il a d'identifier son thérapeute à une image parentale peut revivre ainsi, « en toute sécurité », ces fameux conflits infantiles dont certaines composantes peuvent être refoulées. Le psychanalyste cherche, en quelque sorte, à guérir son patient de la névrose qu'il lui permet de « construire » sur sa propre personne. Cette guérison s'opère grâce à toute une série de prises de conscience, des « **insight** », eux-mêmes facilités par l'interprétation que peut faire l'analyste de certaines résurgences inconscientes, telles que les actes manqués ou les rêves, livrées par un patient acceptant la règle de la libre association des idées ; cette règle manifestant le plus directement possible la participation de l'analysé au processus analytique.

L'ensemble de cette procédure peut être également décrit comme la succession d'une phase de « déconstruction », par la remise en cause des identifications contemporaines de l'enfance, et de la « reconstruction », autour de l'image du psychanalyste, d'une histoire expurgée de ses éléments de souffrance.

Dans la pratique psychanalytique, le premier entretien, dit entretien préliminaire, revêt une grande importance. Il permet d'évaluer la possibilité pour le patient de tirer profit d'un travail psychanalytique soit sous la forme d'une cure type, soit sous la forme d'une psychothérapie d'inspiration psychanalytique, ce qu'on appelle habituellement et plus simplement une psychothérapie, bien que ce terme échappe de plus en plus à l'exclusivité des psychanalystes.

### *La cure type*

Dans le premier cas, et suivant en cela la « norme » la plus classique, les séances se succéderont au rythme de deux ou trois par semaine, d'une durée égale à au moins 45 minutes, et cela pendant plusieurs années. La position allongée est ici la règle, car elle facilite la libre association et établit une rupture évidente, voire un sentiment d'étrangeté, avec la réalité quotidienne. C'est ici que des variantes, parfois importantes, ont pu s'imposer entre différentes écoles ou différentes tendances sur le rythme des séances, leur durée voire la durée de la cure elle-même.

### *La psychothérapie d'inspiration analytique*

Dans le second cas, le travail peut se faire en position assise, en face à face et la compréhension des conflits psychiques, dans et autour de l'analyse du transfert, se fera de manière moins suivie et moins profonde. Il arrive parfois qu'un même patient, eu égard à la nature de ses problèmes ou de sa pathologie, passera de la position assise à la position couchée, ce qui marque le seuil d'une phase plus prudente du travail analytique à une phase plus directe de l'analyse des éléments inconscients. Le travail thérapeutique se poursuit alors selon les modalités de la cure type.

Se succèdent ensuite, dans la mesure où il est possible de les réduire à cette séquence assez simple, d'abord une déconstruction de l'appareil psychique dans la perlaboration transférentielle et l'interprétation des mécanismes de défense et des résistances du patient, puis une reconstruction, réputée être plus ou moins proche de la personnalité du patient, d'une nouvelle réalité psychique débarrassée de ses redondances névrotiques et/ou dépressives.

### *Les indications*

Il est généralement admis que les indications de la psychanalyse recouvre habituellement le champ des **névroses**, notamment dans leur dimension dépressive. Plus le patient présente de bonnes capacités de mentalisation, plus sa vie pulsionnelle est riche, plus il se montre capable d'utiliser des défenses élaborées, plus il sera indiqué d'orienter le travail psychanalytique vers une cure type. À l'inverse, dans la mesure où ces différents éléments sont incertains et mal assurés, une psychothérapie d'inspiration analytique sera alors conseillée. Dans cette dernière hypothèse, le thérapeute orientera son travail plus immédiatement sur le symptôme sans « toucher » immédiatement à la personnalité de son patient qu'il peut considérer comme fragile.

On comprendra que l'évaluation du résultat dépend directement de la technique utilisée par le thérapeute. En cas de psychothérapie d'inspiration psychanalytique, cette évaluation sera d'autant plus facile que l'intervention du thérapeute se fera autour d'un symptôme. À l'inverse, dans le cas d'une cure type, selon la fameuse formule, la guérison, dans la mesure où ce terme peut recevoir une claire définition, « viendra de surcroît ».

Ceci pose, par ailleurs, le problème de la recherche en psychanalyse. On sait que Freud a pu décrire des cas « princeps », essentiellement autour de la névrose (névrose d'angoisse, hystérie et névrose obsessionnelle). Ultérieurement, les travaux cliniques se sont déployés autour de deux axes ; d'abord vers des pathologies « transnosographiques », telles que les conduites addictives ou la dépression ; ensuite, vers des entités nouvelles, et qualifiées de plus lourdes, comme la psychose, les états-limites ou les troubles psychanalytiques.

## *Les thérapies centrées sur les synergies corps-esprit*

### *La relaxation*

Avec la relaxation, le corps est impliqué dans la psychothérapie (38). Il s'agit essentiellement de permettre au patient d'apprendre à baisser son **tonus musculaire** et, par là, à agir sur son **tonus psychique**, l'un et l'autre étant liés dans une même dynamique. Il s'agit d'un apprentissage car la détente n'est pas une réponse innée, elle s'imprime dans une expérience parfois nouvelle pour le patient.

Un des principaux avantages de cette technique est que les réponses physiologiques peuvent être souvent facilement et rapidement perçues par le patient au travers des différentes modifications recherchées (tension artérielle, respiration, rythme cardiaque, vasodilatation périphérique, tension musculaire, transpiration...). Dans certains cas, il est utile d'avoir recours à la technique du biofeedback où l'instrumentation permet au patient d'avoir un accès immédiat et facilement objectivant à ses réactions physiologiques pour ainsi apprendre à mieux en contrôler les effets et l'amplitude.

En tout état de cause, dans la relaxation, le lien est clairement établi entre une réponse physiologique de détente et un mieux-être psychologique.

À partir de ce terme de relaxation doivent être évoquées ici de nombreuses techniques qui se réfèrent essentiellement à l'hypnose alors qu'on se place à la fois dans une perspective historique et conceptuelle.

Mais cette référence à l'hypnose n'est jamais simple. Parfois elle veut être une nette démarcation comme chez Jacobson, qui, dans ses techniques, souhaitait écarter toute manœuvre de suggestion. D'autres, comme notamment J.H. Schultz, s'y référaient très immédiatement pour développer chez leurs patients les changements neurosensoriels qui accompagnent l'état hypnotique. De son côté, Caycedo a cherché à donner une dimension plus culturelle, voire spirituelle, à la **sophrologie**.

Cependant, le lien le plus important, essentiellement en France, est celui qui a été établi avec la psychanalyse, notamment par Ajuriaguerra et Sapir. Reprenons ces différentes techniques pour en délimiter les spécificités.

*Les différentes techniques*

Dans le **training autogène de Schultz**, deux phases successives vont être développées en fonction de la demande du patient et du type de problème qu'il présente. Le premier cycle correspond à l'apprentissage de l'« autodécontraction concentrative », comme l'expliquait Schultz. Outre les classiques indications recherchant la détente musculaire, le ralentissement respiratoire et cardiaque, viennent s'ajouter des instructions de la part du thérapeute visant à induire des sensations corporelles à type de lourdeur ou de légèreté, de chaleur ou de fraîcheur dans différentes parties du corps. Le second cycle, dit cycle supérieur, correspond effectivement à une phase psychothérapeutique et à un travail concernant la personnalité du patient.

La **sophrologie**, qui s'inspire de la phénoménologie, vise, pour l'essentiel, à l'établissement d'un état sophronique de base à partir duquel peuvent se développer toute une gamme de techniques inspirées aussi bien par la psychanalyse que par le comportementalisme.

Dans la **relaxation psychanalytique**, il est clair que la détente, et donc les modifications toniques, manifestent la relation et entrent donc dans le domaine du transfert. En effet, la tonicité du corps a une signification relationnelle dès les premiers moments de la vie. Les techniques développées par Ajuriaguerra et Sapir s'inspirent donc des théories et de la pratique psychanalytiques.

*Les indications*

On peut donc considérer que l'indication de la relaxation se pose chaque fois que le corps est impliqué et implicable dans la démarche thérapeutique. Cela est particulièrement le cas dans les manifestations anxieuses liées soit à un état de labilité émotionnelle, soit à des troubles psychosomatiques, soit enfin chaque fois que le sujet se trouve pris dans ce qu'on appelle habituellement une tension nerveuse quotidienne due à des problèmes professionnels ou relationnels. Dans un autre ordre d'idée, les patients dépressifs peuvent trouver ici une aide importante dans la prise en compte, au travers du corps, de la dimension régressive de leur état psychique.

### *L'hypnose*

Le terme « hypnose » renvoie à deux ordres de faits, à la fois différents et complémentaires.

L'hypnose désigne, en premier lieu, l'état, la situation, les prises de position émotionnelle et affective qui constituent l'ensemble de l'expérience subjective du patient dans un contexte thérapeutique, qui seul nous intéresse ici. D'un point de vue strictement scientifique, cet état ne renvoie à aucune définition ni à aucun critère spécifique. Dans l'état actuel des connaissances, on ignore donc ce qu'est l'hypnose. Il convient d'emblée de préciser, malgré le vocabulaire qui s'y attache, que cet état ne correspond en rien au sommeil.

L'hypnose désigne également l'ensemble des techniques que peut utiliser un professionnel, dans le contexte thérapeutique, pour induire cet état. De ce point de vue purement technique, il est possible, à ce jour, d'établir une distinction entre l'hypnose classique et l'hypnose éricksonienne, bien que l'emploi de ces deux techniques aboutisse probablement à des expériences comparables pour les sujets.

#### *L'hypnose classique*

Chacun n'ignore pas que l'hypnose classique, héritée du XIXe siècle et, avant cela, des premières « découvertes » de Mesmer au XVIIIe siècle, a ouvert la voie à la psychanalyse. Les techniques ici employées ont l'avantage d'être simples et sont donc facilement reproductibles et transmissibles. L'**induction** se fait selon des procédures standardisées, dans un contexte où la position relativement autoritaire du praticien est fréquemment rencontrée, pour aboutir à l'utilisation de prescriptions, dites prescriptions « **post-hypnotiques** » dont le caractère spectaculaire avait si fortement impressionné Freud à Nancy, auprès de Bernheim. La dualité de comportement des patients, le plus souvent des patientes, ne cesse en effet de poser des problèmes pour lesquels le clivage entre conscient et inconscient constitue une réponse qui a connu le succès que l'on sait.

L'hypnose classique a toujours été, et reste, largement utilisée dans les pays anglo-saxons, et notamment aux États-Unis, grâce à la prévalence du processus d'abréaction dans les procédures thérapeutiques.

*L'hypnose éricksonienne*

C'est cependant dans ce même pays qu'un psychiatre, Milton H. Erickson (1901-1980), en réaction à une pratique qu'il jugeait stéréotypée et répétitive de l'hypnose (22), met au point un ensemble de techniques dont les caractéristiques sont la permissivité, l'ajustement aux spécificités de chaque patient et le développement d'une stratégie de changement où la prescription paradoxale des symptômes trouve une place de choix (43).

Bien qu'il se soit bien gardé de figer sa pratique dans une théorie, et peut-être même grâce à cela, Erickson a profondément influencé l'**École de Palo-Alto** et donc des pratiques sensiblement éloignées de l'hypnose, comme la thérapie familiale systémique, ou plus périphériques encore, comme la programmation neurolinguistique.

En effet, Erickson a fait de l'hypnose une situation interactionnelle fondée sur des techniques de communication. Ces techniques modifient sensiblement la relation thérapeutique, où l'enjeu ne se focalise plus sur le « tout ou rien » de l'état d'hypnose, pour laisser place à un processus marqué par l'expérience dissociative, elle-même contemporaine de l'apprentissage par le patient d'une relation nouvelle avec son symptôme ou sa souffrance. C'est précisément l'expérience dissociative, non pas au sens où on l'entend habituellement dans le contexte de la psychose, mais selon le développement qu'a pu en donner Pierre Janet, qui différencie l'hypnose de la relaxation, du training autogène ou de la sophrologie.

*Les indications*

De façon très générale, chaque fois que le corps est impliqué dans la souffrance ou dans la demande du patient, l'hypnose trouve là une excellente indication. C'est donc, en premier lieu, avec les problèmes psychosomatiques, les problèmes sexuels, la boulimie avec ou sans vomissements que peut être envisagée l'utilisation de cette technique.

En ce qui concerne des troubles considérés comme psychiques, les névroses « classiques », conversion hystérique, troubles phobiques et obsessionnels, l'hypnose trouve également de bonnes indications. Les contre-indications concernent donc le reste, c'est-à-dire essentiellement tous les troubles psychotiques, l'anorexie mentale et les troubles de l'addiction, toxicomanie et alcoolisme.

La dépression pose un problème particulier. Certains auteurs considèrent qu'un patient ne peut profiter de l'expérience hypnotique que dans la mesure où il est capable de développer une dimension imaginative et phantasmatique. D'autres estiment que l'hypnose permet elle-même de développer cette dimension. Les avis divergent donc sur l'utilité de l'hypnose pour les patients dépressifs.

En tout état de cause, il n'est possible de pratiquer l'hypnose qu'avec un patient qui le demande expressément tant il est nécessaire que ce dernier participe activement aux différents développements de cette technique.

### *La thérapie cognitivo-comportementale*

Bien que relativement récente, cette approche a déjà connu une profonde révolution en passant d'un modèle essentiellement comportemental et donc béhavioriste (développé par Selye et Skinner) basé sur le modèle de stimulus-réponse (S-R) à un modèle cognitif, pour mieux inclure ce dernier (16) où l'organisme intervient entre le stimulus et la réponse (S-O-R) et singulièrement complexifier cette séquence jusqu'à proposer des ouvertures tout à fait nouvelles à la croisée des chemins entre les neurosciences, l'ethnologie, le développement du nouveau-né et la biologie des passions.

Selon le modèle comportemental, c'est-à-dire associationniste, seuls les stimuli et les réponses sont objectivables et marquent l'importance de l'environnement. Ici l'anxiété constitue le critère le plus immédiat de l'adaptation de l'individu à cet environnement. Avec le cognitivisme, l'individu ne s'adapte pas passivement à son milieu, il traite activement les informations qu'il en reçoit. L'action et la pensée sont intégrées dans le même continuum ou plutôt dans une même boucle où interagissent entre elles la réponse physiologique, la réponse comportementale et la réponse cognitive.

Il est donc clair que le but d'une intervention de type comportemental est de modifier un ou plusieurs comportements jugés inadéquats par le patient et/ou son thérapeute. En fait, cette modification passe le plus souvent par l'apprentissage, par le patient, du contrôle de ce comportement. Il importe cependant de bien établir une différence entre le ou les symptômes et le ou les comportements.

Autant qu'elle puisse être résumée, l'intervention du thérapeute, par exemple ici pour ce qui concerne le travail avec un patient stressé (39), peut prendre habituellement la forme de la séquence suivante :
– L'identification du **stimulus**. Il existe ici plusieurs échelles utilisables selon le type de problème. Ces échelles prennent en compte soit des événements spécifiques, soit des facteurs plus généraux, plus faciles à déterminer. L'important est de faire se manifester un continuum entre le patient et son environnement et donc de bien situer les stimuli dans le quotidien de la personne.
– La neutralisation de la **réponse physiologique**. La relaxation peut être ici mise en œuvre comme une réponse antagoniste de la réponse de stress. Peuvent être ici utilisées les diverses techniques décrites dans le chapitre consacré à la relaxation. C'est ici qu'intervient la phase d'apprentissage du contrôle qui a été mentionnée plus haut et qui a l'avantage de pouvoir être objectivée par le patient.
– La modification de la **séquence cognitive**. Diverses techniques, basées sur l'interrogatoire, l'évaluation à partir de questionnaires standardisés, vont permettre d'identifier la perception cognitive qu'a le stressé de son stress. C'est, en effet, la façon dont l'individu stressé perçoit l'objet de son stress qui détermine sa réaction au stress. Il s'agit d'une véritable interaction entre une représentation et l'utilisation qu'en fait le patient.
– Le changement des **comportements**. Les comportements qui accompagnent et répondent au stress ont été longtemps méconnus. Comme cela a déjà été précisé dans la deuxième partie, on sait mieux maintenant qu'ils peuvent augmenter les conséquences physiologiques du stress comme l'ont démontré les études sur les sujets de « type A » en cardiologie (agressivité sous-jacente, opposition continuelle, compétition, pression sur l'environnement et les autres). Les techniques d'affirmation de soi sont une des réponses possibles dans la mesure où elles permettent de changer ces comportements et donc d'atténuer, voire de supprimer, les effets du stress.

En prenant l'exemple de la dépression, Légeron distingue deux modèles de prise en charge (49). Le premier est axé sur un modèle comportemental, le second sur un modèle cognitif.

Dans le modèle comportemental, quatre phases se succèdent :

1. L'augmentation des activités et des comportements non dépressifs.

Ici, les comportements non dépressifs sont renforcés, soit par des comportements pré-établis avec le thérapeute, soit, dans un stade ultérieur, en donnant au patient la possibilité de décider lui-même de ces renforcements.

2. La réduction des excès comportementaux dépressifs.

Dans cette phase, qui vise à l'ignorance des plaintes du patient, il importe que la collaboration du milieu soit obtenue. Parfois même cette stratégie peut être soutenue par une prescription du symptôme, comme peuvent le faire les thérapeutes familiaux.

3. L'induction d'affects incompatibles avec la dépression.

Tout ce qui est synonyme de plaisir sera ici renforcé. Cela concerne aussi bien la sexualité que les relations amicales ou les loisirs. Tout ce que mobilise l'imagination sera sollicité pour permettre de contrebalancer le poids, évidemment excessif, qu'ont pu prendre pour la personne les situations dépressives.

4. Le développement des répertoires comportementaux du patient.

Tous les comportements positifs seront renforcés, à la fois pour traduire dans la réalité quotidienne les changements contemporains de la thérapie mais également pour en assurer la suite. C'est ici que toutes les techniques d'affirmation de soi ou de développement des différentes compétences sociales trouvent leur place. Au travers de tâches précises, ces programmes viennent consolider l'ensemble du processus.

Le modèle cognitif, qui s'est développé ultérieurement, apporte une plus grande focalisation sur les pensées, les pensées étant ici considérées elles-mêmes comme des réponses qui ne se résument pas à une quelconque validation, mais à une phase active du processus de changement actuel. Le corollaire en est une moins grande importance accordée aux relations qui peuvent être établies entre les événements développementaux et le présent. Autrement dit, les conflits intrapsychiques n'occupent pas ici une place cardinale.

Ce modèle peut être décrit de la manière suivante :

1. Le thérapeute, de façon didactique, établit pour le patient les liens entre les aspects comportementaux et cognitifs de sa dépression. La dimension d'apprentissage est donc d'emblée importante.
2. Le patient apprend lui-même à établir ces mêmes liens dans sa vie quotidienne à partir d'exemples précis qui sont soigneusement identifiés et étudiés.
3. À l'aide des observations précédentes, le patient, aidé par son thérapeute, apprend à modifier ses processus cognitifs dans le sens d'une interprétation positive de certains faits de son quotidien.
4. Des tâches structurées sont enfin prescrites par le thérapeute pour assurer ces apprentissages et en perpétuer les effets.

Ainsi, l'approche cognitivo-comportementale de la dépression vise à la fois à construire des renforcements positifs et à lutter contre le sentiment et le comportement d'impuissance que le patient a appris à renforcer lui-même dans sa position dépressive.

Classée parmi les thérapies brèves, cette forme de prise en charge se centre essentiellement sur le symptôme et les changements qui peuvent y être apportés au triple niveau comportemental, émotionnel et cognitif. Les indications concernent essentiellement les troubles névrotiques, phobiques, obsessionnels et anxieux ainsi que la dépression. À l'évidence, cette forme de prise en charge n'est possible que dans la mesure où le patient se sent motivé et accepte de participer activement à la thérapie.

Les thérapeutes cognitivo-comportementalistes essayent actuellement d'appliquer leurs méthodes aux troubles de la personnalité et aux troubles des conduites alimentaires (anorexie-boulimie), aux addictions (alcoolisme) et aux troubles comportementaux (passage à l'acte). Ils découvrent que, dans la mesure où ces troubles dépassent les symptômes et englobent la personnalité, leurs interventions ne peuvent être brèves et nécessitent, en fait, une longue implication du thérapeute. Ceci pose évidemment la question de l'établissement d'un lien relationnel durable et de l'incidence de ce lien avec les changements qui peuvent ou doivent intervenir dans le fonctionnement affectif et relationnel du patient.

### *La thérapie familiale systémique*

L'approche systémique, par définition, propose une vision globale aussi bien dans l'analyse de la situation d'un patient et de sa famille que dans les processus de changement qui peuvent être mis en place.

La pratique de la thérapie familiale systémique s'est développée aux États-Unis puis en Europe à partir des années 50. Elle s'inspire à la fois des théories de la communication (notamment développées par l'École de Palo-Alto) et de la théorie générale des systèmes formalisée, au cours des années 40, par Ludwig van Bertallanfy. Il faut ajouter à cela une prise de position épistémologique de type **constructiviste** : la réalité ne précède pas l'observation, elle ne préexiste pas à la représentation qui peut en être donnée par la théorie.

Autrement dit, et ceci constitue une rupture fondamentale avec les autres types de psychothérapies, le thérapeute ne se réfère pas à une réalité ontologique qui transcende son intervention ni à un processus de changement qui s'appuie essentiellement, sinon exclusivement, sur la compréhension et l'explication d'un problème.

La **théorie des systèmes** décrit un système comme étant constitué d'un ensemble d'éléments en interaction, à la fois autonome et dépendant des autres systèmes environnants. Le système est à la fois plus et moins que la somme de ses parties et les interactions qui en assurent la cohésion constituent elles-mêmes la base de la communication.

Les **théories de la communication**, liées elles-mêmes au développement de la cybernétique, postulent qu'on « ne peut pas ne pas communiquer » et que toute interaction se joue dans la complexité (4). Ainsi, l'acte de communication ne se résume pas à un simple échange d'informations, car ce n'est pas ce qui est dit qui importe, c'est ce qui est compris. Dans cette différence, bien souvent non apparente ou inconsciente, se joue toute la richesse des relations humaines, parfois ses drames.

## *Les différentes écoles*

Depuis maintenant environ quarante ans, la thérapie familiale s'est donc enrichie de l'expérience de nombreux praticiens, dans des domaines et des contextes socioculturels très différents. Il est ainsi possible de distinguer, avec tout ce que cela suppose de simplification et des frontières arbitrairement posées, huit écoles, huit approches différentes, dont voici les principales caractéristiques :

– l'**École de Milan** qui, autour de Mara Selvini-Palazzoli (53), a formalisé un grand nombre des techniques qu'utilisent maintenant tous les thérapeutes familiaux, comme la glace sans tain et la vidéo. Un souci de rigueur expérimentale caractérise également Mara Selvini et ses élèves dans l'utilisation de protocoles expérimentaux comme, par exemple, la prescription invariable dans des domaines aussi difficiles et importants que le travail avec les familles d'anorexiques.

– L'**École de Rome**. Maurizio Andolfi et ses collaborateurs (Carmine Saccu, Paolo Menghi, Anna-Maria Nicolo) ont également formé de nombreux thérapeutes. D'ailleurs, la plupart des thérapeutes familiaux français ont été formés soit à Milan, soit à Rome. L'accent est mis à Rome sur l'implication émotionnelle et affective du thérapeute, et donc de la famille, notamment autour de techniques telles que la provocation.

– L'**approche structurale**. Salvador Minuchin insiste sur l'importance des niveaux hiérarchiques dans les familles et la façon dont tout dysfonctionnement se manifeste par le bouleversement de ces niveaux. Une famille s'organise ainsi aussi bien sur des liens verticaux (parents-enfants) qu'horizontaux (place dans la fratrie). Tout travail thérapeutique consiste donc, entre autres, à redéfinir et redessiner ces liens pour leur redonner une prévalence horizontale ; en effet, les situations de souffrance correspondent souvent à une trop grande importance des liens verticaux (46).

– **Murray Bowen** (9). L'un des pionniers de la thérapie familiale restera celui qui a su le mieux utiliser les génogrammes, c'est-à-dire l'ensemble des données biographiques et relationnelles traduites sous la forme de ce qu'on appelle habituellement un arbre généalogique, aussi bien dans un but anamnestique que dans une visée thérapeutique.

– **Carl Whitaker** est celui qui a « osé » introduire l'irrationnel et l'humour dans la thérapie familiale. Il faut ajouter que sa personnalité s'y prête particulièrement, mais derrière cette apparente distance se manifeste une grande exigence professionnelle, surtout en ce qui concerne la présence de chaque membre de la famille au cours des séances. On a pu ainsi qualifier Whitaker de thérapeute du « tout ou rien » : il ne s'engage dans une thérapie que dans la mesure où il a pu obtenir la présence de tous les membres de la famille qui lui paraissent impliqués dans le problème.

_ **Virginia Satir**. Cette assistante sociale a été une des premières collaboratrices de l'École de Palo-Alto. Dès les années 50, elle y a introduit non seulement des techniques et des procédures de formation mais également une approche très humaniste de certaines situations de souffrance familiale, notamment dans les cas de violence familiale (52).

– L'**approche stratégique**. À la suite de Milton H. Erickson, Jay Haley et ensuite Cloé Madanes ont développé un ensemble de techniques basées sur le paradoxe, la prescription de symptômes et de tâches, la prise en compte du langage non verbal, la définition de finalités précises, dont l'ensemble constitue ce qu'on appelle donc l'approche stratégique.

– **Ivan Boszormenyi-Nagy** (6). En insistant sur les liens transgénérationnels et l'importance des loyautés, des dettes, et par conséquent des trahisons, Boszormenyi-Nagy a contrebalancé la tendance de l'*hic et nunc*, de l'ici et maintenant de la séance, dans la thérapie familiale, pour lui donner cette dimension diachronique. Bien que moins bien connue en France, cette dernière tendance est probablement celle qui s'approche le plus de la psychanalyse.

### *Les principales caractéristiques de l'approche systémique*

Au-delà de ces différents courants, il est possible de dégager cinq points qui peuvent caractériser l'approche familiale systémique.

Le travail avec la **demande** est d'une grande importance car en fait, aucune demande ne peut effectivement provenir d'une famille. Un groupe ne peut s'exprimer comme peut le faire une seule personne. La demande de thérapie dans un contexte systémique ne peut être que plurielle et contradictoire, voire paradoxale. À la pluralité des demandes correspond la pluralité des logiques. Chaque personne, à son niveau et à sa façon, vient avec une demande qui est habituellement différente. La demande ne peut donc qu'être incluse dans la démarche thérapeutique. C'est une des raisons pour lesquelles l'approche systémique s'est développée, surtout en France, dans le contexte institutionnel puisqu'il s'est avéré impossible de détacher à la fois l'indication de la pratique et le patient de son contexte même, et surtout, institutionnel. Ce travail avec la demande permet évidemment d'introduire immédiatement la notion de changement sur laquelle nous reviendrons.

Le **symptôme** a ici un statut très particulier. Il est à la fois individuel et groupal. Il doit être abordé dans l'économie de l'individu et dans l'utilité qu'il a, et qui lui est donnée, dans le groupe familial. En ce sens, dans l'approche familiale, le symptôme est à la fois un problème puisqu'il est synonyme de souffrance, mais il peut aussi être considéré comme une solution car il participe à ce qu'on peut appeler l'économie de l'ensemble familial qui, de surcroît, s'organise autour de ce symptôme. L'accent est mis ici sur le caractère factice et artificiel de ce symptôme qui joue en fait un rôle d'instrument. C'est la raison pour laquelle on parle habituellement du « porteur de symptôme » ou du « patient désigné » ou « auto-désigné », pour bien marquer la dissociation qui s'établit entre le symptôme et celui ou celle qui le manifeste.

C'est ici qu'intervient la notion d'**homéostasie** qui est donc cardinale dans l'approche systémique, dans l'analyse même de tout système. Contrairement à ce que permet d'appréhender une analyse linéaire de la famille, la souffrance n'est pas dans le déséquilibre, c'est plutôt l'équilibre apporté par le symptôme qui entraîne la souffrance par la répétition de la même séquence relationnelle, par exemple : crise-hospitalisation-amélioration-phase de latence-crise etc. Autrement dit, le travail du thérapeute familial est d'« organiser » le déséquilibre familial dans le changement et l'abandon d'une classe de symptôme.

De tout cela résulte l'idée que le **processus de changement** est un processus complexe. Il n'est pas possible de s'y engager sans prendre en compte les différentes demandes, les différentes logiques. Ce processus de changement ne s'installe pas dans un modèle de compréhension linéaire, dans l'insight, c'est-à-dire dans le pourquoi, mais plutôt dans l'agir, c'est-à-dire dans le comment. Il s'agit moins de comprendre pourquoi tel ou tel problème apparaît dans une famille que d'accéder aux différents « comment » qui permettent au symptôme de se perpétuer, c'est-à-dire à la question : « Comment faites-vous pour garder cette séquence relationnelle ? » La prévalence du comment sur le pourquoi correspond à la prévalence des causalités non linéaires sur les causalités linéaires.

Enfin, puisqu'il est sans cesse question de communication, l'**implication du thérapeute** est ici très immédiate. L'utilisation de techniques comme la vidéo, la cothérapie, la glace sans tain lui permettent de se dissocier, c'est-à-dire d'être à la fois en dehors et au-dedans de la séance pour mieux en analyser les différentes scansions. L'ensemble de ces techniques vise à une meilleure compréhension des interactions familiales et de la répétition des séquences relationnelles. On comprendra que le décodage du langage analogique, non verbal, du thérapeute et de chaque membre de la famille apporte, dans ce but, de très précieux renseignements qui seront soit utilisés directement, au cours de la même séance, soit ultérieurement dans les séances suivantes.

Là encore, malgré les différences qui ont pu s'installer entre différentes écoles et différentes approches, il est possible de dégager les grandes lignes de l'approche familiale. La phase d'évaluation nécessite environ une à trois séances. Cette phase permet la mise en place du système thérapeutique et la construction des premières hypothèses. Surtout dans la mesure où les thérapeutes sont deux (on parle alors de cothérapie), ces hypothèses demandent à être discutées et elles-mêmes évaluées dans la capacité qu'elles peuvent avoir à mobiliser les processus homéostasiques de la famille. Autrement dit, à l'issue de cette phase d'évaluation, un contrat peut être éventuellement proposé à la famille qui recadre leur mode de fonctionnement et redéfinit l'objectif d'une thérapie selon d'autres critères que la sémiologie ou la nosographie classique puisqu'il s'agit de changer les relations intrafamiliales. Dans l'esprit de ce contrat, et avec le plein accord de la famille, peut alors se dérouler la thérapie.

## *Les indications*

Les indications de la thérapie familiale se sont développées selon deux approches. L'une est extensive : à partir du moment où il y a une famille, elle peut être prise en charge notamment dans un cadre institutionnel ; l'autre est plus spécifique et a tendance à se réduire à la nosographie classique et s'ordonne autour du symptôme.

Comme cela a déjà été mentionné, bien souvent le travail avec les familles, dans un contexte institutionnel, a infiltré le fonctionnement même de l'institution. Ainsi, par exemple, pour ce qui concerne les troubles psychotiques, ces deux angles de vue se sont complétés pour permettre de telles prises en charge qui correspondent habituellement à la pathologie la plus fréquemment rencontrée dans les institutions. Ici donc, l'indication se pose en terme de structure, au sens d'une typologie, aussi bien pour le patient lui-même que pour son cadre thérapeutique. Un travail dit de « réseau », s'est également développé, dans un contexte social et juridique, pour des situations où la pluralité et la parcellisation de la tâche des différents intervenants rendaient nécessaire une coordination organisée sur un mode systémique. C'est donc ici sur l'ensemble du maillage social, au sens large, que sont débusqués les risques de non-changement. Cette approche est particulièrement intéressante dans les cas de détresse familiale où sont impliqués des enfants.

Dans le second cas, habituellement mais pas obligatoirement hors institution, les indications de la thérapie familiale se posent davantage en terme de symptôme. Elles concernent, selon l'intérêt que peuvent porter les thérapeutes à tel ou tel problème, selon leur lieu et leur mode d'exercice, selon l'historique de leur pratique, des situations aussi diverses que l'anorexie mentale, les pathologies concernant l'enfant, les situations de souffrances conjugales, la médiation familiale, le devenir des patients ayant effectué une tentative de suicide ou les toxicomanies. Il semble cependant que des indications plus spécifiques puissent être dégagées avec l'expérience et le recul. Ainsi, la prise en charge de l'anorexie mentale trouve ici une place privilégiée ainsi que tout ce qui concerne les troubles dits « psychosomatiques ». Il convient, par ailleurs, d'accorder une place particulière à la prise en charge des situations de souffrances conjugales.

Il faut enfin ajouter qu'en France la plupart des thérapeutes familiaux se sont regroupés dans des associations de type loi 1901, où se sont développés à la fois une pratique clinique, avec les indications qui viennent d'être mentionnées, une activité de recherche le plus souvent liée à un champ clinique spécifique et, enfin, un travail de formation.

## *Les thérapies de groupe*

Nous avons regroupé sous cette rubrique trois types de prise en charge qui ont pour particularité de réunir dans un même groupe, dit non familier (3) par opposition à la famille, des personnes qui ont en commun soit une même histoire thérapeutique, soit une symptomatologie comparable ou enfin, le désir et le besoin d'évaluer, à l'aune de leur relation avec un groupe, leur propre problématique.

### *Le psychodrame*

On ne peut dissocier le terme de psychodrame du nom de Moreno qui, dans les années 30, a insisté sur la **dimension cathartique** de la mise en scène, quasi théâtrale, de la problématique des patients dans un cadre aussi « soutenant » que possible. Depuis, comme souvent, cette pratique s'est développée selon deux grands axes dont l'un se réfère à la psychanalyse et l'autre pas (13). C'est cependant, en France, la première tendance qui paraît être la plus communément répandue.

À l'évidence, la notion de représentation est ici cardinale tant la mise en œuvre, en mouvement et en émotion, du corps du patient constitue l'originalité de cette technique. En effet, dans le psychodrame, le corps est bien plus qu'un vecteur. Dans le fait qu'il est présent, ses expressions sont étroitement mêlées à la parole sans qu'il soit possible d'attribuer une plus grande importance ou une plus grande valeur à l'un ou à l'autre. Il y a ainsi une superposition de discours qui permet, à un moment ou à un autre de la prise en charge, la redéfinition et la perlaboration de la problématique du patient.

Selon la proximité du référentiel psychanalytique, ses indications peuvent varier. Cependant, dans la majorité des cas, ces mêmes indications recouvrent celles de la psychanalyse tant ces deux techniques sont proches l'une de l'autre, surtout en France, et elles sont souvent utilisées en complément l'une de l'autre.

### *Les groupes d'affirmation de soi*

Le groupe est ici utilisé dans le but d'un affermissement des techniques de communication. Chaque individu peut y trouver le moyen de se confronter à l'autre, et aux autres, pour mieux apprendre à s'échapper d'une relation qui passe le plus souvent par l'inhibition ou l'agressivité.

Le stress, qui correspond habituellement à ce genre de situation, n'est plus ici une conséquence dommageable de la relation mais un moyen qui va permettre au patient, sous la conduite de l'animateur, d'apprendre trois ordres de faits :
– écouter et donc respecter l'autre. Cela passe par l'apprentissage des différents modes relationnels, l'utilisation du langage non verbal, l'évaluation de l'efficacité de chaque type d'interaction en terme de partage et de co-évolution.
– accepter et gérer un stress minimal contemporain de toute interaction. Les réactions physiologiques de base sont identifiées, répertoriées et contrôlées. De même, les conséquences psychologiques et comportementales du stress sont passées en revue pour en recadrer les aspects cognitifs les plus positifs.
– exprimer ses sentiments, ses émotions et ses besoins.

C'est ici que la notion d'affirmation de soi prend tout son sens, dans une constante interaction entre l'autre et l'individu qui doit être en mesure de définir, à chaque instant, la bonne distance et la bonne limite avec autrui.

Cette technique permet aux patients, par l'intermédiaire de jeux de rôles, d'expérimenter des situations problématiques et d'y trouver des réponses adaptées.

## *Les groupes de relaxation*

Dans cette technique, les méthodes propres à la relaxation sont conjuguées à tous les apports que permet l'appréhension groupale de situations de souffrance et à tous les éléments dynamiques qu'apporte le groupe en lui-même.

Dans sa forme la plus courante (51), les séances sont conduites par deux thérapeutes, généralement une femme et un homme, qui utilisent leurs propres différences, et celles de leurs différents patients, pour multiplier les modalités et les chemins de l'induction. Le toucher peut être utilisé selon l'orientation technique des praticiens. La place que peut prendre ainsi chacun, aussi bien par rapport au groupe que par rapport à l'élaboration phantasmatique que permet l'état de relaxation, varie sensiblement au cours des séances successives.

Cette évolution peut être évaluée selon quatre critères qui sont :
– la place par rapport aux membres du groupe selon les éléments qui peuvent être décrits dans la dynamique de chaque groupe ;
– la relation avec le corps dont on sait qu'elle est le reflet d'un bien-être plus général ;

– le rapport avec les thérapeutes qui se joue sur un mode transférentiel ;
– les liens qui peuvent dès lors se nouer à l'extérieur du groupe.

### *Les thérapies dites « nouvelles »*

Dans une volonté de démédicalisation de la pratique psychothérapique et d'innovation par rapport aux modèles classiques, essentiellement la psychanalyse, se sont développées certaines formes de thérapies qu'on peut qualifier de « nouvelles ». Il est évidemment impossible ici d'en dresser une liste exhaustive. Cependant, ces techniques partagent certaines caractéristiques.

Pour la plupart, elles trouvent d'abord leurs origines aux États-Unis. La moindre prévalence de la psychanalyse outre-Atlantique et le modèle d'organisation des soins en santé mentale, très délocalisé pour des raisons culturelles et moins soumis au pouvoir médical qui s'est focalisé sur une approche chimiothérapique, ne sont pas pour rien dans l'émergence de ces techniques.

Le mouvement antipsychiatrique de la fin des années 60 et du début des années 70, après s'être dissous, dans sa composante la plus violente, a réémergé sous la forme de nouvelles pratiques où le souci humaniste (*humanistic*) a pris une place prépondérante. La réaction face à la lourdeur de l'institution psychiatrique s'est manifestée par la mise en valeur d'une prise en charge communautaire des problèmes où les compétences de chacun ont été utilisées. En ce qui concerne également le contexte sociologique, les **mouvements féministes** ont eu, aux États-Unis, une influence non négligeable sur l'émergence de champs nouveaux, notamment pour tout ce qui concerne les violences conjugales, les violences à enfants. De même, la guerre du Viêt-Nam a évidemment posé le problème des suites du retour de ces soldats et de toute une catégorie de problèmes post-traumatiques. Ces techniques et ces pratiques, *mutatis mutandis*, se sont développées en Europe avec un succès inégal. Elles constituent cependant une alternative non négligeable aux prises en charge classiques.

Ces « thérapies nouvelles » proposent souvent un abord très **pragmatique** du problème du patient, qui est souvent redéfini en termes existentiels (manque de confiance en soi, nécessité d'un travail de développement personnel, réutilisation des ressources…). La démédicalisation de ces problèmes et la dédramatisation de la relation s'en trouvent ainsi facilitées. On ne parle plus ici de symptôme et encore moins de guérison, mais du cheminement d'une personne dans son cycle de vie.

Ces techniques s'organisent soit autour d'un abord très individualisé, soit dans une dimension groupale qui privilégie l'aspect relationnel des problèmes. Il est certain que le danger de « gouroutisation » du ou des animateurs reste ici très immédiat, surtout dans la mesure où une dimension spirituelle, voire même parfois mystique, est ici revendiquée.

La dimension corporelle d'un certain nombre de ces techniques en constitue une autre caractéristique. Il est évident que cela vient combler ici un manque, tant l'accès au corps était chargé d'un tabou dont il était difficile de se départir.

Très fréquemment, le souci qui préside à la formalisation de ces techniques passe par la volonté d'optimiser la relation entre le thérapeute et son patient. Là également, l'accent est mis bien plus sur une pratique du changement, dans la qualité de la relation et de l'écoute, que sur une théorisation de la personnalité et des changements qui peuvent y survenir. La personnalité n'est considérée que dans son devenir, sa trajectoire, son développement.

Cette volonté d'optimisation de la relation est, par exemple, très claire dans la programmation neuro-linguistique (PNL) ou l'analyse transactionnelle (AT). Ces techniques sont nées de la question de savoir ce qui fait qu'un thérapeute est un bon thérapeute. La réponse est dans la qualité de la relation, ce qui n'est pas une surprise. Ainsi, la prise en compte de l'orientation sensorielle et de sa traduction linguistique, dans la PNL, a permis l'émergence de tout un ensemble de prises de position apparemment nouvelles, même si les prémisses de cette approche avaient déjà été développées dans d'autres domaines comme, par exemple, la pédagogie.

Les problèmes de formation que pose l'émergence rapide, voire désordonnée, de ces pratiques nouvelles, se posent de façon cruciale, d'autant que la plupart des thérapeutes risquent d'être pris soit dans le carcan très serré d'écoles ou de tendances qui s'opposent pour se partager un même territoire, soit sont livrés à une auto-évaluation où ils éprouvent parfois des difficultés à définir des limites éthiques ou déontologiques. Il est ici difficile de déterminer une juste mesure entre le respect de l'inventivité de chacun et le respect des patients, puisqu'il faut bien les qualifier ainsi.

Comme tout champ nouveau, les thérapies nouvelles ont eu tendance à s'étendre au-delà de leur domaine initial. Il est assez significatif de constater, par exemple, que le domaine de l'entreprise s'est trouvé ainsi infiltré par le monde « psy » dans une confusion, parfois soigneusement entretenue, entre le devenir de l'individu et celui de membre d'une structure professionnelle.

Les indications de ces techniques ne peuvent cependant se résumer à un effet de mode. Elles concernent préférentiellement une population de citadins qui, pour diverses raisons, dont un souci d'efficacité rapide, ne veulent ou ne peuvent s'engager dans des formes de psychothérapies longues ou leur paraissant trop abstraites.

# CONCLUSION

L'être humain est constamment l'objet d'un processus où interviennent des éléments différents et complémentaires. Nous sommes, en effet, à tout moment, la résultante d'une série de forces spécifiques, en perpétuelle interaction, telles que les déterminismes génétiques et environnementaux précoces, les mécanismes biologiques, psychologiques et psychosomatiques de gestion des stress, un environnement familial et social plus ou moins protecteur ou traumatisant.

Toutes les approches réductrices que nous avons dénoncées séparent ces différentes forces et privilégient l'une d'entre elles. Selon nous, les cliniciens devraient être capables d'intégrer, autant que possible, ces différents phénomènes qui sont autant de caractéristiques du vivant :

– aussi bien dans l'analyse du sujet en souffrance, ce qui implique des représentations multifactorielles et interactives du fonctionnement psychique normal ou pathologique ;

– que dans les réponses thérapeutiques où ces éléments doivent, eux-mêmes, se situer dans ce processus interactif ; les cliniciens doivent donc concevoir leurs différents actes thérapeutiques dans une complémentarité et une continuité.

Cela devrait donc correspondre, dans l'idéal de la pratique, à une véritable démarche intégrative à la fois sur les différents plans épistémologique, clinique et thérapeutique.

En reprenant tous ces paramètres que nous avons, l'un après l'autre, détaillés tout au long de ce livre, il est alors possible de schématiser de la façon suivante l'apparition d'une pathologie, d'un trouble psychique.

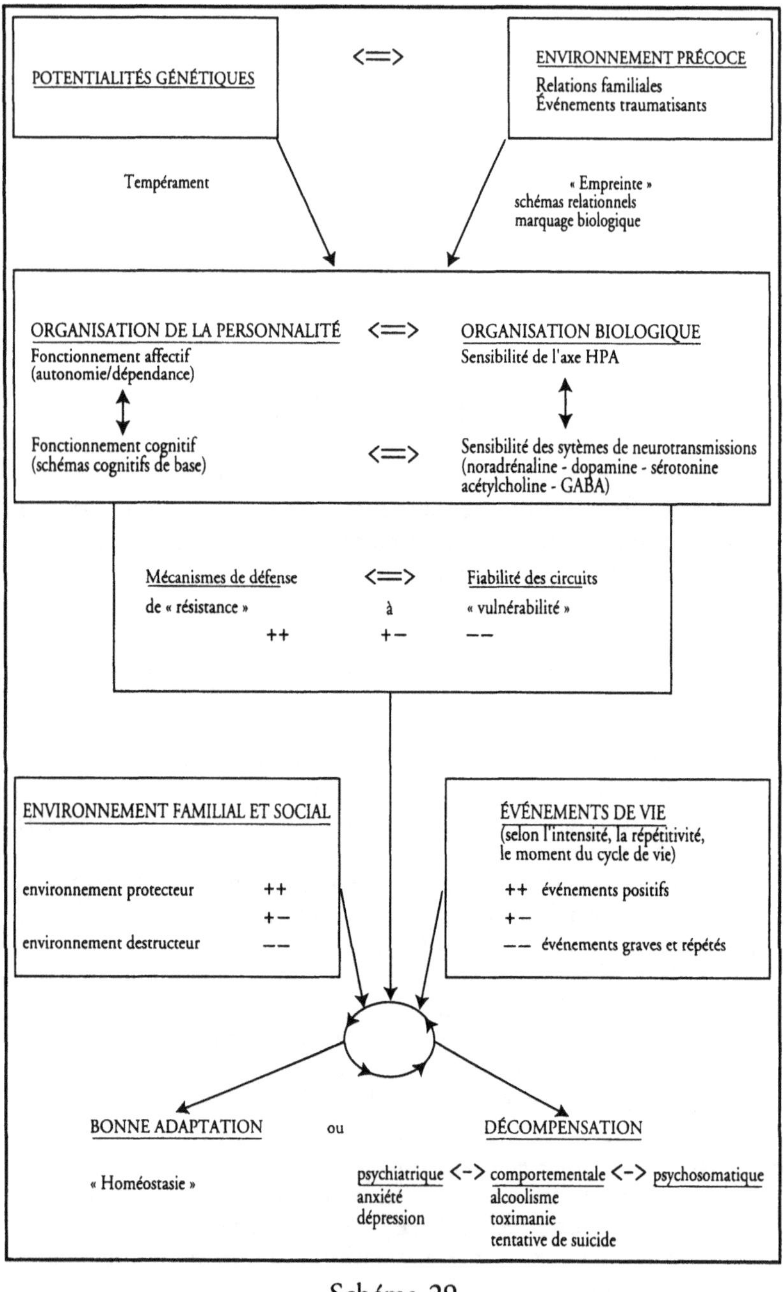
POTENTIALITÉS GÉNÉTIQUES
<=>
ENVIRONNEMENT PRÉCOCE
Relations familiales
Événements traumatisants
Tempérament
« Empreinte »
schémas relationnels
marquage biologique
ORGANISATION DE LA PERSONNALITÉ
Fonctionnement affectif
(autonomie/dépendance)
<=>
ORGANISATION BIOLOGIQUE
Sensibilité de l'axe HPA
Fonctionnement cognitif
(schémas cognitifs de base)
<=>
Sensibilité des sytèmes de neurotransmissions
(noradrénaline - dopamine - sérotonine
acétylcholine - GABA)
Mécanismes de défense
<=>
Fiabilité des circuits
de « résistance »
à
« vulnérabilité »
++
+−
−−
ENVIRONNEMENT FAMILIAL ET SOCIAL
environnement protecteur ++
+−
environnement destructeur −−
ÉVÉNEMENTS DE VIE
(selon l'intensité, la répétitivité,
le moment du cycle de vie)
++ événements positifs
+−
−− événements graves et répétés
BONNE ADAPTATION
ou
DÉCOMPENSATION
« Homéostasie »
psychiatrique <-> comportementale <-> psychosomatique
anxiété
dépression
alcoolisme
toximanie
tentative de suicide

Schéma 29

À la suite de cette analyse des composants et des déterminismes de l'apparition de la souffrance psychique, il est possible de distinguer cinq grands pôles de causalité habituellement invoqués dans l'apparition d'une pathologie psychique :

- une des évolutions marquantes de la psychiatrie actuelle met en valeur le **poids de la génétique et de la biologie** dans chacun de ces troubles. Nous l'avons longuement évoqué ;
- la pensée psychanalytique a démontré, depuis un siècle maintenant, la part des **relations précoces mère-enfant et des traumatismes de l'enfance**. Ces données ont été relayées et confirmées par les éthologistes ;
- l'importance de la **synergie corps-esprit**, ignorée par Descartes, a été redécouverte par la psychanalyse et confirmée par les différentes approches psychosomatiques et, nous l'avons vu, par la neuro-endocrinologie. Les connaissances sur les mécanismes de gestion du stress on été relayées par les découvertes les plus récentes des neurobiologistes, et notamment par celles qui concernent les relations entre les émotions et les cognitions. La faillite du contrôle émotionnel dans l'apparition des troubles psychiques et psychosomatiques n'est plus contestée ;
- les mécanismes de la permanente et nécessaire **adaptation aux modifications de l'environnement** ont été décrits par les cognitivo-comportementalistes, ainsi que leurs défaillances. Ils ont particulièrement éclairé les erreurs survenant dans le traitement de l'information et les comportements inadaptés qui en résultent. Les mécanismes d'adaptation, d'intégration et d'apprentissage doivent donc être systématiquement envisagés ;
- les systémiciens, s'appuyant sur les théories de la communication, ont démontré l'**importance du contexte familial et social** dans l'apparition et surtout dans le maintien des troubles psychiques, notamment au travers de la notion d'homéostasie. Par un tout autre cheminement, le rôle du stress, des traumatismes et des événements vitaux a été confirmé par les psychophysiologistes, spécialistes du stress et par les épidémiologistes.

Il conviendra donc, pour chaque pathologie, d'envisager la part respective de ces différents phénomènes. Il est possible d'imaginer une représentation schématique de la part prise par chacun de ces pôles au travers d'une étoile à cinq branches.

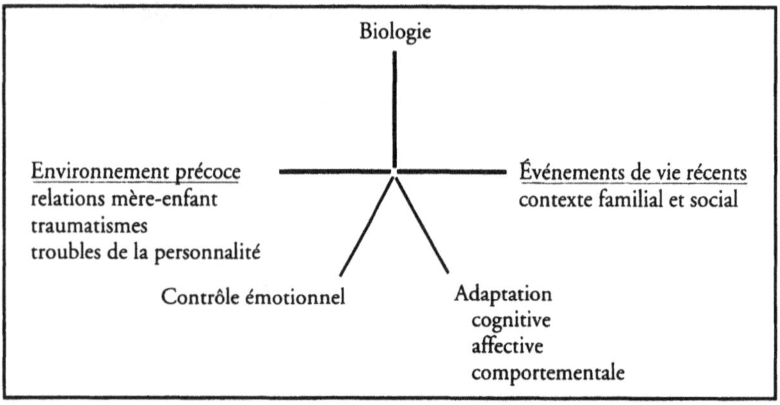


Schéma 30

C'est surtout dans l'élaboration d'une stratégie thérapeutique que la psychiatrie doit encore, parfois, apprendre à se décloisonner.

Car si tous les psychiatres sont à peu près d'accord, au moins dans leurs intentions ou positions de principe, sur une analyse multifactorielle des pathologies, trop souvent les stratégies qu'ils appliquent ne privilégient qu'un des aspects de l'individu, leur modèle explicatif de référence pouvant les amener à un type de thérapie quasi exclusif.

Là également, une représentation des principaux modes d'actions des différents moyens thérapeutiques décrits précédemment peut être donnée, dans laquelle cinq grands axes se dessinent correspondant, chacun, à un des grands types de thérapie :

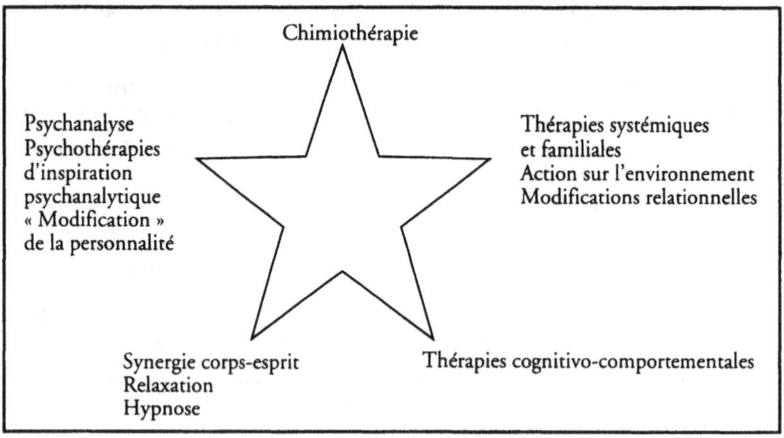


Schéma 31

– la chimiothérapie et les autres méthodes biologiques ;
– l'analyse des composantes profondes de la personnalité et de l'affectivité du sujet. Dans cet axe, le thérapeute se penche sur le passé du patient et tente, avec l'instauration d'une relation longue, de type transférentiel, de modifier sa vie relationnelle ;
– le rétablissement d'une synergie corps-esprit et d'une meilleure maîtrise des émotions et de leurs manifestations corporelles ;
– l'amélioration de l'appréhension de la réalité par une meilleure gestion des stress, une meilleure compréhension des situations de difficultés et l'apprentissage de conduites et de comportements mieux adaptés ;
– les interventions sur l'environnement immédiat du patient, notamment familial, par le dépassement de l'homéostasie qu'assure le symptôme.

Il est donc raisonnable d'estimer que le traitement de la souffrance psychique doit associer :
– une relation médecin-malade de bonne qualité, constituant une véritable alliance thérapeutique autour d'objectifs communs. C'est là le socle, la base commune de toute action thérapeutique ;
– à la recherche des meilleures indications possibles associant souvent des outils méthodologiques divers et complémentaires, la part donnée à chaque méthode de soins devant être fonction de l'analyse des différentes composantes de la souffrance du sujet.

La congruence entre ces composantes de la souffrance psychique et les diverses méthodes thérapeutiques devrait, dans l'idéal, être parfaite. Il devient alors possible d'imaginer une représentation superposant l'étoile qui permet une analyse de la souffrance et celle qui décrit les formes de thérapies.

Voici, par exemple, et de façon schématique, pour trois malades différents, les types de thérapie que l'on pourrait proposer :

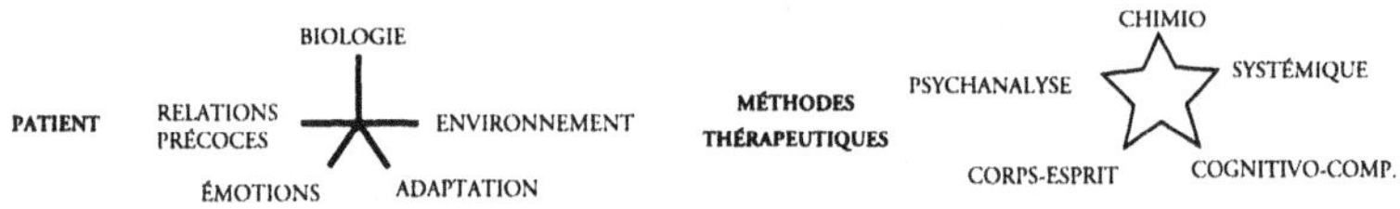


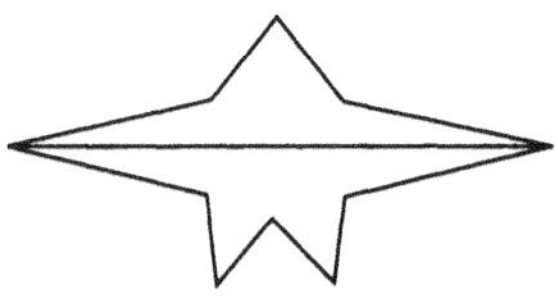

Patient ayant souffert de relations affectives précoces très perturbées, présentant de gros troubles de la personnalité et des difficultés majeures avec son entourage familial entraînant un état dépressif réactionnel.
Les méthodes thérapeutiques associent une chimiothérapie légère, mais surtout une longue psychothérapie cherchant à modifier l'estime de soi du patient et à améliorer ses échanges avec autrui.

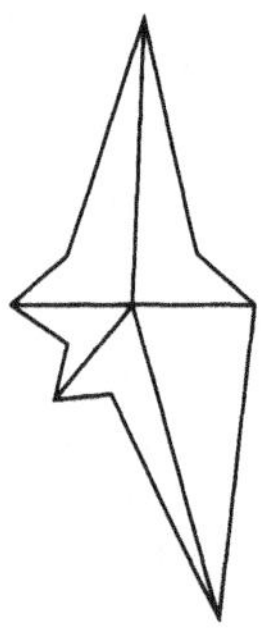

Patient présentant un épisode dépressif majeur sans antécédents psychiatriques ou troubles de la personnalité antérieurs. Sa perception de la réalité est marquée par le vécu dépressif et dévalorisant.
Le traitement se centrera sur une chimiothérapie majeure et se complétera par des techniques d'affirmation de soi et de revalorisation comportementale.

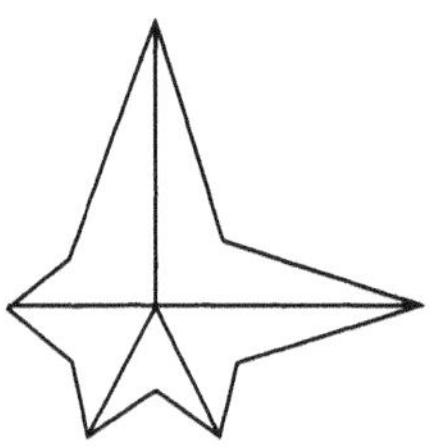

Dépression réactionnelle à une situation conflictuelle conjugale.
Le traitement associera une chimiothérapie et une thérapie familiale, en général d'assez courte durée.

Schéma 32

Il est encore nécessaire de rappeler que, le plus souvent, c'est l'association chimiothérapie-psychothérapie-action sur l'environnement qui est la plus efficace. Toutefois, la psychothérapie est plus fine, plus individualisée, plus personnalisée, plus susceptible d'induire des modifications en profondeur et durables ; par contre, la chimiothérapie, si elle est plus immédiatement et plus symptomatologiquement efficace, est plus globale et moins précise. Cependant, elle affine sans cesse ses indications.

Elle devrait préparer, lorsqu'elle est nécessaire, à l'acquisition de modes de gestion plus personnalisés du stress, des relations et des apprentissages. À ce jour, seules la ou les psychothérapies peuvent permettre ces acquisitions plus intimes et plus solides.

Mais au terme de leur démarche, le patient et son thérapeute retrouvent toujours une part d'indéterminable et de mystère. En effet, même si le thérapeute a tenté au mieux d'intégrer, aussi bien dans son analyse que dans ses interventions, les multiples dimensions de l'être humain dans l'histoire de sa souffrance, il ne peut et ne doit ignorer le caractère déterminant de la qualité de la relation qui se joue avec son patient. Le génie de cette relation interhumaine ne peut être modélisé. C'est là que la technique devient un art et la rencontre une réussite.

L'ineffable surgit à nouveau car cette rencontre entre deux êtres ne peut être uniquement jugée à l'aune de la rationalité. Ce rappel du poids de la relation interhumaine dans l'évolution d'une pathologie pourrait également aider la médecine à ne pas s'appauvrir dans la scientificité dans laquelle elle se complaît parfois.

Malgré l'apparente prétention de cet ouvrage à vouloir arracher un coin du voile qui couvre les mystères du fonctionnement psychique de l'homme, il nous paraît utile de rappeler, *in fine*, que le thérapeute se trouvera confronté à une limite infranchissable dans ses interventions : il ne parviendra jamais, bien heureusement, à être totalement maître de sa relation à autrui et restera donc toujours ignorant des limites de son ignorance.

# BIBLIOGRAPHIE

## PREMIÈRE PARTIE

### Chapitre 1 – Le déterminisme génétique

1-AKISKAL H.S., ROSENTHAL T.H., HAYKAL R.F. et al., « Charactero-logical depressions : clinical and sleep EEG findings separating "subaffective dysthymias" from "character-spectrum" disorders », *Arch. Gen. Psychiatry*, 1980, 37 : 777-783.

2-ALLEN L., GORSKI R., *Sexual Orientation and the size of the Anterior Comissure in the human Brain, Proceeding of the National Academy of Sciences of the USA*, vol. 89, 7199-7202, 1992.

3-BARON M., RISCH N., HAMBURGER R. et al., « Genetic linkage between X-chromosome markers and bipolar affective illness », *Nature*, 1987, 326, 289-292.

4-CLONINGER C.R., BOHMAN M., SIGVARDSON S., « Inheritance of alcohol abuse. Cross-fostering analysis of adopted men », *Arch. Gen. Psychiatry*, 1981, 38, 861-868.

5-DEBRAY M., « L'étiologie des schizophrénies », *in :* MENDLEWICZ J. (ed), *Manuel de psychiatrie biologique*, Masson et Cie, Paris, 1987.

6-DEBRAY Q., CAILLARD V., GHEYSEN F., « Les bases génétiques de la psychiatrie », *EMC*, 37 020 A10-5-1989.

7-DIEHL et al., « Genetic and schizophrenia », *Nature Genetris*, 1995, 10.

8-DUMONT-DAMIEN E. et DUYME M., *Génétique et alcoolisme*, Éditions INSERM, 1993.

9-EGELAND J.A., GERHARD D.S., PAULS D.L. et al., « Bipolar affective disorders linked to DNA markers on chromosome 11 », *Nature*, 1987, 325, 783-7.

10-GORWOOD P., LEBOYER M., D'AMATO T., HILLAIRE D., MALLET J., FEINGOLD J., « Evidence for the pseudo-autosomal hypothesis, a replication study using phenotype analysis », *British Journal of Psychiatry*, 1992, 161, 55-58.

11-HAMER D.H., HU S., MAGNUSON V.L., HU N., PATTATUCCI A.M.L., « A linkage between DNA Markers on the X chromosome and Male Sexual orientation », *Science*, 1993, vol. 261, 312-327.

12-HANTOUCHE E., BROCHIER T., « Aspects neurobiologiques du trouble stress post-traumatique », *Synapse*, 1994, 107, 39-44.

13-HERAULT J. et al., « Possible association of C. Harvey. Ras 1 marker with autism », *Psy. Res.*, 1995.

14-KENDLER K.S., TSUANG M.T., « Outcome and familial psychopathology in schizophrenia », *Arc. Gen. Psychiatry*, 1988, 45, 338-346.

15-LEBOYER M., PHILIPPE A., « Facteurs de susceptibilité génétique dans l'autisme infantile », *Info. Psy.*, 70-5, 1994, 469-475.

16-LEVAY S., « A difference in Hypothalamic Structure between Heterosexual and Homosexual », *Science*, vol. 253, 1034-1037, 30 août 1991.

17-MALAFOSSE A., « Vers une génétique moléculaire des comportements ? L'exemple des troubles de l'humeur », *Synapse*, numéro spécial « Vers une médecine des comportements », 1994, 72-73.

18-TURK J., « The fragile X-syndrome : on the way to a behavioral phenotype », *Br. J. Psychiatry*, 160, 1992, 24-35.

**Chapitre 2 – Le poids de notre environnement précoce**

1-AKISKAL H.S., « A multifactorial approach to depression : the inadequacy pharmacologic inference and psychosocial hypothesis », *Psychiatry Psychobiol.*, 1986, 1, 49-59.

2-ALLILAIRE J.F., « Biologie de la conscience selon Edelman », *Neuropsy.*, 1994, 9, 9, 351-358.

3-ANTHONY E.J., « Le syndrome de l'enfant psychologiquement vulnérable », *in* E.J. ANTHONY, C. CHILAND, C. KOUPERNIK, *L'enfant à haut risque psychiatrique*, PUF, Paris, 1980, p. 19-27.

4-ANTHONY E.J., WHEELER K., *Le développement en péril*, PUF, Paris, 459-470.

5-BECK A.T., « Cognitive therapy : a 30 years retrospective », *Am. Psychol.*, 1991, 46, 368-375.

6-BECK A.T., RUSH A.J., SHAW B.F., EMERY G., *Cognitive therapy of depression*, Guilford Press, New York, NY, 1979.

7-BOURGUIGNON A., *L'Homme fou*, PUF, Paris, 1994.

8-BOURGUIGNON A., « Fondements neurobiologiques pour une théorie de la psychopathologie. Un nouveau modèle », *Psychiatrie Enfant*, 1981, 24, 445-540.

9-BOWLBY J., *Attachment and loss., t. 1 : Attachment*, Basic Books, New York. 1969, Trad. française, *Attachement et perte, t. 1 : Attachement*, PUF, Paris, 1978.

10-BOWLBY J., *Attachment and loss., t. 2: Separation, Anxiety and anger*, Basic Books, New York, 1973, Trad. française., *Attachement et perte, t. 2 : La séparation, angoisse et colère*, PUF, Paris, 1978.

11-BRIYER J.B. et coll., « Childhood sexual and physical abuse as factors in admet psychiatric illness », *Am. J. Psychol.*, 1987, 144, 1426-1430.

12-CAHN R., DU PASQUIER Y., LEBOVICI S., « Le pronostic en psychiatrie de l'enfant et de l'adolescent. Les études longitudinales et catamnestiques », *in* S. LEBOVICI, R. DIATKINE et M. SOUL, *Traité de Psychiatrie de l'enfant et de l'adolescent*, PUF, Paris, 1985, t. 2, 821-841.

13-CHANGEUX J.-P., *L'Homme neuronal*, Fayard, Paris, 1983.

14-CHANGEUX J.-P., COURRÈGE P., DANCHIN A., « A theorie of the epigenesis of neuronal networks by selective stabilisation of synapses », *Proc. Nat. Acad. Sci. USA*, 1973, 70, 2974-2978.

15-CYRULNIK B., *Les Nourritures affectives*, éd. Odile Jacob, Paris, 1991.

16-DANCHIN A., « L'inné et l'acquis : une théorie sélective de l'apprentissage », *La Recherche*, 1974, 5, 184-187.

17-DANTZER R., *L'Illusion psychosomatique*, éd. Odile Jacob, Paris, 1989.

18-DAMASIO A., *L'Erreur de Descartes*, éd. Odile Jacob, Paris, 1995.

19-DUMARET A., STEWART J., « Récupération des retards du développement psychologique après disparition des facteurs environnementaux néfastes », *Psychiatrie Enfant*, 1989, 32, 593-615.

20-EDELMAN G.M., *Biologie de la conscience*, éd. Odile Jacob, Paris, 1992.

21-FREUD S., *De la technique psychanalytique*, PUF, Paris, 1953.

22-FREUD S., *1916-1917, Introduction à la psychanalyse*, Payot, Paris, 1961.

23-FREUD S., *Œuvres complètes.* Psychanalyse, t. XVI, PUF, Paris, 1991.

24-GALVIN M., SHEKHAR A., SIMON J., STILWELL B., TEN EYCK R., LAITE G., KARWISCH G., BLIX S., « Low dopamine-beta-hydroxydase : a biological sequela of abuse and neglect ? » *Psychiatry Res.*, 1991, 39, 1-11.

25-GAUCHET M., *L'Inconscient cérébral*, éd. du Seuil, Paris, 1992.

26-GISPERT M., WHEELER K., « Suicide de l'adolescent et stress récents et au long cours », *in* ANTHONY E.J., CHILAND C., *Le Développement en péril*, PUF, Paris, 1980, 459-470.

27-GOLD P.W., CHROUSOS et al., « Psychiatric implication of basic and clinicals studies with corticotropine releasing factors », *Am. J. Psychiatry*, 1984, 141, 619-627.

28-HARLOW H.F., « Love created, love destroyed, love regained », *in* R. CHAUVIN, *Modèles animaux du comportement humain*, éd. du CNRS, Paris, 1972, 13-60.

28b-HENRY C. et al., « Prenatal stress in rats facilitates amphetamine-induced sensitization and induces long-lasting changes in dopamine receptors in the nucleus accumbens », *Brain Research*, 685-1995, 179-186.

29-HODGES J., TIZARD B., « Des adolescents qui ont passé leurs premières années en institutions. Une étude longitudinale des effets de la carence maternelle précoce et de l'expérience familiale ultérieure », *in* C. CHILAND, J.G. YOUNG, *Nouvelles approches de la santé mentale de la naissance à l'adolescence pour l'enfant et sa famille*, PUF, Paris, 1990, 129-148.

30-HOLMES J., « Attachment Theory : A Biological Basis for Psychotherapy ? », *British Journal of Psychiatry*, 1993, 430-438.

31-HOUZELOT D., « Stress de la période périnatale et anxiété. Aspects biologiques », *L'Encéphale*, 1984, 100-117.

32-HUBEL D., WIESEL T., 1979, « Les mécanismes cérébraux de la vision », *Pour la science*, n° 25, 79-95.

33-HUBEL D., WIESEL T., LE VAY S., « Plasticity of ocular dominance columus in monkey striate cortex », *Philosoph. Transact. royal Soc. London*, séries B, 1977, 178, 377-409.

34-IMBERT M., « Le développement du système visuel. Rôle de l'expérience précoce », *J. Physiol. Paris*, 75, 207-217.

35-JEANNEROD M., « The where in the brain determined the when in the mind » *Behav. Brain Sci.*, 1992, 15, 212-213.

36-KANDEL D.B., DAVIES M., « Adult sequelae of adolescent depressive symptoms », *Arch. Gen. Psychiatry*, 1986, 43, 255-262.

37-KENDLER K.L. et al., « Coping : a genetic epidemiological investigation », *Psychol. Med.*, 1991, 21, 337-346.

38-KENDLER K.L. et al., « Childhood parental loss and adult psychopathology in women : a twin study perspective », *Arch. Gen. Psychiatry*, 1992, 49, 109-116.

39-KOVACS M. et al., « Depressive disorders in childhood », *Arch. Gen. Psychiatry*, 1984, 41, 229-237.

40-LEBOVICI S., STOLÉRU S., *Le Nourrisson, la mère et le psychanalyste. Les interactions précoces*, Le Centurion, Paris, 1983.

41-LEVINE S., URSIN H., « What is stress ? » *in* BROWN M.R., RIVIER C., KOOB C., *Neurobiology and Neuroendocrinology of Stress*, Marcel Decker, New York. 1991.

42-LEVINE S., WIENER S.G., « Coping with uncertainly : a paradox », *in Coping with uncertainly*. Ed. by D.S. Palermo, LEA, New Jersey, 1989.

43-LLOYD C., « Life events and depressive disorder revieved », *Arch. Gen. Psychiatry*, 1980, 37, 529-535.

44-LORENTZ K., *Essai sur le comportement animal et humain*, éd. du Seuil, Paris, 1970, 7-189.

45-MILLER N.E., « Liberalisation of basic SR concepts : extensions to conflict behavior, motivation and social learning », *in* S. KOCH, *Psychology : a study of a science*, Mac Graw Hill, New York, 1959.

46-MONTAGNER H., *L'Attachement. Les débuts de la tendresse*, éd. Odile Jacob, Paris, 1988.

47-NATHAN T., « De la fabrication culturelle des enfants », *Nouvelle Revue d'Ethnopsychiatrie* n° 17, 1991, 13-22.

48-PIAGET J., MOUNOUD P., BRONCKART J.-P., *Psychologie*, Gallimard, Paris, 1986.

49-ROSENBAUM L.A. et coll., « Événements vitaux », *Biol. Psych.*, 1994, 35, 221-227.

50-SPITZ R.A., *The first years of life*, New York International Universities Press, 1965, Trad. française. *De la naissance à la parole. La première année de la vie*, PUF, Paris, 1968.

51-SUOMI S.J., « New studies of social development in rhesus monkeys ». *Verh. Dtsch. Zool. Ges.* 1984, 77, 37-44.

52-SUOMI S.J., « Genetic and maternal contributions to individual differences in rhesus monkey biobehavioral development », *in* KRASNAGOR N., *Psychobiological aspect of behavioral development*, New York Academic, 1986, 397-420.

53-TENNANT C., « Parental loss il childhood. Its effect in adult life », *Arch. Gen. Psychiatry*, 1988, 45, 1045-1050.

54-VAILLANT G.E., « Natural history of the male psychological health. Effects of mental health on physical health », *New Engl. J. Med.*, 1979, 1249-1254.

55-VAILLANT G.E., *Ego mechanisms of defense : a guide for clinicians and researchers*, Washington DC, American Psychiatric Press, 1992.

56-VAILLANT G.E., SCHNURR P., « What is a case ? A 25 year study of psychiatric impairment within a college selected for mental health », *Arch. Gen. Psychiatry*, 1988, 45, 313-319.

57-VAILLANT G.E., VAILLANT C.O., « Natural history of male psychological health, XII, A 45 study of predictors of successfull aging at age 65 », *Am. J. Psychiatry*, 1990, 147, 31-37.

58-VALATX T.J., « Sleep behaviour, Genetic regulation » *in Développement du cerveau chez le fœtus et le jeune enfant*, Josiah Macy Fondation, N.Y., 1977.

59-WIDLOCHER D., « Neurobiologie et psychanalyse », *Rev. internat. Psychopathol.*, n° 2, 1990, 335-356.

60-VINCENT J.D., *Biologie des passions*, éd. Odile Jacob, Paris, 1986.

61-ZAJONC R., « Feeling and thinking. Preferences need no inferences », *Am. Psychol.*, 1980, 35, 151-175.

62-ZARIFIAN E., *Les Jardiniers de la folie*, éd. Odile Jacob, Paris, 1990.

63-ZARIFIAN E., *Des Paradis plein la tête*, éd. Odile Jacob, Paris, 1993.

**Chapitre 3 – Notre personnalité**

1-AKISKAL H.S., « Dysthymic disorders : psychopathology of proposed chronic subtypes », *Am. J. Psychiatry*, 1983, 140, 1, 11-20.

2-AKISKAL H.S., « Towards a definition of dysthymia : boundaries with personality and mood disorders », *in* S.W. BURTON, H.S. AKISKAL, *Dysthimic disorders*, Gaskell, Londres, 1990, 1-12.

3-Akiskal H.S., « An integrative perspective on recurrent mood disorders : the mediating role of personnality », *in* Becker J., Kleinman A., *Psychosocial aspects of depression*, Erlbom L (Hillsdale), 1990.

4-Ballanger J., et al., « Alcohol and central Serotonin Metabolism in Man », *Arch. Gen. Psychiatry*, 1979, 36, 224-227.

5-Barrois C., *Les Névroses traumatiques*, Dunod, Paris, 1988.

6-Crocq L., « Stress et névrose traumatique ». *Psych. méd.*, 1974, 6, 8, 1493-1531.

7-Dantzer R., *L'Illusion psychosomatique*, éd. Odile Jacob, Paris, 1989.

8-Durusz N., *Psychothérapie ou psychothérapies*, Delachaux et Niestlé, Paris, 1994.

9-Friedman M., Rosenman R.H., « Association of a specific overt behavior pattern with blood and cardiovascular findings », *JAMA*, 1959, 169, 1286-1315.

10-Haynes S.G., Feinleib M., Kannel W.B., « The relationship of psycho-social factors to coronary heart disease in the Framingham study III, Eight-year incidence of coronary heart disease », *AM J. Epidemiol.* 1980, 111, 37-58.

11-Marty P., De M'uzan M., « La pensée opératoire », *Rev. fr. Psychanal.* 1963, 27, 347-56.

12-Organisation Mondiale de la Santé, *Classification internationale des troubles mentaux et des troubles du comportement, CIM*, 10, Masson, Paris, 1993.

13-Popova N. et al., « Serotonin, metabolism and serotoninergics receptors in Norway rats selected for low agressiveness to Man », *Agressive Behav.*, 1990, 17, 207-213.

14-Rosenman R.H., « Role of type A behavior pattern in the pathogenesis and pronostics of ischemic heart disease », *Adv. Cardiol.* 1982, 29, 77-84.

15-Rosenman R.H., Brand R.J., Sholtz R.I., Friedman M., « Multivariate prediction of coronary heart disease during 8,5 year follow-up in the Western Collaborative Group Study », *Am. J. Cardiol.* 1976, 37, 903-10.

16-Sifneos P.E., « The prevalence of alexithymic characteristics in psychosomatic patients. Psychothere ». *Psychosom.* 1973, 22, 25-62.

17-Williams R.B. Jr., Lane J.D., Kahn C.M., Schanberg S.M., « Type A behavior and elevated physiologic and neuroendocrine response to cognitive tasks », *Science* 1982, 218, 483-6.

18-Zuckerman M., Buchsbaum M.S., Murphy D.L., « Sensation seeking and biological correlates ». *Psychology Bulletin*, 1980, 88, 187-214.

## Chapitre 4 – Stabilité et changement dans l'appareil psychique

1-ATLAN H., *L'Organisation biologique et la théorie de l'information*, Herman, Paris, 1972.

2-ATLAN H., *Entre le cristal et la fumée, Essai sur l'organisation du vivant*, éd. du Seuil, Paris, 1979.

3-BOURGEOIS M., « Génie, création et psychopathologie : quelques travaux récents, Confrontations Psychiatriques », *Créativité*, n° spécial, 1992.

4-BOURGEOIS M., « Psychopathologie et psychobiogénèse du génie et de la créativité », *Ann. Med. Psychol.*, 1993, 151, n° 5, 408-415.

5-BOURGEOIS M., « Génie, créativité et troubles de l'humeur », *Nervure*, 7, 1994.

6-BOURGUIGNON A., *L'Homme fou*, PUF, Paris, 1994.

7-BOURGUIGNON A., « Fondements neurobiologiques pour une théorie de la psychopathologie. Un nouveau modèle », *Psychiatrie Enfant*, 1981, 24, 445-540.

8-CIOMPI L., « Affects as central organising and integrating factors. A new psychosocial/biological model of the psyche », *Brit. J. Psychiatry*, 1991, 159, 97-105.

9-DANTZER R., *L'Illusion psychosomatique*, éd. Odile Jacob, Paris, 1989.

10-EISENSTADT M., HAYNAL A., RENTCHNICK P., DE SENARCLENS P., *Parental loss and achievement*, International Univ. Press, Madison, 1989.

11-FREUD S., *De la technique psychanalytique*, PUF, Paris, 1953.

12-FREUD S., *1916-1917, Introduction à la psychanalyse*, Payot, Paris, 1961.

13-FREUD S., *Œuvres complètes*. Psychanalyse, t. XVI, PUF, Paris, 1991.

14-HAYNAL A., *Les orphelins mènent-ils le monde ?* Stock, Paris, 1978.

15-IREMONGER L., *The Fiery Chariot : a study of British prime ministers and the search for love*, Secker & Warburg, Londres, 1970.

16-JAMISON K.R., *Touched with fire, Manic depressive illness and the artistic temperament*, 1 vol., Free Press, New York, 1993.

17-KOBASA S.C., « Stressful life events, personnality and health : an inquiry into hardiness », *J. Person Soc. Psychol.*, 1979, 37, 1-11.

18-LAPLANCHE J., PONTALIS J.B., *Vocabulaire de la Psychanalyse*, PUF, Paris, 1967.

19-PIAGET J., MOUNOUD P., BRONCKART J.P., *Psychologie*, Gallimard, Paris, 1986.

20-POST F., « Creativity and psychopathology. A study of 291 world-famous men », *Br. J. Psychiatry*, 1994, 165, 22-34.

21-PRIGOGINE I., STENGERS I., *La nouvelle alliance. La métamorphose de la science*, Gallimard, Paris, 1979.

22-THOM R., *Paraboles et catastrophes*, Champs, Flammarion, Paris, 1983.

23-VAILLANT G.E., « Natural history of the male psychological health. Effects of mental health on physical health », *New Engl. J. Med.*, 1979, 1249-1254.

24-VAILLANT G.E., *Ego mechanisms of defense : a guide for clinicians and researchers*, Washington DC, American Psychiatric Press, 1992.

25-VAILLANT G.E., SCHNURR P., « What is a case ? A 25 year study of psychiatric impairment within a college selected for mental health », *Arch. Gen. Psychiatry*, 1988, 45, 313-319.

26-VAILLANT G.E., VAILLANT C.O., « Natural history of male psychological health, XII, A 45 study of predictors of successfull aging at age 65 », *Am. J. Psychiatry*, 1990, 147, 31-37.

27-WIDLOCHER D., « Neurobiologie et psychanalyse », *Rev. internat. Psychopathol.*, n° 2, 1990, 335-356.

**Chapitre 5 – Les effets des événements traumatisants sur notre appareil psychique**

1-ABBAR M., CAER Y., SCHENK L., CASTELNAU D., « Facteurs de stress psychosociaux et conduites suicidaires », *L'Encéphale*, 1993, 19, 179-186.

2-ALBERT E., « Gestion du stress : illusion ou efficacité », *in Stress et anxiété : les faux-semblants*, Upjohn, Paris, 1993, 235-261.

3-Amiel-Lebigre, « Les stressors, évaluations et échelles », *in Stress et anxiété : les faux-semblants*, Upjohn, Paris, 1993, 115-138.

4-AMIEL-LEBIGRE F., PELC I., LAGORCE A., « Événements existentiels et dépression. Une étude comparative de plusieurs types de déprimés » *Ann. méd. psychol.*, 1984, 142, 7, 937-958.

5-ANGST J., VOLRATH M., « The natural history of anxiety disorders », *Actu. Psych. Scandin*, 1991, 84, 446-452.

6-ANISMAN H., ZACHARKO R.M., « La dépression conséquence d'une adaptation neurochimique inadéquate au stress », *British Journal of Psychiatry*, vol. 160, Supplément 15, 1992, 36-44.

7-ANTHONY P.H. WRIGHT, JOHANNA ZILLIACUS, IAISS J., MAC EWEN, DAHLMAN K., « Structure and function of the glucocoticoid receptor », wright/Tova Almlef, Jan Carlstedt, Duke and Jam Ake Gustafsson, J. Steroad, *Biochem. Médec. Biol.*, vol. 47, n° 1-6, 11-19, 1993.

8-AXELSON D.A. et al., « Hypercortisolemic and hippocampal changes in depression », *Psychiatry Research*, 1992, 47, 2, 163-173.

9-BANDURA A., TAYLOR C.B., WILLIAMS S.L., et al., « Catecholamine secretion as a function of perceived coping self-efficacy », *J. Consult. Clin. Psychol.*, 1985, 53, 401-414.

10-BEATO M., « Gene regulation by steroïd hormons », *cell*, 1989, 56, 335-344.

11-BEAUREPAIRE DE R., « Les hyperplasies de l'hypophyse et des surrénales : de nouvelles clés dans la compréhension de la dépression », *Act. Med. Inter.*, Psychiatrie, 1993, 11, 160 : 2327/2329.

12-BEBBINGTON J., Mac GUFFIN B., *Interactive model of depression : the evidence in depression, an intergrative approach*, Herbst and Paykel, ed. Oxford, Heinman medical, 1989.

13-BECK A.T., « Cognitive therapy, 30 years retrospective », *Am. Psychol.*, 1991, 46, 368-75.

14-BECK A.T., RUSH A.J., SHAW B.F., EMERY G., *Cognitive therapy of depression*, Guilford Press, New York, NY, 1979.

15-BOUVARD M.P. et coll. « Évolution de la dépression chez l'enfant et l'adolescent », *L'Encéphale*, Paris, 1993, XIX, 473-9.

16-BOYER P., « Du cerveau neural au concept de neuromodulation permanente », Paris, *Synapse*, n° spécial déc. 1992, 66-71.

17-BRACONNIER A., « Avoir 20 ans ou comment les enfants répondent à un stress », *in Stress et anxiété : les faux-semblants*, Upjhon, Paris, 1993, 187-203.

18-BROCHIER T., OLI J.-P., « Stress et dépression », *L'Encéphale*, 1993, 19, 171-178.

19-BROWN D.G., « Stress as a precipitant factor of eczema », *J. psychosom. Res.*, 1972, 16, 321-327.

20-BROWN G.W., BHROLCHAIN M.N., HARRIS T.O., « Psychotic and neurotic depression, III, Aetiological and backgroung factors », *J. affect. disord.*, 1979, 1, 195-211.

21-Brown G.W., Harris T.O., *The social origins of depression: a study of psychiatric disorders in women.* Tavistock ed. London, Free Press ed,. New York, 1978.

22-Brown G.W., Lemyre L., Bifulco A., « Social factors and recovery from anxiety and depressive disorders. A test of specificity », *BR. J. Psychiatry*, 1992, 161, 44-54.

23-Cannon W.B., 1928, « The mechanism of emotional disturbance of body function ». *New England J. Med.*, 198, 877-884.

24-Castelnau D. et Loo H., « Le stress », *L'Encéphale*, Doin, Paris, numéro spécial, mars 1993.

25-Checkley S., « Précipitation de la dépression par les événements de la vie: mécanismes neuroendocriniens », *British Journal of Psychiatry*, Vol. 160, supplément 15, 1992, 7-17.

26-Chneiwess L., « L'anxiété de performance », *in Stress et anxiété: les faux-semblants*, Upjohn, Paris, 1993, 205-234.

27-Chrousos G.P., Gold Ph. W., « The concepts of stress and stress system disorders », *JAMA*, 1992, 267, 9, 1244-1252, Traduction française résumée in *JAMA* H, 1992, 4, 34, 440-5.

28-Cohen-Cole S., Cogen R., Stevens A. et al., « Psychosocial, endocrine, and immune factors in acute necrotizing ulcerative gingivitis («trenchmouth») », *Psychosom. Med.*, 1981, 43, 91-95.

29-Consoli S., « Psycho-neuro-immuno-modulation: fascinations et pièges », Paris, *Synapse*, n° spécial déc. 1992, 86-90.

30-Consoli S.M., « Stress et appareil cardiovasculaire », *L'Encéphale*, 1993, 19, 163-170.

31-Consoli S., « Stress et personnalité », *in Stress et anxiété: les faux-semblants*, Upjhon, Paris, 1993, 161-185.

32-Conte-Devolx B., Guillaume V., Grino M., Boudouresque F., Magnan E., Cataldi M., Olivier C., « Stress. Aspects neuroendocriniens », *L'Encéphale*, 1993,19, 143-146.

33-Cote G., Barlow D., Shipherd, « Le coping dans les états anxieux », *in Stress et anxiété: les faux-semblants*, Upjohn, Paris, 1993, 139-160.

34-Cyrulnik B., *Les Nourritures affectives*, éd. Odile Jacob, Paris, 1991.

35-DANTCHEV N., « Stratégie de « coping » et « pattern A » coronarogène », *Rev. Med. Psychosom.*, 1989, 30, 21-9.

36-DANTZER R., *L'Illusion psychosomatique*, éd. Odile Jacob, Paris, 1989.

37-DANTZER R., « Stress and disease : a psychobiological perspective », *Ann. Behav. Med.*, 1991, 13, 205-210.

38-DANTZER R. (Fr), « Psychologie du stress », *in Stress et anxiété : les faux-semblants*, 1993, Upjhon, Paris, 57-91.

39-DANTZER R., KELLEY K.W., « Stress and immunity : an integrated view of relationships between nervous and immune systeme », *Life Science*, 1989, 44, 1995-2008.

40-DAVIDSON F., PHILIPPE A., *Suicide et tentatives de suicides aujourd'hui. Étude épidémiologique*, INSERM/Doin, Paris, 1986.

41-DAY G., « Psychosomatic approach to pulmonary tuberculosis », *Lancet*, 1951, 1, 1025-1028.

42-DE KLOET E.R., JOEL M., OITZL M., SUTANTO W., « Implication of brain corticosteroid diversity for the adaptation syndrome concept ». *In* JASMIN G., CANTIN M., *Stress revisited, I, Neuroendocrinology of stress*, 1992, Karger, Basel, 104-132.

43-DELBENDE C., DELARUE C., LEFEBVRE H., TRANCHAND BUNEL D., SZAFARCZYK, MOCAER E., KAMOUN A., JÉGOU S., VAUDRY H., « Glucocorticoïdes, transmetteurs de stress », *British Journal of Psychiatry*, vol. 160, supplément 15, 1992, 24-35.

44-DESMOTES-MAINARD J., « L'hypothalamus : une fenêtre ouverte aux inconscients », Paris, *Synapse*, n° spécial déc. 1992, 62-65.

45-DOROVINI-ZIS K., ZIS A.P., « Increased adrenal weight in victims of violent suicide », *Am. J. Psychiatry*, 1987, 144, 9, 1214-1215.

46-ELKIN I., SHEA M.T., WATKINS J.T. et al., « National Institute Of Mental Health : treatment of depression collaborative research program : general effectiveness of treatments ». *Arch. Gen. Psychiatry*, 1989, 46, 971-82.

47-FERRERI M., VACHER J., ALBY J.M., « Événements de vie et dépression », EMC, *Psychiatrie*, Paris, 1987, 37 879 A, 10, 2-10.

48-FINLAY-JONES R., « Anxiety », *in* BROWN W.G., HARRIS T., *Life events and illness*, Guilford Press, London, 1989, 95-112.

49-FINLAY-JONES R., BROWN W.G., « Types of stressful life events and the onset of anxiety and depressive disorders », *Psychol. Med.*, 1981, 11, 803-815.

50-FRANKENHAEUSER M., « Psychobiological aspect of life stress ». *In* S. LEVINE and H. URSIN, *Coping and health*, NY, Plennum Press, 1980, 203-224.

51-FREUD S., 1920, « Au-delà du principe de plaisir », *in Essai de psychanalyse*, Payot, Paris, 1967.

52-FREUD S., « Névrose d'angoisse », *in Névrose, psychose et perversion*, Payot, 1978, 17-38.

53-GALINOWSKI A., « Le test à la dexaméthasone dans la dépression », *Ann. Psychiat.*, 1987-2, 1 : 27-37.

54-GEORGE W. et coll., « Clinical and psychosocial origins of chronic depressive episodes : a community survey », *British Journal of Psychiatry*, 1994, 165, 1447-456.

55-GOLD P.W., « Stress responsive neuromodulators », *Biol. Psychiatry*, 1988, 24, 371-4.

56-GOLD P.W., CHROUSOS G., KELLNER C., POST R., ROY A., AVGERINOS P., SCHULTE H. OLDFIELD E., LORIAUX D.L., « Psychiatric implications of basic and clinical studies with corticotropin-releasing factor », *Am. J. Psychiatry*, 1984, 141 : 619-627.

57-GOLD P.W., GOODWIN F.K., CHROUSOS G.P., « Clinical and biochemical manifestations of depression », *New Engl. J. Med.* , 1988, 319 : 348-353, 413-420.

58-GOLDMEIER D., JOHNSON D., « Does psychiatric illness affect the reccurence rate of genital herpes ? », *Br. J. Vener. Dis.*, 1982, 58, 40-43.

59-GRAY J., *The neuropsychology of anxiety an inquiry into the firmation of septo-hippocampal system*, Oxford University Press, 1982.

60-GRAY J., *The psychology of fear and stress*, Cambridge University Press, Cambridge, 1987.

61-GRONEMEYER H., « Transcription activation by nuclear receptor », *Journal of receptor research*, 13 (1-4), 667-691, 1993.

62-HANTOUCHE E., BROCHIER T., « Aspects neurobiologiques du trouble stress post-traumatique », *Synapse*, Paris, 1994, 107, 39-44.

63-HARDER D.W., STRAUSS J.S., KOKES R.F., « Life events and psychopathology severity among first psychiatric admissions », *J. abnorm. Psychol.*, 1980, 89, 165-180.

64-HARDY P., GORWOOD P., « Poids des événements de vie dans l'évolution des dépressions », *l'Encéphale*, Paris, 1993, XIX, 481, 9.

65-HAYNES S.G., FEINLEIB M., KANNEL W.B., « The relationship of psycho-social factors to coronary heart disease in the Framingham study III, Eight-year incidence of coronary heart disease », *AM. J. Epidemiol.*, 1980, 111, 37-58.

66-HENRY J.P., « Neuroendocrine patterns of emotional response », *in* PLUTCHIK R., KELLERMAN H., *Emotion : theory, research and experience*, Academic Press, Orlando, 1986, vol. 3, p 37-60.

67-HENRY J.P., STEPHENS P.M., *Stress, health and the social environment : a sociobiologic approach to medecine*, Springer, New York, 1977.

68-HOLMES T.H., RAHE R.H., « The social reajustment rating scale », *J. Psychosom. Res.*, 1967, 11, 213-218.

69-HOMO-DELARCHE F., BACH J.F., « Mise à jour des réseaux immuno-neuroendocriniens », Paris, *Synapse*, n° spécial déc. 1992, 80-85.

70-HOUSTON B.K., « Regulation of alpha and beta componrents of adrenergic cyclic AMP response in cortex », *Europ. J. Pharmaco.*, 1987, 141, 347-356.

71-HOUSTON B.K., « Cardiovascular and neuroendocrine reactivity global type A and components of type A behavior », *in* HOUSTON B.K., SYNDER CR., *Type A behavior pattern : research, theory and intervention*, John Wiley and Sons Inc, New York, NY, 1988, 212-253.

72-JEMMOTT J.B., BORYSENKO M, BORYSENKO J.Z. et al., « Academic stress, power motivations, and decrease in secretion rate of salivary secretory IgA », *Lancet*, 1983, 1, 1400-1402.

73-JENKINS C.D., « Appraisal and implication for theorical development », *Milkbank Memorial Fund Quartely*, 1967, 65, 141-152, 75.

74-JENKINS C.D., ZYZANSKI S.J., ROSEMAN R.H., *The Jenkins activity survey for health prediction.* The psychological corporation, New York, 1979.

75-KASL S.V., EVANS A.S., WEIDERMANN J.C., « Psychosocial risk factors in the development of infectious mononucleosis », *Psychomo. Med.*, 1979, 41, 445-446.

76-KEITNER I.G., MILLER I.W., « Family functioning and major depression : an overview », *Am. J. Psychiatry*, 1990, 147, 1028-1037.

77-KIECOLT-GLASER J.K., STEPHENS R.E., LIPETZ P.D. et al., « Distress and DNA repair in human lymphocytes », J. Behav. Med., 1985, 8, 311-320.

78-KLEIN D.F., « La physiologie et les troubles anxieux », *in Stress et anxiété : les faux-semblants*, Upjhon, Paris, 1993, 93-94.

79-KRISHNAN K.R.R., DORAISWANY P.M., LURIE S.N., FIGIEL G.S., HUSAIN M.M., BOYKO O.B., ELLINWOOD E.H., NEMEROFF C.B., « Pituitary size in depression », *J. Clin. Endocrinol. Metab.*, 1991, 72, 2 : 256-259.

80-LABORIT H., *L'Inhibition de l'action*, Masson, Paris, 1979.

81-LAZARUS R.S., FOLKMAN S., *Stress, apraisal and coping*, Springer, New York, 1984.

82-LAZARUS R.S., *Psychological stress and the coping process*, Mac Graw-Hill, New York, 1966.

83-LÉGERON, « Stratégies comportementales et cognitives dans la gestion du stress », *L'Encéphale*, 1993, 19, 193-202.

84-LEVINE S., URSIN H., *Coping and health*, Plenun Press, New York, 1986.

85-LLOYD C., « Life events and depressive disorder reviewed : I, Events as predi-posing factors », *Arch. Gen. Psychiatry*, 1980, 37, 529-35.

86-LOO H., LOO P., *Le Stress permanent, Médecine et psychothérapie*, Masson, Paris, 1986.

87-Mac EWEN et coll., « Stress et processus pathogène chez l'individu », *JAMA*, 1994, volume 19, n° 287, 35-44.

88-Mac EWEN B.S., GOULD E.A., SAKAI R.R., « Vulnérabilité de l'hippocampe aux effets protecteurs et destructeurs des glucocorticoïdes en relation avec le stress », *British Journal of Psychiatry*, vol. 160, supplément 15, 1992, 18-23.

89-MICHEL H., BLANC P., « Stress et appareil digestif », *L'Encéphale*, 1993,19, 147-152.

90-MIRSKY L.A., « Emotional factors in the patient with diabetes mellitus », *Bull. Menninger Clin.*, 1948, 12, 187-194.

91-NEILSON E., BROWN G.W., MARMOT M., « Myocardial infarction », *in* BROWN G.W., HARRIS T., *Life events and illness*. Guilford Press, London, 1989, 312-342.

92-NEMEROFF C.B., KRISHNAN K.R.R., REED D., LEDER R., BEAM C., DUNNICK N.R., « Adrenal gland enlargement in major depression. A computed tomographic study », *Arch. Gen. Psychiatry*, 1992, 49 : 384-387.

93-PARKER G., TENNANT C., BLIGNAULT I., « Predicting improvement in patients with non-endogenous depression », *Br. J. Psychiatry*, 1985, 146, 132-9.

94-PATEL C.C., *The complete guide to stress management*, Plenum Press, New York, 1991.

95-PAYKEL E.S., MYERS J.K., DIENELT M.N., KLERMAN G.L., LINDENTHAL J.J., PEPPER M.P., « Life events, depressive relapse and maintenance treatment », *Psychol. Med.*, 1969, 6, 481-485.

96-PAYKEL E.S., MYERS J.K., DIENELT M.N. et al., « Life events and depression, a controlled study », *Arch. Gen. Psychiatry*, 1969, 21, 753-60.

97-PAYKEL E.S., PRUSOFF B.A., MYERS J.K., « Suicide attempts and recent life events. A controlled study », *Arch. Gen. Psychiat.*, 1975, 32, 327-333.

98-PAYKEL E.S., TANNER J., « Life events, depressive relapse and maintenance treatment », *Psychol. Med.*, 1976, 6, 481-485.

99-PAYKEL E.S., « Life events research in depressive disorders », *in Prevention and treatment of depression*, University Prak Press, Baltimore, 1981, 16, 139-150.

100-PERRIS H., « Life events and depression, part 2, Results in diagnostic subgroups, and in relation to the recurrence of depression », *J. Affective Disord*, 1984, 7, 25-36.

101-PERRUDET-BADOUX A., « Les facteurs de stress : les problèmes que pose leur évaluation », *Cahiers anthropol. Biol. hum.* , 1987, 5, 3-4, 187-204.

102-POPOVA N., KULIKOV A., NIKULINA E., KOZLACHKOVA E., MASLOVA G., « Serotonin metabolism and serotoninergic receptors in Norway rats selected for low aggressiveness to man », *Agressive Behav.*, 1990, 17, 207-213.

103-POST R.M., « Transduction of psychosocial stress into the neurobiology of recurrent affective disorders ». *Am, J. Psychiatry*, 1992, 149, 8, 999-1010.

104-REILLY J.P., *Le Rôle du système nerveux en pathologie rénale*, Masson, Paris, 1942.

105-RIVOLIER J., *L'Homme stressé*, PUF, Paris, 1992.

106-RIVOLIER J., « Stress et émotions. Aspects biologiques et cognitifs », *Psychol. Méd.*, 1992, 24, 3, 257-260.

107-RIVOLIER J., « Le concept de stress », *in Stress et anxiété : les faux-semblants*, Upjhon, Paris, 1993, 11-55.

108-RODIN J., « Managing the stress of ageing ; the role of control and coping », *in* S. LEVINE and H. MURISON, *Coping and health*, New York, Plenum Press, 1980.

109-ROSENMAN R.H., « Role of type A behavior pattern in the pathogenesis and pronostics of ischemic heart disease », *Adv. Cardiol.*, 1982, 29, 77-84.

110-RUBIN R.T. et al., *Arch. Gen. Psychiatry*, 1995, 52 : 213-218.

111-SAPOLSKY R.M., « Glucocorticoids and hippocampal damage », *Trends Neurosci.*, 1987, 10, 346-349.

112-SAPOLSKY R., KREY L., Mc EWEN B.S., « Neuroendocrinology of stress and aging : the glucocorticoid cascade hypothesis », *Endocrine Rev.*, 1986, 7, 284-301.

113-SAPIR M., *La relaxation à inductions variables*, La Pensée sauvage, Grenoble, 1993.

114-SCHULTZ J.H., *Le Training autogène*, PUF, Paris, 1958.

115-SCOTT J., « Chronic depression », *BR. J. Psychiatry*, 1988, 153, 287-97.

116-SELYE H., « A syndrome producted by diverse nocuous agents », *Nature*, 1936, 38, 2, 4, July, 32.

117-SELYE H., « Stress in health and disease », *Butterwork*, Boston, 1976, 1256 pages.

118-SEVILLE R.H., « Psoriasis and stress I » : *Brit. J. Derm.*, 1977, 97, 297-301.

119-SEVILLE R.H., « Psoriasis and stress II » : *Brit. J. Derm*, 1978, 98, 151-153.

120-SHEA M.T., ELKIN I. et al., « Course of depressive symptoms over follow-up : findingd from the national institute of mental health treatment of depression collaborative research program », *Arch. Gen. Psychiatry*, 1992, 49, 782-787.

121-SOUZA A.L., « Receptors in rate are altered by adrenalectomy », 1986, 381, 176-181.

122-STEPTOE A., « Psychobiological stress responses », *in* M. JOHNSTON, L. WALLACE, *Stress and medical procedures*, Oxford University Press, 1990.

123-SUOMI S.J., « New studies of social development in rhesus monkeys ». *Verh. Dtsch. Zool. Ges.*, 1984, 77, 37-44.

124-SUOMI S.J., « Genetic and maternal contributions to individual differences in rhesus monkey biobehavioral development », *in* KRASNAGOR N (ed), *Psychobiological aspect of behavioral development*, New York Academic, 1986, 397-420.

125-SZAFARCYZYK A., IXART G., GAILLET S., SIAUD P., BARDANEL G., MALAVAL F., ASSENMARCHER I., « Stress. Données neurophysiologiques », *L'Encéphale*, 1993, 19, 137-142.

126-TENNANT C., BEBBINGTON P., HURRY J., « The short-term outcome of neurotic disorders in the community : the relation of remission to clinical factors and to "neutralising" life events », *Br. J. Psychiatry*, 1981, 139, 213-20.

127-TIGNOL J., MARTIN C., *Évaluation des soins en Psychiatrie. Rapport au Congrès de Psychiatrie et de Neurologie de langue française*, Tome III, 1 vol., Masson, Paris, 1992.

128-VAUGHN C.E., LEFF J.P., « The influence of family and social factors on the course of psychiatric illness », *Br. J. Psychiatry*, 1976, 129, 125-37.

129-VAUGHN C., LEFF J., « The measurement of expressed emotion in the families of psychiatric patient », Brit. J. Soc. Clin. Psychol., 1976, 15, 157-165.

130-VINGERHOETS A.J., FLORH P.J., « Type A behaviour and self-reports of coping preferences », *Br. J. Med. Psychol.,* 1984, 57, 15-21.

131-WILLIAMS R.B. Jr., LANE J.D., KAHN C.M., SCHANBERG S.M., « Type A behavior and elevated physiologic and neuroendocrine response to cognitive tasks », *Science* 1982, 218, 483-6.

132-YEHUDA R. et al., « Interactions of hypothalamic-pituitary-adrenal axis ant the catecholaminergic system in post-traumatic stress disorder », *in* GILLER E.L., *Biological assessment and treatment of post-traumatic stress disorder*, American Psychiatric Press, Washington, 1990, 115-34.

## DEUXIÈME PARTIE

### Chapitre 2 – L'anxiété

1-ADÈS J., ROUILLON F., *Les États névrotiques*, Upjohn, Paris, 1992.

2-ALNEAS R., TORGERSEN S., « The relationship between DSM III symptom disorders (axis I) and personnality disorders (axis II) in an outpatient population », *Acta Psychiatr. Scand.*, 1988, 78, 485-492.

3-AMERICAN PSYCHIATRIE ASSOCIATION, *Diagnostic and statistical manual of mental disorders*, IV, APA, Washington, 1993.

4-ANDERSON D.J., NOYES R., CROWE R.R., « A comparison of panic disorders and generalized anxiety disorder », *Am. J. Psychiatry*, 1984, 141, 573-575.

5-BARLOW D.H., *Anxiety and its disorders*, Guilfford press, New York, 1988, 698.

6-BARLOW D.H., BLANCHARDE B., VERMILYEA J.A. et al., « Generalized anxiety and generalized anxiety disorder : description and reconceptualisation », *Am. J. Psychiatry*, 1986 (a), 143, 40-44.

7-BECK A.T., CLARCK D.A., 1988, « Anxiety and depression : an information processing perspective », *Anxiety Res.*, 1, 23-30.

8-BECK A.T., EMERY G., *Anxiety disorders and phobias : a cognitive perspective*, Basic Books eds, New York, 1985.

9-BERG I., « School phobia in the children of agoraphobic women », *Br. J. Psychiatry*, 1976, 128-186.

10-BERG I., BUTLER A., PRITCHARD J., « Psychiatric illness in the mothers of school-phobic adolescents », *Br. J. Psychiatry*, 1974, 125, 466-467.

11-BOULENGER J.P., « Troubles anxieux paroxystiques (trouble panique) et agoraphobie : Aspects cliniques », *in* BOULENGER J.P., GOUREAU J.P., *L'Attaque de panique : un nouveau concept*, Château-du-Loir, 1987, 1 vol., 79-114.

12-BOULENGER J.P., BISSERBE J.C., PERIER N., ZARIFIAN E., « Perturbations cognitives et pathologie anxieuse », *Psychiatr. Psychobiol.*, 1988, 125 s-129 s.

13-BOWEN R.C., CIPYWNYK D., D'ARCY C., KEEGAN D., « Alcoholism, anxiety disorders and agoraphobia », *Alcohol. Clin. Exp. Res.*, 1984, 8, 48-50.

14-BOWLBY J., *L'Angoisse*, PUF, Paris, 1945.

15-BREIER A., CHARNEY D.S., *The natural course of agoraphobia panic disorders*, Paper to APA, Dallas, may 1985.

16-BREIER A., CHARNEY D.S., HENINGER G.R., « Agoraphobia with panic attacks. Development diagnostic stability, and course of illness », *Arch. Gen. Psychiatry*, 1986, 43, 1029-1036.

17-BROWN C.S., RAKEL R.E., WELLS B.G., DOWNS J.M., AKISKAL H.S., « A practical update on anxiety disorders and their pharmacologic treatment », *Arch. Intern. Med.*, 1991, 151, n° 5, 873-884.

18-CHNEIWEISS L., « Les phobies sociales », *Abstract Neuro & Psy* bimensuel n° 95, 1993.

19-CHNEIWEISS L., ALBERT E., *Stress et Anxiété : les faux-semblants*, Upjohn, Paris, 1993.

20-CLONINGER C.R., MARTIN R.L., CLAYTON P., GUZE S.B., « A blind follow up and family study of anxiety neurosis : preliminary analysis of the St Louis 500 », *in* D.F. KLEIN et J. RABKIN, *Anxiety : new research and changing concepts*, Raven Press, New-York, 1981, 137-154.

21-DARCOURT G. et al., *Internat-Psychiatrie*, Heures de France, Thoiry, 1993.

22-FREUD S., « Obsessions et phobies. Leur mécanisme psychique et leur étiologie », *Revue Neurologique*, 1895, 3, 33-38.

23-FREUD S., *1905-1918, Cinq psychanalyses*, PUF, Paris, 1954.

24-FREUD S., 1926, *Inhibition, symptôme et angoisse*, PUF, Paris, 1965.

25-FREUD S., « Le cas du petit Hans : une phobie », *in Cinq Psychanalyses*, PUF, Paris, 1954.

26-FREUD S., « Remarques sur un cas de névrose obsessionnelle : L'homme aux rats », *in Cinq Psychanalyses*, PUF, Paris, 1954, 199-253.

27-GORMAN J.M., « Generalized anxiety disorders », *in* D.F. KLEIN *Modern Problems of pharmacopsychiatry*, vol. 22 *Anxiety*, Karger, Basel, 1987 (b), 127-140.

28-GRAY J.A., « Modélisation de l'anxiété : le système limbique. Les nouveaux aspects de l'anxiété », in *Psychiatrie*, 1986, 3 (suppl.), 11-13.

29-GRAY J.A., *The neuropsychology of anxiety : an enquiry into the functions of septo-hippocampal system*, Oxford University Press, Oxford, 1982.

30-GREENBERG D., STRAVINSKI A., « Patients who complain of social dysfunction », *Canad. J. Psychiatry*, 1985, 30, 206-216.

31-JANET P., *Les obsessions et la psychasthénie* (1903), 2 volumes, Reprint Arno Press Inc., New York, 1976.

32-KATON W., VITALINO P.P., ANDERSON K. et al., « Panic disorder : residual symptoms after the acute attacks abate », *Compr. Psychiatry*, 1987 (b), 28, 151-158.

33-KLEIN D.F., FINK M., « Psychiatric reaction patterns to imipramine », *Am. J. Psychiat.*, 1962, 432-438.

34-KLEIN D.F., « Anxiety reconceptualized », in KLEIN, RABKIN, *Anxiety : new research an changing concepts*, Raven Press ed. New-York, 1981, 192.

35-KLEIN D.F., « Anxiety reconceptualized. Gleaning from pharmacological dissection-early experience with imipramine and anxiety », *in* D.F. KLEIN, *Modern Problems of Pharmacopsychiatry*, vol. 22 *Anxiety*, Karger, Basel, 1987, 1-35.

36-LEBOYER M., LÉPINE J.P., « L'anxiété est-elle héréditaire ? », *L'Encéphale*, 1988, 14, 49-52.

37-Lempérière Th., Féline A., Gotmann A., Adés J., Pilate C., *Psychiatrie de l'adulte*, Masson, Paris, 1982, 430.

38-Lépine J.P., « Étude épidémiologique des troubles anxieux et phobiques en Europe », *Synapse*, 1988, 41, 26-39.

39-Lépine J.P., Chignon J.M., *L'Anxiété*, Bristol Myers Squibb, Paris, 1993.

40-Lépine J.P., Chignon J.M., Teherani M., « Suicidal behaviour and onset of panic disorder », *Arch. Gen. Psychiatry*, 1991, 48, 668-669.

41-Lépine J.P., Lellouch J., Lovell A., Teherani M., Pariente P., *L'Épidémiologie des troubles anxieux et dépressifs dans une pop. gén. française*, Confr. Psychiatriques (sous presse).

42-Loo P., Loo H., *Le Stress permanent*, Masson, Paris, 1986.

43-Marks I.M., « Le syndrome d'agoraphobie », Act. Méd. Inter., *Psychiatrie*, 1986, 3 (suppl. 22), 78-89.

44-Marks I.M., *Fears, phobias and rituals*, Oxford University Press, New York, 1987.

45-Mavissikalian M., Hamann M.S., « Correlates of DSM III personality disorder in panic disorder and agoraphobia », *Compr. Psychiatry*, 1988, 29, 535-544.

46-Mavissikalian M., Hamann M.S., Jones B., « A comparison of DSM III personality disorder in panic/agoraphobia and obsessive disorder », *Compr. Psychiatry*, 1990, 31, 238-244.

47-Meyer V., « Modification of expectations in cases with obsessionnal rituals », *Behaviour Research and Therapy*, 1966, 4, 273-280.

48-Organisation Mondiale de la Santé, *Classification internationale des troubles mentaux et des troubles du comportement*, C.I.M., 10, Masson, Paris, 1993.

49-Redmond D.E. Jr, « Alterations in the function of locus coeruleus nucleus : a possible model for studies of anxiety », *in* Hannin I., Usdin E., *Animal models in psychiatry and neuro.*, Pergamon Press, Elmsford, New York, 1977, 293.

50-Reich J., Troughton E., « Personality disorders in patients with panic disorder : comparison with psychiatric and normal control subjects », *Psychiatry Res.*, 1988 (a), 26, 89-100.

51-Reich J., Troughton E., « Comparison of DSM III personality disorders in recovered depressed and panic disorder patients », *J. Nerv. Ment. Dis.*, 1988 (b), 176, 300-304.

52-RIVOLIER J., *L'Homme stressé*, PUF, Paris, 1992.

53-ROSS H.E. GLASSER F.B., GERMANSON T., « The prevalence of psychiatric disorders in patients with alcohol and other drug problems », *Arch. Gen. Psychiatry* 1988, 45, 1023-1031.

54-ROUILLON F., « Consommation de benzodiazépines », *Dépendances*, vol. 5, n° 1, 1993.

55-SOUBRIÉ Ph., « Reconciling the role of central serotonin neurons in human and animal behavior », *The behavior and brain sciences*, 1986, 9, 319-364.

56-SQUIRES R.F., BRAESTRUP C., « Benzodiazepine receptors in rat brain », *Nature*, 1977, 266, 732-734.

57-THYER B.A., PARRISH R.T., HIMLE J. et al., « Alcohol abuse among clinically anxious patients », *Behav. Res. Ther.*, 1986, 2, 357-359.

58-TYRER P., LADER M.H., « Response to propranolol and diazepam in somatic and psychic anxiety », *Br. Med. J.* , 1974, 2, 14-16.

59-TYRER P., SEIVEWRIGHT N., FERGUSON B. et al., « The Nottingham study of neurotic disorder : relationship between personality status and symptoms », *Psychol. Med.*, 1990, 20, 423-431.

60-VON KORFF M.R., EATON W.W., KEYL P.M., « The epidemiology of panic attacks and panic disorder. Results of three community surveys », *Am. J. Epidemiology*, 1985, 122, 6, 970-981.

61-WEISS K.J., ROSENBERG D.J., « Prevalence of anxiety disorder among alcoholics », *J. Clin. Psychiatry*, 1985, 46, 3-5.

62-WESTPHAL C., « Die agoraphobie eine neuropatische erscheinung », *Arch. für psychiatrie und nervenkrankheiten*, 1871-72-3, 138-161, trad. française, par T. Tranquez dans *Synapse*, mars 1985, n° 11, 28-40.

63-WIDLOCHER D., « Anxiété et programme d'action », *Psychiatrie et Psychobiol.*, 1988, 3 s, 155-159.

64-WOODRUFF R.A., GUZE S.B., CLAYTON P.J., « Anxiety neurosis among psychiatric outpatients », *Compr. Psychiatry*, 1972, 13, 165-170.

**Chapitre 3 – La dépression**

1-AKISKAL H.S., « Disthymic disorder : psychopathology of proposed chronic depressive subtypes », *Am. J. Psychatric*, 1983-140 : 11-20.

2-AKISKAL H.S., ROSENTHAL T.H., HAYKAL R.F. et al., « Charactero-logical depressions : clinical and sleep EEG findings separating "subaffective dysthymias" from "character-spectrum" disorders », *Arch. Gen. Psychiatry*, 1980, 37 : 777-783.

3-ALLILAIRE J.F., « Les dysthymies. Point de vue psychopathologique », *L'Encéphale*, 1992, XVIII : 687-694.

4-ALLILAIRE J.F., « Introduction sur les dépressions chroniques et les dépressions résistantes », *L'Encéphale*, 1993, 19, 371-374.

5-ARANA G.W. et al., « Dexamethasone for the treatment of depression : a Randomized, Placebo-Controlled, Double-Blind Trial », *Am. J. Psychiatry*, 1995-152 : 265-267.

6-ASNIS G.M. et al., « Atypical Depression : Clinical Aspects and Noradrenergic Function », *Am. J. Psychiatry*, 1995, 152 : 31-36.

7-BAUTRANT T., PLANCHE F., REYNAUD M., « Chronobiologie du sommeil et syndrome dépressif », *Synapse*, 100, 102-105.

8-BERNARD J.C., « Brain Mechanisms in Manic Depression », *Clinical Chemistry*, 1994, 40-2 : 303-308.

9-BOURGEOIS M., « Clinique des troubles bipolaires de l'humeur », *Synapse*, 1991, Sept, 40-53.

10-BOUVARD M.P., PARIS P., DUCAS M., « Évolution de la dépression chez l'enfant et l'adolescent », *L'Encéphale*, 111 993-XIX : 473-479.

11-BOYER P., « Caractérisation neuro-hormonale des états dépressifs et des états anxieux »., *in* DARCOURT G., PRINGUEY D., *Anxiété, dépression, rupture ou continuité*, Marketing Ed. Paris, 1987 : 228-235.

12-BOZARTH M.A., « Ventral tegmental reward system », *in Brain reward Systems and Abuse*, Oreland, H. Engel eds., Raven Press, New York, 1987, 1-17.

13-BURNNEY W.E. Jr., DAVIS J.M., « Norepinephrine in depressive reactions : a review », *Arch. Gen. Psychiatric*, 1965-13 : 483-494.

14-CANDITO M., SOUETRE E., PRINGUEY D., KREBS B., CHAMBON P. DARCOURT G., « Dosage du cortisol sérique horaire pendant 24 h par enzymo-immunologie dans la dépression », *Path. Biol.*, 1990-38, (7) : 690 693.

15-CHRISTENSEN L., KRISTENSEN C., GRAM L., CHRISTENSEN P. PEDERSEN O., KRACH SORENSEN O., « Afternoon plasma cortisol in depressed patients : a measure of diagnosis or severity ? », *Life Sci.*, 1983-32 : 617-623.

16-DARCOURT G., PRINGUEY D., *Anxiété-Dépression*, Ellipses, Paris, 1985.

17-DARCOURT G., PRINGUEY D., « Rythmes biologiques de la dépression et de l'anxiété », *in Anxiété-Dépression*, Ellipses, 1985.

18-DEBRAY D., *Vivre avec une dépression*, éd. du Rocher, Paris, 1992.

19-FÉLINE A., « Les dépressions hostiles », *in* FÉLINE A., HARDY P., de BONIS M., *La dépression, études*, Masson, Paris, 1991.

20-FÉLINE A., *La dépression, études*, Masson, Paris, 1991.

21-GARCIA-SEVILLA J.A., JOIMON J., GARCIA-VALLEJO P., FUSTER M.J., « Platelet alpha2-adrenergic receptors in major depressive disorder », *Arch. Gen. Psychiatry*, 1991-48 : 1327-1333.

22-GOLD P.W., CHROUSOS G., KELLNER C., POST R., ROY A., AVGERINOS P., SCHULTE H. OLDFIELD E., LORIAUX D.L., « Psychiatric implications of basic and clinical studies with corticotropin-releasing factor », *Am. J. Psychiatry*, 1984-141 : 619-627.

23-GOLD P.W., GOODWIN F.K., CHROUSOS G.P., « Clinical and biochemical manifestations of depression », *New Engl. Med. J.*, 1988-319 : 348-353, 413-420.

24-GOLDENBERG F., « Le sommeil et les rythmes biologiques dans la dépression. Modifications induites par les antidépresseurs » *Neurophysiol. Clin.*, 1993-23 : 487-515.

25-HALBREICH U., ASNIS G.M. et al., « Cortisol secretion in endogenous depression, basal plasma levels », *Arch. Gen. Psychiatry*, 1985-42 : 909-914.

26-HALBREICH U., LUMLEY L.A., « The multiple interactional biological processes that might lead to depression and gender differences in its appearance », *J. Affect. Dis.*, 1993-29 : 159-173.

27-HARDY P., GORWOOD P., « Poids des événements de la vie dans l'évolution des dépressions », *L'Encéphale*, 1993-XIX : 481-489.

28-HEALY D., WATERHOUSE J.M., « The circadian system and affective disorders : checks of rythms ? », *Chronobiol Intern.*, 1990-7 : 5-10.

29-HOLSBOER F., VON BARDELEBEN U., BULLER R., HEUSER I., STEIGER A., « Stimulation response co corticotropin-releasing hormone (CRH) in patients with depression, alcoholism and panic disorder », *Horm. Metab.*, 1987-16 (suppl.) : 80-88.

30-KLEIN H.E., BERGER M., « The pitffalls of the dexamethanose suppression test : a biological marker of endogenous depression ? », *Hum. Psychopharmacol*, 1987-2 : 85-103.

31-LEFKOWITZ R.J., HOFFMAN B.B., TAYLOR P., « Neurohumoral transmission : the autonomic and somatic motor nervous systems », *in* GILMAN A.G., RALL T.W., NIES A., TAYLOR P., *The Parmacological Basis of Therapeutic*, Pergamon Press, New York 1992, 111-112.

32-LEMOINE P., MOURET J., « Les temps de la dépression », *Psychiat. Psychobiol.*, 1988-3 : 11-18.

33-LESUR A., LEVY D., « Aspects chronobiologiques des dépressions », *in* OLIÉ J.P., POIRIER M.F., LOO H., *Les Maladies dépressives*, Flammarion, Paris, 1993.

34-LINKOWSKI P., MENDLEWICZ J., KERHOPS M., « 24-hour profiles of adrenocorticotropin, cortisol, and growth hormone in major depressive illness : effect of antidepressant treatment », *J. Clin. Endocrinol. Metab.*, 1987-65 : 141-152.

35-LOO H. « Bilan des recherches biologiques dans la dépression chez l'homme », *Psychol. Med.*, 1987-19 : 2031-2055.

36-MANJI H.K., « G proteins : implications for psychiatry », Am. J. Psychiatry, 1992-1149 : 746-760.

37-MC EWEN B.S., « Stress et hippocampe. Le point sur les connaissances actuelles », *Presse Méd.* , 1991-20, 37 : 1801-1806.

38-MC EWEN B.S., WEISS J., SCHWARTZ L., « Selective retention of corticosterone by limbic structures in rat brain », *Nature*, 1968-22 : 911-912.

39-MENDLEWICZ J., *Acquisitions en psychiatrie biologique*, Masson, 1992, 14-15.

40-MONTIGNY (de) et al., « Lithium carbonate addition in tricyclic antidepressant resistant unipolar depression », *Arch. Gen. Psychiatry* , 1983-40 : 1327-1334.

41-OLIE J.P., BROCHIER T., WEIL A.M., « Thérapeutiques des dysthymies ? », *L'Encéphale*, 1992-XVIII : 743-751.

42-OLIE J.P., HARDY P., AKISKAL H. et al., *Psychoses maniaco-dépressives*, Doin, Paris, 1993, 160 p.

43-OLIE J.P., POIRIER M.F., LOO H., *Les Maladies dépressives*, Flammarion, Paris, 1993.

44-POIRIER M.F., « Critères psychobiologiques de guérison », *L'Encéphale*, 1993, XIX : 451-458.

45-Poirier-Littre M.F., Loo H., « Facteurs non spécifiques de variations des paramètres biologiques étudiés en psychiatrie biologique », *Ann. Med. Psychol.*, Paris, 1992-150 : 181-186.

46-Post R.M., « Transduction of Psychosocial Stress Into the Neurobiology of Recurrent Affective Disorder », *Am. J. Psychiatry*, 1992-149 : 999-1010.

47-Pringuey D. Feuillade P., Belugou J.L., « Sommeil, rythmes biologiques et dépression », *Neuropsy*, 1991-(6) : 382-393.

48-Quitkin F.M., « Poids des facteurs de personnalité dans la dépression », *L'Encéphale*, 1993-XIX : 491-492.

49-Reitveld W.J., « The suprachiasmatic nucleus and other pacemakers », *in* Y. Touitou, E. Haus., *Biologic rhythms in clinical and laboratory medecine*, Berlin, Verlag, 1992, 55-64.

50-Reynaud M., « L'environnement des dysthymies », *L'Encéphale*, 1992-XVIII : 775-780.

51-Richelson E., « Biological basis of depression and therapeutic relevance », *J. Clin. Psychiatry*, 1991-53 (suppl.) : 4-10.

52-Rosenthal N.E., « Editorial : plasma melatonin as a measure of the human clock », *J. Clin. Endocrinol Metab.*, 1991-73 : 225-226.

53-Sachar E.J., Hellman L., Roffwarg H.P. et al., « Disrupted 24-hour patterns of cortisol secretion in psychotic depression », *Arch. Gen. Psychiatry*, 1973-28 : 19-24.

54-Sapolsky R.M., Krey L.C., Mc Ewen B.S., « The neuroendocrinology of stress and aging : the glucocorticoïd cascade hypothesis », *Endocr. Rev.* , 1986-7, 3 : 284-301.

55-Schildkraut J.J., « The catecholamine hypothesis of affective disorders : a review of supporting evidence », *Am. J. Psychiat.*, 1965-122 : 509-522.

56-Sechter D., « Sommeil et dépression, Aspects chronobiologiques », *Séminaire de Psychiatrie Biologique*, 1993-23 : 71-87.

57-Servant D., Bailly D., Parquet P.J., « Anxiété et Dépression : sous le signe du cortisol », *Synapse*, 79, 1991 : 85-90.

58-Siever L.J., Davis K.L., « Overview : toward a dysregulation hypothesis of depression », *Am. J. Psychiat.*, 1985-142 : 1017-1031.

59-Souetre E. Pringuey D., Salvati E., Robert P., Darcourt G., « Rythmes circadiens de la température centrale et de la cortisolémie dans les dépressions endogènes », *L'Encéphale*, 1985-11 : 185-198.

60-Souetre E., Salvati E., Belugou J.L. et al., « Circadian rythms in depression an recovery : evidence for blunted amplitude as the main chronobiological abnormality », *Psychiatry Res.* , 1989-28 : 263-278.

61-Souetre E., Salvati E., Candito et al., « Biological clocks in depression : phase-shift experiments revisited », *Eur. Psychiatry*, 1991-6 : 21-29.

62-Sugrue M.F., « Current concepts on the mechanisms of action of antidepressant drugs », *Pharmacol. Ther.*, 1981-13 : 219-247.

63-Taillard J., Lemoine P., Boule P., Drogue M., Mouret J., « Sleep and heart rate circadian rhythm in depression : the necessity to separate », *Chronobiology International*, 1993-10 (1) : 63-72.

64-Tassin J.P., « Interrelations entre les neuromédiateurs impliqués dans la dépression et les antidépresseurs », *L'Encéphale*, 1994-XX : 623-628.

65-Truffinet P., Lecrubier Y., « La sécrétion de cortisol chez le déprimé », *L'Encéphale*, 1988-XIV : 1-17.

66-Ursin H., Olff M., « Psychobiology of Coping and Defense Strategies », *Neuropsychobiology*, 1993-28 : 66-71.

67-William Z.P., Husseini K.M., « Catecholamines in Depression : An Update », *Clinical Chemistry*, 1994-Vol. 40/2 : 279-287.

68-Young E. et al., « Increased Evening Activation of the Hypothalamic-Pituitary-Adrenal Axis in Depressed Patients », *Arch. Gen. Psychiatry*, 1994-51 : 701-707.

**Chapitre 4 – Le stress**

1-Abraham K., « Contribution à la psychanalyse des névroses de guerre », *in Œuvres complètes*, tome 2, 173-180, Payot, Paris, 1973.

2-Barrois C., « Réflexions psychopathologiques et thérapeutiques après l'étude d'un cas de névrose traumatique de guerre », *Médecine et armées*, 9, 3, Paris, 1981, 259-263.

3-Bouthillon P., Crocq L. et coll., « Stress psychique des victimes des attentats terroristes et ses suites lointaines », *Urgences*, 9, 102-105, 1990.

4-Castelneau D., Loô H., « Le stress. Monographie de l'encéphale », *Revue de psychiatrie clinique biologique et thérapeutique*, Doin, Paris, juillet 1993.

5-Crocq L., « Névrose traumatique », *in* Deniker P., Lempérière T., et Guyotat J., *Précis de psychiatrie clinique de l'adulte*, Masson, Paris, 1990, 253-261.

6-CROCQ L., « Panorama des séquelles des traumatismes psychiques. Névroses traumatiques, états de stress post-traumatique et autres séquelles », *Psychologie médicale*, 1992, 24-5 : 427-432.

7-CROCQ L., « Stress et névrose traumatique », *Psychologie Médicale*, 1974, 6, 8, 1493-1531.

8-DSM III R DSM IV, *Manuel diagnostique et Statistique des troubles mentaux*. American Psychiatric Association, Masson, Paris, 1987, 1992, 1995.

9-FERENCZI F., *Deux types de névroses. Œuvres complètes*, tome 1, Payot, Paris, 1916, 238-256.

10-FERRERI M., CROCQ L., NUSS P., RADAT F., « Le stress », *Impact médecin, Les Dossiers du praticien PPP*, Hebdo n° 229, 25 mars 1994.

11-LAXENAIRE M., « La névrose traumatique », *in* Pr. A.J. COUDERT Pr. R. PLANCHE, Pr. M. REYNAUD, *L'Avenir des névroses*, Association Française de Psychiatrie, Paris, 1992.

12-LAZARUS R.S., FOLKMAN S., « Transactionnal Theory and Research on emotions and coping », *European Journal Personality*, 1, 141-169, 1987.

13-LOÔ P., LOÔ H., *Le Stress permanent*, Masson, Paris, 1986.

14-NEBOUT-LENES M.C., *États Séquellaires du Stress. Réemergence du traumatisme au cours d'une cure de relaxation à inductions variables*, Mémoire. D.U. du Stress., Pr. L. CROCQ, Paris, V 1994.

15-RIVOLIER J., *L'Homme stressé*. PUF, Paris, 1992.

16-SELYE H., « The General Adaptation Syndrome and diseases of adaptation », *The Journal of Clinical Endocrinology*, February 6, 12, 118-230, paru dans les annales d'Endocrinologie, 7, 1946, 289-401.

17-SELYE H., « The evolution of the stress concept », *Amer. Sc*, 61, 1973, 692-699.

**Chapitre 5 – Les troubles psychosomatiques**

1-ALAGILLE M., « Les troubles psychosomatiques. Comment les reconnaître, comment les prendre en charge ? », *Revue du praticien*, Médecine Générale, tome 7-221, juin 1993.

2-AMIEL-LEBIGRE F., GOGNALONS-NICOLET M., *Entre Santé et Maladie*, PUF, Paris, 1993.

3-BOLGERT M., SOULÉ M., « Sur l'importance de l'enquête psychosomatique dans les dermatoses et sur les difficultés d'ordre pratique qu'elle soulève », *in*

ABOULKER P., CHERTOK L., SAPIR M., *Les Applications de la médecine psychosomatique.* Expansion Scientifique française, Paris, 1960, 77-88.

4-BONFILS S., *Impertinente psychosomatique,* Médecine Sciences, Paris, 1993.

5-CONSOLI S.M., « Stress et appareil cardio-vasculaire », Monographie de *L'Encéphale,* « Le Stress ». *L'Encéphale* 1993, XIX 163-70.

6-DANTZER R., *L'Illusion psychosomatique,* éd. Odile Jacob, Paris, 1989.

7-DEJOURS C., ASSAN R., TASSIN JP., « Fonctionnement mental, hiérarchie fonctionnelle de l'encéphale et glucorégulation », *L'Encéphale,* 1983, IX, 73-89.

8-DE M'UZAN et BONFILS, « Analyse et classification des aspects psychosomatiques de l'ulcère gastro-duodénal en milieu hospitalier », *Rev. fr. Etud. clin. biol.,* 1961, 6 ; 46-58.

9-FRIEDMAN M., ROSENMAN RH., « Association of a specific overt behavior pattern with blood and cardiovascular findings »., *JAMA,* 1959, 169, 1286-95.

10-GUILLAUMONT C., « Les syndromes prémenstruels », *Rev. Med. Fonct.,* 1992 ; 24 : 71-114.

11-MICHEL H., BLANC P., « Stress et Appareil digestif », Monographie de l'Encéphale, « Le Stress », *L'Encéphale* 1993, XIX 157-61.

12-SAPIR M. et coll., *La Relaxation : son approche psychanalytique,* Dunod, Paris, 1975.

13-SAPIR M., *Nous sommes tous des psychosomatiques,* Dunod, Paris, 1986.

14-SHZEIGER U. et coll., « Low lumber bone mineral density in patients with major depression », *Am. J.. Psychiatry,* 1994, 151, 1691-1693.

15-VINCENT J.D. (ouvrage coordonné par), *Adaptation à l'environnement,* Ardix médical, DANTZER R., « Du stress à la maladie », 1-44.

## TROISIÈME PARTIE

### Chapitre 1 – La consultation psychiatrique

1-CIM 10, Masson, Paris, 1993.

2-COTTEREAU M.J., MANUS A., MARTIN A., *Manuel de thérapeutique psychiatrique,* Masson, Paris, 1989.

3-DARCOURT G. et al., *Internat psychiatrie*, Heures de France, Thoiry, 1993.

4-DENIKER P., LEMPÉRIÈRE Th., GUYOTAT J., *Précis de psychiatrie clinique de l'adulte*, Masson, Paris, 1989.

5-DSM. IV, *A.P.A.*, American Psychiatric Press, Washington, 1993.

6-DUGUAY R., ELLENBERGER H.F. et coll., *Précis pratique de psychiatrie*, deuxième édition, Edisem, Montréal, 1984.

7-GUELFI J.D., BOYER P., CONSOLI S., OLIVIER-MARTIN R., *Psychiatrie*, PUF, Vendôme, 1987.

8-JEAMMET P., REYNAUD M., CONSOLI S., *Abrégé de psychologie médicale*, Masson, Paris, 1984.

9-LEMPÉRIÈRE Th., FÉLINE A., GUTMANN A., ADES J., PILATE C., *Abrégé de psychiatrie de l'adulte*, Masson, Paris, 1977.

10-REYNAUD M., COUDERT A.J., *Essai sur l'art thérapeutique*, Frison-Roche, Paris, 1987.

**Chapitre 2 – Les traitements biologiques**

1-ANDEM, *Recommandations médicales*, Paris, 1995.

2-BALINT M., *Le Médecin, le malade et le médicament*, Payot, Paris, 1982.

3-BENOIT P., « Inconscient et thérapeutique médicamenteuse », *Le Coq-Héron*, n° 66, Paris, 1978.

4-BOURIN M., *Médicaments en neurologie et psychiatrie*, Masson, Paris, 1990.

5-BOURIN M., *Les Antidépresseurs, de la clinique à la pharmacologie*, Ellipses, Paris, 1993.

6-BOURIN M., *Les Benzodiazépines, de la pharmacocinétique à la dépendance*, Ellipses, Paris, 1993.

7-BOURIN M., *Les IMAO*, Ellipses, Paris, 1993.

8-COTTEREAU M.J., MANUS A., MARTIN A., *Manuel de thérapeutique psychiatrique*, Masson, Paris, 1989.

9-DENIKER P., *Psycho-pharmacologie*, Ellipses, Paris, 1987.

10-GINESTET D., PERON-MAGNAN P., *Chimiothérapie psychiatrique*, Collection Abrégé de Médecine, Masson, Paris, 1984.

11-LAMBERT P.A., *La Relation médecin-malade au cours des chimiothérapies psychiatriques*, Masson, Paris, 1965.

12-LÉPINE J.P., CHIGNON J.M., *L'Anxiété : des névroses aux troubles anxieux*, Bristol-Myers Squibb, Paris, 1994.

13-OLIÉ J.P., POIRIER M.F., LÔO H., *Les maladies dépressives*, Médecine-Sciences Flammarion, Paris, 1995.

14-REYNAUD M., COUDERT A.J., *Essai sur l'art thérapeutique*, Frison-Roche, Paris, 1987.

15-REYNAUD M., COUDERT A.J., CHASSAING J.L., *Les Toxicomanies médicamenteuses*, Nodules, PUF, Paris, 1987.

16-ZARIFIAN E., *Des paradis plein la tête*, éd. Odile Jacob, Paris, 1995.

**Chapitre 3 – Les psychothérapies**

1-ANDRÉ C., « Quel avenir pour les psychothérapies ? », *Abstract Neuro* & *Psy*, n° 134, 15-19.

2-ANDREWS G,. « The essential psychotherapies », *Br. J. Psych.*, 1993 : 162 : 447-451.

3-ANZIEU D., *Le Groupe et l'inconscient*, Dunod, Paris, 1975.

4-BENOIT J.C., MALAREWICZ J.A., *Dictionnaire clinique des thérapies familiales systémiques*, ESF, Paris, 1988.

5-BORDIN E.S., « The generalizability of the psychoanalytic concept of the working alliance », *Psychotherapy Theory Res. Pract.*, 16, 252-259, 1979.

6-BOSZORMENYI-NAGI I., SPARCK G.M., *Invisible loyalties*, Brunner/Mazel, New York, 1984.

7-BOURGUIGNON O., « Les psychothérapies psychanalytiques », *in Neuro-Psy*, vol. 8, n° 7, 1993.

8-BOURGUIGNON A., « Fondements neurobiologiques pour une théorie de la psychopathologie. Un nouveau modèle », *Psychiatrie enfant*, 1981, 24, 445-540.

9-BOWEN M., *Family therapy in clinical practice*, Aronson, New York, 1978.

10-BOWLBY J., *Attachement et perte*, t. I : *Attachement*, PUF, Paris, 1978.

11-BOWLBY J., *Attachement et perte*, t. 2 : *La séparation. Angoisse et colère*, PUF, Paris, 1978.

12-CAHN R., DU PASQUIER Y., LEBOVICI S., « Le pronostic en psychiatrie de l'enfant et de l'adolescent. Les études longitudinales et catamnestiques », *in* S. LEBOVICI, R. DIATKINE et M. SOULÉ, *Traité de Psychiatrie de l'enfant et de l'adolescent*, PUF, Paris, t. 2., 1985, 821-841.

13-CAIN A., « Place et sens du psychodrame en psychothérapie », *in Neuro-Psy*, vol. 8, n° 7, 1993.

14-CHANGEUX J.-P., *L'Homme neuronal*, Fayard, Paris, 1983.

15-CIOMPI L., « Affects as central organising and integrating factors. A new psychosocial/biological model of the psyche », *Brit. J. Psychiatry*, 1991, 159, 97-105.

16-COTTRAUX J., « Thérapies cognitivo-comportementales », *in Neuro-Psy*, vol. 8, n° 7, 1993.

17-DANTZER R., *L'Illusion psychosomatique*, éd. Odile Jacob, Paris, 1989.

18-DAZORD A, GERIN P., *L'évaluation des psychothérapies. Évaluations des soins en santé mentale*. Collection Psychiatrie et société, Eres, 1989.

19-DURUZ N., « L'éclectisme en psychothérapie : insistance et enjeu », *Psychothérapies*, 1993, n° 4, 233-243.

20-EDELMAN G. M., *Biologie de la conscience*, éd. Odile Jacob, Paris, 1992.

21-ELKIN I., PARLOFF M.B., HADLEY SW, AUTRY JH., « Treatment of depression collaborative research program : Background and research plan » *Arch. Gen. Psychiatry*, 1985, 42 : 305-316.

22-ERICKSON M.H., *L'Hypnose thérapeutique*, ESF, Paris, 1988.

23-FREUD S., *De la technique psychanalytique*, PUF, Paris, 1953.

24-FREUD S., *1916-1917, Introduction à la psychanalyse*, Payot, Paris, 1961.

25-FREUD S., *Œuvres complètes*, Psychanalyse t. XVI, PUF, Paris, 1991.

26-GARFIELD S.L., KURTZ R., « A study of eclectic views », *Journal of Counsulting and Clinical Psychology*, 45, 78-83, 1977.

27-GAUCHET M., *L'Inconscient cérébral*, éd. du Seuil, Paris, 1992.

28-GERIN P., VIGNAT J.-P., *L'Identité du psychothérapeute*, PUF, Paris, 1984.

29-GERIN P., DAZORD A., « Recherche sur les psychothérapies, Méthodologie », *L'Encéphale* XVIII : 1992, 131-139.

30-GOMES-SCHWARTZ B., « Effective ingredients in psychotherapy : Prediction of outcome from process variables », *J. Consult. Clin. Psychol.*, 1978, 46 : 1023-1035.

31-GREENBERG L.S., HORVATH A.O., « Rôle de l'alliance thérapeutique apprécié par la recherche sur les psychothérapies », *in* GERIN P., DAZORD A., *Recherches planifiées sur les psychothérapies, Méthodologie*, Inserm, Paris.

32-HARLOW H. F., *Modèles animaux du comportement humain*, éd. du CNRS, Paris, 1972, 13-60.

33-HOROWITZ M.J., *States of mind : Analysis of change in psychotherapy*, Plenum Press, New York, 1979.

34-JEANNEROD M., « The where in the brain determined the when in the mind », *Behav. Brain, Sci.*, 1992, 15, 212-213.

35-LAPLANCHE J., PONTALIS J.B., *Vocabulaire de la psychanalyse*, PUF, Paris, 1967.

36-LEBOVICI S., STOLÉRU S., *Le Nourrisson, la mère et le psychanalyste. Les interactions précoces*, Le Centurion, Paris, 1983.

37-LECONTE C, CASTONGUAY L.G., *Rapprochement et intégration en psychothérapie : psychanalyse, behaviorisme et humanisme*, Gaetan Morin, Montreal, 1987.

38-LEHMAN J.P., « Psychothérapies de relaxation », in *Neuro-Psy*, vol. 8, n° 7, 1993.

39-LÉGERON P., « Stratégies comportementales et cognitives dans la gestion du stress », *L'Encéphale*, 1993, XIX, 193-202.

40-LORENZ K., *Essais sur le comportement animal et humain*, éd. du Seuil, Paris, 1970.

41-LUBORSKY L., MCCLELLAN A., WOODY G., O'BRIEN C., AUERBACH A., « Therapist success and its determinants », *Arch. Gen. Psychiatry*, 32 : 602-611.

42-LUBORSKY L., MINTZ J., AUERABACH A., CRITS-CRISTOPH P., BACHRACH H., TODD T., JOHNSON M., COHEN M., O'BRIEN C.P., « Predicting the outcomes of psychotherapy : Findings of the Penn Psychoterapy Study ». *Arch, Gen. Psychiatry* , 1980, 37 : 471-481.

43-MALAREWICZ J.A., *Cours d'hypnose clinique*, ESF, Paris, 1988.

44-MARZIALI E., « Three viewpoints on the therapeutic alliance : Similarities, differences and associations with psychotherapy outcome », *J. Nerv. Ment. Dis.*, 172 : 417-423.

45-MARZIALI E., MARMAR C., KRUPNICK J., « Therapeutic alliance scales : Development and relationship to psychotherapy outcome »., *Am. J. Psych.* , 1981, 138 : 361-364.

46-MINUCHIN S., *Families and family therapy*, Harvard, Cambridge, 1985.

47-MONTAGNER H., *L'Attachement. Les débuts de la tendresse*, éd. Odile Jacob, Paris, 1988.

48-ORLINSKY D., HOWARD K., « Process and outcome in psychotherapy », *in* S. GARFIELD, A. BERGIN, *Handbook of psychotherapy and behavior change* (3e éd.), Wiley, New York.

49-ORLINSKI D.E., « Apport de la recherche à la connaissance des psychothérapies », *in* GERIN P., DAZORD A., *Recherches planifiées sur les psychothérapies, Méthodologie*, Inserm, Paris, 1992.

50-PIAGET J., MOUNOUD P., BRONCKART J.-P., *Psychologie*, Gallimard, Paris, 1986.

51-SAPIR et coll., *La Relaxation, son approche psychanalytique*, Dunod, Paris, 1975.

52-SATIR V., *Pour retrouver l'harmonie familiale*, Delarge, Paris, 1972.

53-SELVINI-PALAZZOLI M., BOSCOLO L., CECCHIN G., PRATA G., *Paradoxe et contre-paradoxe*, ESF, Paris, 1975.

54-SHEA M.T., PILKONIS P.A., BECKHAM E., COLLINS J.F., ELKIN I., SOTSKY S.M., « Personality disorders and treatment outcome in the NIMH Treatment of Depression Collaborative Research Program », *Am. J. Psych.*, 1990, 147 : 711-718.

55-SOTSKY S.M., GLASS D.R., SHEA M.T., PILKONIS P.A., COLLINS J.F., ELKIN I., WATKINS J.T., IMBER S.D., LEBER W.R., MOYER J., OLIVERI M.E., « Patient predictors of response to psychotherapy and pharmacotherapy : Findings in the MIMH Treatment of Depression Collaborative Research Program », *Am. J. Psych.* , 1991, 148 : 997-1008.

56-STILES W., SHAPIRO D., ELLIOTT R., « Are all psychotherapies equivalent ? », *An. Psychol.* , 1986, 41 : 165-180.

57-SPITZ R. A., *De la naissance à la parole. La première année de la vie*, PUF, Paris, 1969.

58-VINCENT J.-D., *Biologie des passions.* éd. Odile Jacob, Paris, 1986.

## Remerciements

Nous ne saurions clore ce travail sans remercier ceux qui, à des degrés divers, nous ont aidés à l'accomplir :

- le Dr Marie-Claude Nebout, spécialiste du stress, dont les travaux sur les liens psychosomatiques et la subtilité de sa pratique de relaxation nous ont beaucoup éclairés ;
- les internes du service du CHU qui, *volluns nolluns*, ont fourni un important travail bibliographique qui nous fut une aide précieuse ; citons parmi ceux-ci Thierry Bautrant et Vincent Sapin qui se sont intéressés au rythme et à la biologie de la dépression ; Jacques Beraud et François Penault, qui ont approfondi les rapports entre l'anxiété et la dépression ; Hélène Asensi et Emmanuelle Perard qui ont essayé de clarifier les liens entre les troubles de la personnalité, l'anxiété et de la dépression. Catherine Lefèvre, Sabine Huot et les internes précédemment cités ont aussi considérablement enrichi nos réflexions sur les pratiques psychothérapiques à l'occasion d'un groupe de travail riche et dense.

Je voudrais aussi citer ici mon maître André Bourguignon, dont la pensée anthropologique et les écrits, trop peu connus – je pense notamment à son ouvrage *L'Homme fou* – m'ont aidé à organiser ce monde complexe du psychisme ; ainsi que mes amis Édouard Zarifian et Boris Cyrulnik dont la richesse et la subtilité de pensée n'égalent que la renommée internationale de leurs ouvrages.

Une pensée particulièrement reconnaissante doit aller à Jacqueline Febbraro et Josiane Paul dont la bonne volonté, le sérieux et l'organisation – et surtout l'inlassable patience – ont permis l'existence de ce travail.

Enfin, et elles le comprendront bien, Jacques-Antoine et moi-même voudrions remercier Agnès et Marie-Pierre

Michel REYNAUD

## Des mêmes auteurs

M. Reynaud, *Les Toxicomanies : alcool, tabac, drogues et médicaments*, Éd. Maloine, Paris, 1982.

M. Reynaud, A.-J. Coudert, *Essai sur l'art thérapeutique : du bon usage des psychotropes*, Éd. Synapse, Paris, 1987.

M. Reynaud, A.-J. Coudert, E. D'Ellroy-Giraud, *Tranquillisants, mode d'emploi*, Éd. Synapse, Paris, 1988.

M. Reynaud, J. Bergeret, *Soigner la folie, une approche intégrative du traitement des psychotiques*, Éd. Frison-Roche, Paris, 1989.

M. Reynaud, P. Jeammet, S. Consoli, *Abrégé de psychologie médicale*, Éd. Masson, Paris, 1991.

M. Reynaud (sous la direction de), *Le Traitement des schizophrénies*, Éd. Frison-Roche, Paris, 1991.

M. Planche et M. Reynaud (sous la direction de), *L'Avenir des névroses*, Association française de psychiatrie, Paris, 1992.

M. Reynaud, A. Lopez, *Évaluation et organisation des soins en psychiatrie*, Éd. Frison-Roche, Paris, 1994.

J.-A. Malarewicz, *L'Émergence de la psychosomatique*, Éd. Privat, Toulouse, 1979.

J.-A. Malarewicz, J. Godin, *Milton H. Erickson, De l'hypnose clinique à la thérapie stratégique*, Éd. ESF, Paris, 1986.

J.-A. Malarewicz, J.-C. Benoît (sous la direction de), *Dictionnaire clinique des thérapies familiales systémiques*, Éd. ESF, Paris, 1988.

J.-A. Malarewicz, *La Stratégie en thérapie*, Éd. ESF, Paris, 1992.

J.-A. Malarewicz, *Quatorze leçons de thérapie stratégique*, Éd. ESF, Paris, 1992.

J.-A. Malarewicz, *Guide du voyageur perdu dans le dédale des relations humaines*, Éd. ESF, Paris, 1992.

J.-A. Malarewicz, *Comment la thérapie vient au thérapeute*, Éd. ESF, Paris, 1996.

Imprimé en France par Lightning Source
1 avenue Gutenberg
78310 Maurepas

www.ingramcontent.com/pod-product-compliance
Lightning Source LLC
Chambersburg PA
CBHW072312240926
51846CB00011B/56